U0257063

常见疾病诊疗与临床护理

CHANGJIAN JIBING ZHENLIAO YU LINCHUANG HULI

主　编　尉　伟　郭晓萍　杨继林

副主编　杜云飞　仝　欣　余　燕

　　　　申旭旗　任　姗　王　伟

　　　　廖媛媛　李爱玲　田潇飞

中国出版集团公司

世界图书出版公司

广州·上海·西安·北京

图书在版编目（CIP）数据

常见疾病诊疗与临床护理 / 尉伟，郭晓萍，杨继林
主编． -- 广州：世界图书出版广东有限公司，2020.12
　　ISBN 978-7-5192-8056-7

　　Ⅰ．①常… Ⅱ．①尉… ②郭… ③杨… Ⅲ．①常见病－
诊疗②常见病－护理 Ⅳ．① R4

中国版本图书馆 CIP 数据核字（2020）第 236961 号

书　　　名	常见疾病诊疗与临床护理
	CHANGJIAN JIBING ZHENLIAO YU LINCHUANG HULI
主　　　编	尉　伟　郭晓萍　杨继林
责 任 编 辑	曹桔方
特 约 编 辑	樊建凤
装 帧 设 计	李　明
责 任 技 编	刘上锦
出 版 发 行	世界图书出版有限公司　世界图书出版广东有限公司
地　　　址	广州市新港西路大江冲 25 号
邮　　　编	510300
电　　　话	020-84460408
网　　　址	http://www.gdst.com.cn
邮　　　箱	wpc_gdst@163.com
经　　　销	各地新华书店
印　　　刷	河北文盛印刷有限公司
开　　　本	710mm×1000mm　1/16
印　　　张	16.25
字　　　数	285 千字
版　　　次	2020 年 12 月第 1 版　　2020 年 12 月第 1 次印刷
国 际 书 号	ISBN 978-7-5192-8056-7
定　　　价	128.00 元

前　言

随着现代医学的发展，临床疾病的治疗进展日新月异，许多新理论、新机制、新观点和新技术不断问世，这就要求临床医生和护理人员要坚持不懈地努力学习，更快、更好地掌握相关领域内的新知识，提高诊疗水平和护理质量。为此，我们在繁忙的工作之余，广泛收集国内外的近期文献，并认真总结自身的经验，编写了本书。

本书的内容包括心内科疾病诊疗与护理、心脏外科疾病诊疗与护理、老年综合征及常见疾病护理、老年人安全管理与应急救护。

本书是编者根据多年的临床经验及专业特长，在收集大量资料基础上进行编写的，侧重介绍疾病的护理措施，尤其是对患者的健康指导，科学性与实用性强，在贴近临床护理工作实际的同时，又紧密结合了国家医疗卫生事业的最新进展和护理学的发展趋势。希望本书的出版对促进临床护士的工作规范化、系统化及科学化能起到一定作用。

由于我们水平有限，加之时间仓促，本书中难免有不妥之处，敬请广大读者批评指正。

目 录

第一章　心内科疾病诊疗与护理

第一节　冠心病

冠心病（CHD）是指冠状动脉发生粥样硬化引起管腔狭窄或闭塞，导致心肌缺血、缺氧或坏死而引起的心脏病。

冠心病是动脉粥样硬化导致器官病变的最常见类型，也是严重危害人类健康的常见病。本病多发于 40 岁以上成人，男性发病早于女性，经济发达国家发病率较高。近年来其发病呈年轻化趋势，已成为威胁人类健康的主要疾病之一。

一、疾病概述

（一）病史

（1）发病情况。发病的持续时间，有无诱发因素如饱餐、寒冷刺激，有无明显的前驱症状或并发症。

（2）病因和危险因素。研究表明，引起本病的原因是多方面的，主要的危险因素为年龄（多见于 40 岁以上人群，49 岁以后进展较快）、性别（男性发病率大于女性，但女性绝经期后发病率明显增加）、血脂异常、高血压（高血压患者患冠心病较血压正常者高 3 ~ 4 倍）、吸烟（吸烟可造成动脉壁氧含量不足，促进动脉粥样硬化的形成）、糖尿病和糖耐量异常、肥胖 [BMI，即体重指数，体重指数（BMI）＝体重（kg）/身高^2（m^2），BMI 正常值为 18.5 ~ 23.9，BMI ≥ 28 视为肥胖]、家族史、缺乏运动。

（二）身体状况

1.体格检查

心前区有无隆起或凹陷，心尖搏动有无移位、强弱有无改变，心脏有无杂音，心界大小、心律、心率是否在正常范围内（正常成人心率60 ~ 100次/分）、各瓣膜区有无病理性杂音。

2. 生命体征监测

T（体温）、P（脉搏）、R（呼吸）、BP（血压）、疼痛。

3. 临床表现

（1）症状：以发作性胸痛为主要临床表现，典型疼痛特点如下。

1）部位：主要在胸骨体中、上段之后或心前区，界限不明确，常放射至左肩、左臂尺侧达无名指和小指；偶有放射至颈、咽或下颌部。

2）性质：胸痛常为压迫感、憋闷感或紧缩感，也可有烧灼感，偶伴濒死感发作时，患者往往不自觉停止原来的活动，直至症状缓解。

3）诱因：体力劳动、情绪激动、饱餐、寒冷、吸烟、心动过速、休克等。

4）持续时间：疼痛出现后常逐渐加重，持续 3 ~ 5 min，休息或含服硝酸甘油可逐渐缓解，可数天或数周发作 1 次，亦可一周内发作多次。

（2）体征：心绞痛发作时，患者面色苍白、出冷汗、心率增快、血压升高。心尖部听诊可出现"奔马律"。一过性心尖部收缩期杂音是乳头肌缺血引起二尖瓣关闭不全所致。

4. 评估患者冠心病所属类型

根据临床表现及心电图变化，冠心病可以分为五大型：

（1）隐匿型：患者有冠状动脉硬化，但病变较轻，或有较好的侧支循环，或患者痛阈较高因而无疼痛症状。心电图检查可有缺血性 ST 段改变。

（2）心绞痛型：由于心肌负荷的增加引起心肌急剧、短暂的缺血与缺氧的临床综合征。心电图可无变化或暂时 ST 段和 T 波变化。

（3）心肌缺血型：心肌纤维化，系心肌的血供长期不足，心肌组织发生营养障碍和萎缩，或大面积心肌梗死后，纤维组织增生所致。

（4）心肌梗死型：冠状动脉供血急剧减少或中断，使相应的心肌严重而持久地急性缺血导致心肌坏死。心电图变化较为典型，可出现 ST 段抬高呈弓背向上，宽而深的 Q 波、T 波倒置。

（5）猝死型：冠状动脉痉挛或栓塞导致心肌急性缺血，造成局部电生理紊乱，引起严重心律失常，从而致死。

（三）实验室及其他检查

（1）血液检查。血常规、肾功电解质、凝血、心肌酶谱、BNP（心衰标志物）等。

（2）心电图。是发现心肌缺血、心肌损伤，诊断心绞痛、心肌梗死最常用的检查方法。

（3）X线检查。心脏X线检查可无异常，若伴发缺血性心肌病可见心影增大、肺充血。

（4）放射性核素检查。利用放射性铊显像所示灌注缺损，提示心肌供血不足或血供消失，对心肌缺血诊断有一定价值。

（5）冠状动脉造影。选择性冠状动脉造影可使左、右冠状动脉及主要分支得到清楚显影，具有确诊价值，是诊断冠心病的金标准。

（6）其他检查。二维超声心动图可探测到缺血区心室壁的运动异常；多层螺旋CT对诊断具有重要价值。

（四）心理－社会状况

患者是否有焦虑情绪，是否担心今后工作能力和生活质量，能否保持乐观、平和的心态，正确对待自己的病情。家属能否积极支持和配合治疗，予以理解，并设法进行疏导。必要时争取患者工作单位领导和同事的支持。

二、治疗原则

（一）抗血小板治疗

抗血小板治疗是冠心病二级预防的基石，与生活方式干预、危险因素的控制一样，有同等重要的地位。若无禁忌证，所有冠心病患者均应长期服用阿司匹林80 ~ 100 mg/d，冠状动脉旁路移植术后应于6 h内开始服用阿司匹林。若不能耐受，可用氯吡格雷75 mg/d代替。抗血小板的药物主要包括环氧化酶－1（COX-1）抑制剂，如阿司匹林；腺苷二磷酸（ADP）依赖的P2Y12受体拮抗剂，如氯吡格雷、普拉格雷、替格瑞洛。

1.阿司匹林

阿司匹林是二级预防中使用最广泛、接受程度最高的抗血小板药物。阿司匹林是一种历史悠久的药物，最早于1899年由德国的费力克斯·霍夫曼与阿图尔·艾兴格林推广到临床。阿司匹林主要是通过环氧化酶中的COX-1活性部位多肽链530位丝氨酸残基的羟基发生不可逆的乙酰化，导致COX失活，继而阻断了花生四烯酸（AA）转化为血栓烷A2（TXA2）的途径，抑制了血小板聚集，抑制了白血栓的形成。

2. 氯吡格雷

氯吡格雷是血小板聚集抑制剂，它通过选择性地抑制 ADP 与血小板受体的结合而抑制血小板聚集。主要用于经皮冠状动脉介入治疗后 12 ~ 15 个月、急性冠脉综合征的最初 1 个月及阿司匹林有禁忌证时。

3. 普拉格雷

普拉格雷是新一代的口服强效噻吩并吡啶类药物，是一个无活性的前体，经细胞色素 P450 酶代谢转化至活性代谢物后才能不可逆地抑制血小板的 P2Y12 ADP 受体。2009 年 7 月通过美国食品药品监督管理局 FDA 允许用于经皮冠状动脉介入治疗的患者。推荐的初始剂量 60 mg，维持剂量 10 mg，体重低于 60 kg 的患者，考虑每天剂量为 5 mg。

4. 替格瑞洛

替格瑞洛是一种新型的环戊基三唑嘧啶类口服抗血小板药物，为非前体药物，无须经肝代谢激活即可直接起效，并与 P2Y12 ADP 受体可逆性结合。疗效优于氯吡格雷。替格瑞洛有快速起效的特点，180 mg 负荷剂量给药 0.5 h 后平均血小板抑制率可达 41%，给药 2 ~ 4 h 后达到最大作用 89%，此作用可保持 2 ~ 8 h。主要用于经皮冠状动脉介入治疗前后。

2011 年美国心脏病学会 / 美国心脏协会（ACC/AHA）推荐：使用药物洗脱支架患者服用双联抗血小板治疗至少 12 个月，使用金属裸支架患者至少服用双联抗血小板治疗 1 个月，最好服用 12 个月。同时指出普拉格雷和替格瑞洛，在急性冠脉综合症患者或支架植入术后的阿司匹林联合抗血小板治疗方面获得了与氯吡格雷同等的地位（推荐类别Ⅰ，证据等级 A）。

（二）调脂稳定斑块治疗

斑块的稳定性是冠心病发生和发展的主要决定因素。吸烟、不健康的生活方式、肥胖、缺乏运动、高脂血症、高血压、高血糖等因素均可导致斑块的不稳定性。

北欧辛伐他汀生存研究（4S）首次证实应用他汀类药物进行二级预防可以大大减少冠心病的病死率，使冠心病死亡危险降低 42%。调整血脂异常是冠心病二级预防的必经之路。研究表明，血浆胆固醇，尤其是低密度脂蛋白胆固醇（LDL-C）是动脉粥样硬化发展的必备条件。他汀类药物通过抑制细胞内胆固醇合成早期的限速酶羟甲基戊二酸单酰辅酶 A 还原酶抑制剂（HMG–CoA 还原酶抑制剂），起到降脂作用，并有稳定斑块的作用。

《2016 中国成人血脂异常防治指南》（2016 年修订版）根据个体动脉粥样硬化性心血管病的危险程度，决定是否启动药物调脂治疗，并将降低 LDL–C 水平作为防控动脉粥样硬化性心血管病的首要干预靶点。

调脂治疗需设定目标值：

（1）极高危者 LDL–C < 1.8 mmol/L。

（2）高危者 LDL–C < 2.6 mmol/L。

（3）中危和低危者 LDL–C < 3.4 mmol/L。

（4）LDL–C 基线值较高不能达目标值者，LDL–C 至少降低 50%。极高危患者 LDL–C 基线在目标值以内者，LDL–C 仍应降低 30% 左右。

《2011 AHA/ACCF 冠心病和其他动脉粥样硬化血管疾病二级预防和危险降低治疗指南》指出：对于不耐受他汀或者应用他汀加胆酸隔置剂和（或）烟酸而低密度脂蛋白胆固醇（LDL–C）仍未达标的患者，可考虑应用依折麦布，但是为 Ⅱ b 类推荐（证据等级 C）。如果三酰甘油在 200 ~ 499 mg/dL，必须将非 HDL–C 降低至 < 130 mg/dL，并且应考虑进一步将非 HDL–C 降低至 < 100 mg/dL。降低非 HDL–C 可选择更强化的降低 LDL–C 治疗方案，也可在降低 LDL–C 治疗的基础上加用烟酸或贝特类药物。如果三酰甘油 > 500 mg/dL，应先考虑使用烟酸或贝特类预防胰腺炎，然后再降低 LDL–C 使其达到目标值。

（三）ACEI/ARB

高血压是冠心病的主要危险因素。2011 年 AHA/ACCF 指出，所有患者如果血压 ≥ 140/90 mmHg，就需要启动降压治疗，可首选血管紧张素转化酶抑制剂（ACEI）或血管紧张素 Ⅱ 受体阻滞剂（ARB），为了控制血压可联合应用其他类型的降压药物（推荐类别 Ⅰ，证据等级 A）。糖尿病或慢性肾脏疾病患者血压 > 130/80 mmHg，也需启动降压。实行个体化降压治疗，注意各类药物的适应证及禁忌证并定期监测血压。

在降压治疗过程中，要注意"J"形血压曲线的管理。临床研究（TRANSCEND、ONTARGET）显示，心血管事件发生率在收缩压 130 mmHg 附近达到最低点，呈现出"J"形曲线特征。糖尿病患者心血管风险干预研究——降低血压试验（AC-CORD-BP）、国际维拉帕米 SR 群多普利亚研究（INVEST）、长期单独应用替米沙坦以及联合应用替米沙坦与雷米普利多中心终点试验—糖尿病（ONTARGET-DM）、退伍军人糖尿病研究（VADT）等，均显示收缩压＜130 mmHg 或舒张压＜70 mmHg 可增加心血管事件的风险或者至少并不比 130～140 mmHg 的水平获益更多。

1. 肾素 - 血管紧张素 - 醛固酮系统抑制剂

（1）ACEI：合并高血压、糖尿病、慢性肾脏疾病或射血分数降低的心衰（HFrEF）患者必须立即并无限期使用 ACEI，除非存在禁忌证或不能耐受。

（2）ARB：合并高血压、糖尿病、慢性肾脏疾病的患者或不能耐受 ACEI 的HFrEF 患者。

（3）血管紧张素受体脑啡肽酶抑制剂（ARNI）：对于 NYHA 心功能 Ⅱ～Ⅲ级，有症状的 HFrEF 患者若能耐受 ACEI/ARB，推荐使用 ARNI 替代 ACEI/ARB以进一步降低心力衰竭的发病率及病死率。

（4）醛固酮受体拮抗剂：左心室射血分数（LVEF）≤ 35%，已经接受治疗剂量的 ACEI/ARB/ARNI 和 β - 受体阻滞剂后仍有症状或急性心肌梗死后LVEF ≤ 40% 的患者，合并糖尿病或心力衰竭，无显著肾功能障碍或高钾血症均应接受醛固酮受体拮抗剂的治疗。

2. β - 受体阻滞剂

2011 年 AHA/ACCF 指出，对于无禁忌证的心肌梗死、急性冠脉综合征或左心室功能不全的患者，无论有无心力衰竭表现均应长期应用 β - 受体阻滞剂（推荐类别 Ⅰ，证据等级 A），甚至建议除上述情况以外的冠心病或其他血管疾病或糖尿病的患者，在无禁忌证的情况下也要长期应用（推荐类别 Ⅱ，证据等级 C）。《β - 肾上腺素能受体阻滞剂在心血管疾病应用专家共识》指出：冠心病患者使用 β - 受体阻滞剂，可改善患者的远期预后，提高生存率，在二级预防中是一个不可缺少的角色。对于无心肌梗死或者 ACS 病史，且左心室功能正常的冠心病或其他血管疾病的患者，β - 受体阻滞剂应用趋于保守。

血糖控制建议的目标：空腹血糖在 7～8 mmol /L，餐后 2 h 血糖在 8～10 mmol /L，糖化血红蛋白（HbA1c）＜7%，强调需要针对患者情况制定个性化的干预指标。

所有冠心病患者的病情稳定后都要了解血糖的情况，包括空腹血糖、口服葡萄糖耐量试验，防止因血糖异常促进动脉粥样硬化的发生。糖尿病患者是冠心病的高危人群，其冠心病患病率、病死率，及急性心肌梗死病死率，都是非糖尿病者的 2 ~ 4 倍。控制血糖是冠心病二级预防的重要步骤，应严格控制饮食，给予个体化运动治疗与药物治疗。在降糖药物当中，双胍类药物、α - 糖苷酶抑制剂有助于降低体重、改善胰岛素抵抗，具有确切的保护心脏的作用，可以减少心肌梗死等严重心血管事件的发生。因此，比较适用于合并冠心病的糖尿病患者。格列酮类药物（如罗格列酮）虽可改善胰岛素抵抗、减轻腹型肥胖，但因可导致水钠潴留及水肿，故有心功能不全及水肿的糖尿病患者禁用。

（1）双胍类药物：双胍类药物主要有苯乙双胍和二甲双胍。这类药物能够增加外周组织对葡萄糖的利用，减少胃肠道对葡萄糖的吸收，抑制肝肾的糖异生。二甲双胍除能有效降糖以外，还可有一定的降血压、降血脂、改善血液高凝状态的作用，具有心血管保护作用，能显著改善长期预后，是超重或肥胖糖尿病患者的首选。

（2）α - 糖苷酶抑制剂：α - 糖苷酶抑制剂包括阿卡波糖和伏格列波糖。降血糖的作用机制是抑制糖苷酶的活性，延缓食物尤其是糖类的吸收，非常适合以糖类为主食的中国患者，可与饮食、运动及其他降糖药物联合使用，进餐时与第一口主食同服。

（3）无增加心血管风险或有心血管获益的新型降糖药：DPP-4i（沙格列汀、阿格列汀、西格列汀）、GLP-1RA（利拉鲁肽、艾塞那肽、索马鲁肽）、SGLT-2i（恩格列净、坎格列净、达格列净）。

三、护理

（一）护理目标与评价

（1）老年患者在接受治疗后，主诉疼痛程度减轻或消失。

（2）老年患者在其家属的协助下能主动参与制订活动计划并按要求进行活动，如活动后无不适反应，可适当增加活动量。

（3）老年患者能描述预防便秘的措施，未发生便秘。

（4）老年患者的致命性心律失常能被及时发现和处理，减少猝死发生率。

（5）老年患者在其家属的帮助下，能自觉避免心力衰竭的致病因素，不发生心力衰竭。

（二）护理措施

1. 一般护理

（1）执行入院患者一般护理常规。

（2）按医嘱给予特别护理及分级护理。

（3）病室应保持清洁、整洁、安静、舒适、阳光充足、空气清新，室温在18～22℃为宜，相对湿度为50%～60%。

（4）评估心功能，心功能分级：

Ⅰ级：患者患有心脏病但体力活动不受限制。平时活动不引起疲乏、心悸、呼吸困难、心绞痛等症状。

Ⅱ级：体力活动轻度受限。休息时无自觉症状，一般的重体力活动可出现上述症状，休息后很快缓解。

Ⅲ级：体力活动明显受限。休息时无症状，轻度日常活动，如刷牙、洗脸即可引起上述症状，休息较长时间后方可缓解。患者应卧床休息，减少下床活动。

Ⅳ级：不能从事任何体力活动。休息时亦有心衰的症状，体力活动后加重。患者应绝对卧床休息。

（5）做好心理护理，调整心态，减轻精神压力，逐渐改变急躁易怒的性格，保持心理平衡。

（6）注意观察药物反应，根据病情对输液患者严格控制滴速。

2. 病情观察

（1）一般状态：观察患者的精神意识状态，尤其注意有无面色苍白、表情痛苦、大汗或神志模糊、反应迟钝，甚至晕厥等表现。

（2）生命体征变化：注意监测体温、脉搏、呼吸、血压、疼痛的变化及程度。

（3）心绞痛或心肌梗死急性发作时，患者需绝对卧床，减少心肌耗氧，并汇报医生，遵医嘱用药，观察药物疗效及不良反应，注意做好防范措施，防止患者卧床期间坠床。及时评估患者疼痛程度。必要时，做好术前准备，急诊行介入手术治疗。

3. 用药护理

（1）用药时护士要耐心解释各类药物的作用、不良反应及使用注意事项，指导患者遵医嘱正确用药，切勿自行减量或停药。

（2）扩血管药。如硝酸甘油，患者服用后可出现头部胀痛、颜面部发红、血压降低等，护理人员要监测血压变化，控制输液速度。硝酸甘油片开封后"三个月基本就无效了"。硝酸甘油片的物理、化学性质不稳定，有易挥发性，在与空气接触、温度升高、光照等条件下，药效大大降低。保存建议：

1）不使用就不要开封。

2）减少每次开药量。

3）选择阴凉处保存。

4）不宜贴身携带，易挥发。

（3）降脂药。如阿托伐他汀钙片、瑞舒伐他汀钙片，具有稳定斑块、抗炎等作用，而心脑血管突发事件发生的决定因素取决于动脉血管内粥样硬化斑块的稳定性。他汀类调血脂药的作用机制是抑制羟甲基戊二酸单酰辅酶 A 还原酶活性，从而抑制内源性胆固醇的合成。由于内源性胆固醇合成关键酶在夜间的活性最强，故内源性胆固醇的合成高峰在夜间。因此，大多数他汀类药物宜晚上服用，这样可以获得最好的降脂效果。

（4）抗凝药。如阿司匹林肠溶片，不仅有助于抑制新的血栓形成，还可以防止没放支架的血管动脉硬化的进一步恶化。阿司匹林对胃肠道有刺激，有慢性胃病、胃溃疡的人慎用，或在医生指导下用药；可导致凝血障碍，延长出血时间，致出血倾向；可发生过敏反应，可引起皮疹、血管神经性水肿和哮喘；长期大剂量应用阿司匹林易发生水杨酸中毒，出现头痛、眩晕、恶心、耳鸣、听视力减退，甚至精神失常等症状。如果未按照医嘱指导服用抗凝药物，可能导致血栓形成，严重者可导致死亡。

（5）止痛药。如酚咖片、盐酸吗啡使用时，注意评估患者的疼痛程度，遵医嘱及时给予止痛药。心肌梗死型患者使用盐酸吗啡止痛时，注意有无呼吸抑制，及时评估效果。

4. 基础与生活护理

（1）休息。隐匿型心绞痛患者或心功能评估小于等于Ⅱ级的患者可适量活动；心肌梗死急性期或心功能评估大于Ⅱ级的患者，不宜强行下床活动，应以卧床休息为主，减少心肌耗氧量。一旦出现症状，立即停止活动，并及时予以处理，如含服硝酸甘油、麝香保心丸，吸氧等。

（2）饮食。给予低盐低脂饮食，多食蔬菜、水果和粗纤维食物，如芹菜、糙米等，避免暴饮暴食，注意少量多餐，戒烟酒。

（3）生活护理

1）协助和指导患者完成日常生活，如洗漱、进食、如厕、穿脱衣服等。

2）保持床单位整洁干燥，对伴有心衰症状（呼吸困难、憋闷）患者，可适当摇高床头，利于呼吸。

3）评估排便情况：如排便的次数、性状、颜色及排便的难易程度，平时有无习惯性便秘，是否服用通便药物，并指导患者采取通便措施。

5.专科护理

（1）对症护理。胸痛护理如下：

1）休息：绝对卧床休息，保持环境安静，限制探视，并告知患者和其家属休息可以降低心肌耗氧量和交感神经兴奋性，有利于缓解疼痛，以取得合作。

2）饮食：起病后 4 ~ 12 h 内给予流质饮食，以减轻胃扩张，随后过渡到低盐低脂、低胆固醇的清淡饮食，提倡少量多餐。

3）给氧：鼻导管给氧，氧流量为 2 ~ 5 L/min，以增加心肌氧的供应，减轻缺血症状和疼痛程度。

4）用药：患者胸痛无法缓解时，遵医嘱给予扩血管药或止痛药，积极做好术前准备工作，必要时急诊行介入手术治疗。

（2）防治并发症。指导患者积极做到全面综合的二级预防，预防相关的心血管事件，调节饮食，改善冠心病相关症状，减少复发。密切心电监测，及时发现心率及心律的变化，监测电解质和酸碱平衡变化，因电解质紊乱或酸碱平衡失调时更易并发心律失常。例如：

1）低钾血症（血钾 < 3.5 mmol/L）所致心律失常：常见的有窦性心动过速，窦性期前收缩，室性心动过速，心房颤动、扑动，严重者可出现尖端扭转型室性心动过速，甚至出现心室颤动导致死亡。

2）高钾血症（血钾 > 5.5 mmol/L）所致心律失常：常见的有窦性心动过缓、窦性心律不齐、窦性停搏、窦房传导阻滞、房室传导阻滞及室内传导阻滞等，严重时可出现心室颤动导致死亡。

3）低钙血症（血钙 < 2.25 mmol/L）所致心律失常：心电图常见表现为 ST 段平坦且延长，T 波形态及方向可正常，Q–T 间期延长，在单纯性低血钙中，对心率、节律及 P 波和 QRS 波群多无明显的影响。

4）高钙血症（血钙＞2.75 mmol/L）所致心律失常：心电图主要表现为ST段明显缩短或消失，Q–T间期缩短，严重时T波可呈现倒置，或出现心律失常。

5）低镁血症（血镁＜0.70 mmol/L）所致心律失常，如房性、室性期前收缩，室性或室上性心动过速、心房颤动，甚至出现室性颤动。当血镁低于0.75 mmol/L时，其电生理效应表现为对窦房结有直接变速效应，由于镁可激活钠钾ATP酶，低镁时此酶活性下降，导致细胞内缺钾；同时镁为钙通道阻滞剂，低镁时可增加细胞内钙，从而产生相应的心电图改变。

6）高镁血症（血镁＞1.10 mmol/L）可导致明显的窦性心动过缓，甚至可发生Ⅰ度房室传导阻滞及室内传导阻滞，严重镁中毒时发生心脏停搏。

7）pH低，酸中毒，可导致血钾升高；pH高，碱中毒，可导致血钾降低。

准备好急救药物和抢救设备，如除颤仪、临时起搏器等，随时准备抢救。

6. 心理护理

患者焦虑情绪多来自对生活质量的担心，应予以充分理解，并指导患者保持乐观、平和的心态，正确对待自己的病情。告诉患者家属要积极配合和支持患者，并创造一个良好的身心修养环境。

7. 康复护理

加强运动康复教育，与患者一起制订个体化运动方案，指导患者出院后的运动康复训练。进行个人卫生活动、家务劳动等对患者有益。无并发症的患者根据自身耐受情况，可适当活动。冠心病患者不宜超强度运动，运动时应量力而行，不能逞强好胜，使体力透支，引起危险。运动时的心率应低于（170–年龄）次/分，或休息3 min可恢复，不感到疲劳。

（三）出院指导

（1）学会自我调节，保持乐观的精神状态，树立信心，做好长期与疾病做斗争的准备。

（2）积极治疗相关疾病，如高血压、高血脂、糖尿病等；积极配合调节饮食，以低盐低脂为宜，避免高脂肪、高胆固醇、高钠食物的摄入，控制体重。调整作息，劳逸结合，规律睡眠，戒烟戒酒，适当活动。

（3）环境应舒适安全，可根据老年患者自理能力，关心、督促和帮助其日常生活。

（4）植入支架后并不意味着高枕无忧，要根据医生的指导长期服用抗凝药物，改掉不良的生活习惯，积极治疗，避免诱发，定期到医院复查。如果未按照医嘱指导服用抗凝药物，可能导致血栓形成，严重者可导致死亡。

（5）定期到门诊随访。每年至少随访1次，评估患者的症状和临床心功能状态，给予心电图检查。另外，还要检测某些并发症（例如心力衰竭、心律失常），检查疾病危险因素的控制情况以及患者的生活方式和对药物治疗的依从性。

（6）推广微信公众平台。推广、普及冠心病二级预防相关知识，可以减少心血管不良事件的发生。微信公众平台适用于所有能够接收微信的心内科患者。可加强微信公众号的专业化管理，丰富微信推送内容，拓展微信在医疗护理服务中的功能。

第二节　高血压

高血压是一种以体循环动脉收缩期和（或）舒张期血压持续升高为主要特点的全身性疾病。高血压可分为原发性高血压即高血压病和继发性高血压即症状性高血压两大类。原发性高血压占高血压的90%以上。继发性高血压指的是某些确定的疾病和原因引起的血压升高，占高血压不到10%。

一、疾病概述

（一）健康史

（1）起病情况。起病时间、有无明显的前驱症状（早期症状）和并发症、症状持续时间、缓解方式。

（2）病因和危险因素。年龄（随着年龄的增高，老年人的血管弹性降低，血管内膜增厚，管腔狭窄，常伴有动脉粥样硬化，是老年人收缩期高血压的主要原因）、性别、遗传史，有无脑、肾、心血管疾病病史，有无遵医嘱长期服用降脂、降糖、抗凝等药物。

（3）生活方式与饮食习惯。是否长期高钠、低钾膳食（老年人味觉功能减退，同时肾脏排钠能力降低，而钠盐摄入能引起水钠潴留，导致血容量增加，血管平滑肌细胞肿胀，血管腔狭窄，外周血管阻力增大，引起血压升高）、超重

（老年人腹部脂肪容易堆积，形成向心性肥胖，超重者高血压的患病率比正常体重者高 3～4 倍）、经常过量饮酒、长期精神紧张、体力活动不足。

（二）身体状况

（1）意识状态。有无意识障碍、肢体活动度改变，严重程度。

（2）生命体征监测。T（温度）、P（脉搏）、R（呼吸）、BP（血压）。

（3）目前血压级别。高血压分级（表 1-1）。

表1-1　高血压分级

血压分级	收缩压/mmHg	舒张压/mmHg
1级（轻度）高血压	140～159	90～99
2级（中度）高血压	169～179	100～109
3级（重度）高血压	≥180	≥110

（4）临床表现。

1）一般临床表现：有无头晕、眩晕、恶心、呕吐、视力模糊，是否有呼吸困难、疲倦、夜尿等。部分患者无症状，在测血压或普查时发现。长期高血压者，即使血压水平较高也可无明显症状。

2）靶器官病变

①心脏疾病：长期高血压，外周阻力升高，心肌细胞肥大，导致左心室向心性肥厚。动脉血管壁损害，易形成动脉粥样硬化，患者出现心前区疼痛等心绞痛和心肌梗死的临床表现。

②脑部疾病：长期高血压导致脑血管缺血和变性，脑动脉粥样硬化，微动脉瘤、脑血栓形成，最终导致脑梗死或脑出血。

③肾脏疾病：肾动脉粥样硬化，肾小球萎缩和纤维化导致肾功能下降。

④视网膜病变：初期表现为视网膜小动脉痉挛，以后逐渐出现硬化，严重时发生视网膜出血、渗出及视神经盘水肿。

（5）高血压急症。

1）高血压危象：在高血压病程中，血压显著升高，以收缩压升高为主，收缩压可达 260 mmHg，舒张压可达 120 mmHg 以上；出现头痛、烦躁、眩晕、心悸、气急、恶心、呕吐、视力模糊等症状。危象发作时交感神经活动亢进，血中儿茶酚胺升高。

2）高血压脑病：表现为血压极度升高的同时伴有严重头痛、呕吐、神志改变，轻者可有烦躁、意识模糊，重者可发生抽搐、昏迷。其发生机制可能为过高的血压突破脑血管的自身调节机制导致脑灌注过多，引起脑水肿。

（三）实验室及其他检查

（1）血液检查。检测血清血脂、血糖、尿素、肌酐，血清钾、钠等，了解有无伴发心血管病的危险因素。

（2）尿液检查。尿常规，尿白蛋白肌酐比值，24 h尿蛋白，尿电解质。

（3）心电图及动态心电图。可发现收缩期高血压患者有无左心室肥厚、心律失常和伴发心肌缺血的表现。

（4）超声心动图。可了解老年单纯收缩期高血压的左心室结构。

（5）其他检查。胸部X线常规检查，了解心脏大小及肺部情况，有无呼吸系统疾病，有并发症时，配合相关并发症检查。

（四）心理－社会状况

患者是否有焦虑情绪，是否有长期精神压力，是否担心日后生活质量，是否可以保持乐观的心态，是否有自我照顾能力或需依赖家属，其家属是否支持并督促患者治疗。

二、治疗原则

降压目标：中青年血压＜130/85 mmHg；老年人血压＜140/90 mmHg。

（一）非药物治疗

（1）减轻体重。建议BMI控制在24以下。

（2）合理膳食。减少钠盐摄入，每人每日食盐量不超过6 g；减少膳食脂肪，将脂肪控制在热量的25%以下；补充适量优质蛋白，蛋白质占总热量的15%左右；注意补充钾和钙；多吃蔬菜、水果；限制饮酒，男性饮酒每日酒精量＜（20~30）g，女性＜（10~15）g。

（3）增加体育活动。

（4）减轻精神压力，保持心理平衡，减少应激反应。

（二）药物治疗

降压药物应用原则如下：

第一，开始治疗时应用小剂量。

第二，使用适宜药物联合以达到最大降压效果，同时减少不良反应。

第三，优先应用长效的药物，每日 1 剂，提供 24 h 持续效果。

第四，个体化原则。

常用的降压药物有以下 6 种。

（1）利尿降压剂。利尿降压剂通过利钠排水、降低细胞外血容量、减轻外周血管阻力而发挥降压作用，适用于轻、中度高血压患者。临床常用噻嗪类利尿药、袢利尿药、保钾利尿药。

（2）β-受体阻滞剂。β-受体阻滞剂主要通过抑制过度激活的交感神经活性、抑制心肌收缩力、减慢心率而发挥降压作用，适用于心率较快的中青年患者或合并心绞痛者，如比索洛尔、美托洛尔、阿替洛尔、普萘洛尔等。

（3）钙通道阻滞剂。钙通道阻滞剂主要通过阻断血管平滑肌细胞上的钙离子通道，发挥扩张血管而降血压的作用。本类药物降压迅速，剂量和疗效呈正相关，如硝苯地平、氨氯地平等。

（4）血管紧张素转换酶抑制剂。血管紧张素转换酶抑制剂通过抑制血管紧张素转换酶、阻断肾素血管紧张素系统而发挥降压作用。本类药物起效缓慢，3~4 周达到最大作用，如卡托普利、依那普利、贝那普利。

（5）血管紧张素 II 受体阻滞剂。血管紧张素 II 受体阻滞剂通过阻断血管紧张素 II 受体而发挥降压作用。本类药物降压缓慢，但持久而平稳，在 6~8 周达到最大作用，如氯沙坦、替米沙坦等。

（6）α-受体阻滞剂。α-受体阻滞剂不作为降压的首选药，适用于高血压伴前列腺增生者或难治性高血压患者的治疗。

三、护理

（一）护理目标与评价

（1）老年患者在治疗后生活质量提高，头晕恶心、呕吐等症状减轻或消失。

（2）老年患者血压控制平稳，有效防治动脉粥样硬化，预防、控制或逆转靶器官损害，未出现相关并发症临床表现。

（3）老年患者在其家属的帮助下，能按时用药，定时测量血压。

（4）老年患者情绪稳定，能积极配合治疗。

（二）护理实施

1. 一般护理

（1）执行入院患者一般护理常规。

（2）按医嘱给予特别护理及分级护理。

（3）病室应保持清洁、整洁、安静、舒适、阳光充足、空气清新，室温在 18～22 ℃为宜。

（4）测量评估患者血压级别，指导患者活动，如患者有明显的头晕、恶心等症状，应卧床休息，床栏加护，防止坠床或自伤。

（5）做好心理护理，避免患者情绪激动，保持心态平和。根据患者不同的性格特点给予指导，训练自我控制的能力，避免各种导致精神紧张的因素。

（6）保持呼吸道通畅。如有恶心、呕吐时，侧卧位或头偏向一侧，及时清除口腔分泌物、呕吐物，必要时行气管切开。

（7）保持口腔、皮肤清洁，预防并发症发生。

（8）注意观察药物反应，根据患者血压情况，遵医嘱调节用药，控制输液速度，防止并发症。

（9）患者起床时动作应缓慢，防止体位性低血压，引起意外。

2. 病情观察

（1）意识改变：意识改变往往提示病情轻重。首先应了解刚发病时的意识状态是清醒、嗜睡、蒙眬还是昏迷，再定时观察意识状态的改变。

1）清醒：能够正确理解语言，准确回答问题，按指令做动作，各种深浅反射正常。

2）嗜睡：呼之能应，并能勉强配合检查和回答简单问题，停止刺激即又入睡。

3）蒙眬：表现为思维和语言的不连贯，对时间、地点、人物的定向力完全或部分发生障碍，可有幻觉、错觉、躁动不安、谵语和精神错乱。

4）昏迷：意识丧失，是一种严重的意识障碍。可分为浅昏迷、中昏迷及深昏迷。①浅昏迷：随意运动丧失，对周围事物及声、光刺激无反应，对疼痛刺激有反应，但不能唤醒。吞咽反射、咳嗽反射、角膜反射及瞳孔对光反射存在，眼球能运动。②中昏迷：对周围刺激无反应，防御反射、角膜反射减弱，瞳孔对光反射迟钝，眼球无运动。③深昏迷：一切刺激均无反应，全身肌肉松弛，深浅反射、吞咽反射及咳嗽反射均消失。

（2）生命体征变化。血压、脉搏、呼吸、瞳孔、意识，注意有无脑病的前驱症状。

（3）24 h 出入液量变化。观察尿量及外周血管灌注情况，评估出入液量是否平衡。

（4）在糖尿病合并高血压的病理情况下，24 h 动态血压波动曲线多呈非勺形或反勺形分布（血压一天中有两个高峰时间段，早晨 6 ~ 8 时为第一个血压高峰；下午 4 ~ 6 时为第二个血压高峰）。

3. 用药护理

（1）耐心解释。用药时护士要耐心解释各类药物的作用、不良反应及使用注意事项，指导患者遵医嘱正确用药，切勿自行减量或停药。

（2）不同类用药护理注意事项。

1）利尿剂：如呋塞米片，通过利钠排水、降低细胞外高血容量、减轻外周血管阻力发挥降压作用。应注意患者电解质情况，有无心律失常。

2）β - 受体阻滞剂：如酒石酸美托洛尔片，主要通过抑制过度激活的交感神经活性、抑制心肌收缩力、减慢心率发挥作用。应密切监测患者心率，防止患者心率过低，引起晕厥。

3）钙通道阻滞剂：如硝苯地平缓释片，主要通过阻断血管平滑肌细胞上的钙离子通道，发挥扩张血管、降低血压的作用。起效迅速，降压疗效和降压幅度相对较强，应注意血压监测，防止低血压。本类药物注意室温下避光保持。

4）血管紧张素转换酶抑制剂：如卡托普利片，通过抑制血管紧张素转换酶阻断肾素血管紧张素系统发挥降压作用。降压起效缓慢，疗效逐渐增强，在 3 ~ 4 周时达最大作用。观察患者有无刺激性干咳等药物不良反应。

5）血管紧张素 Ⅱ 受体阻滞剂：如氯沙坦，通过阻断血管紧张素 Ⅱ 受体发挥降压作用。降压起效缓慢，但持久而平稳，在 6 ~ 8 周时达到最大作用。观察患者有无眩晕、头痛，动态监测血钾情况。

6）α - 受体阻滞剂：不作为一般高血压治疗的首选药，适用于高血压伴前列腺增生患者，也用于难治性高血压患者。

（3）用药指导。对于轻、中型高血压患者，宜从小剂量或一般剂量开始，2 ~ 3 周后如血压未能得到满意控制，可增加剂量或换用其他类药，必要时可以用2种或2种以上药物联合治疗。（只服一种降压药对血压的有效控制率较低。在服用一种降压药效果不佳的情况下，许多患者往往会考虑增大用药的剂量。而增大药物剂量的同时药物的不良反应也会加大，而且很多药物的不良反应并不亚于高血压本身所带来的危害。不同降压药的作用机制及其达到最高血药浓度的时间是不同的，所以联合使用不同作用机制的降压药可以在不同的时间段起到有效降压的作用，从而延长降压药作用的时间。）尽可能用每日1片的长效制剂，便于长期治疗且减少血压波动。坚持定时定量服药，切忌擅自减药或停药。否则会出现停药反应，即表现为血压反弹并迅速升高，心悸、烦躁、多汗、心动过速等。

4. 基础与生活护理

（1）休息。急性期绝对卧床休息或半卧位，减少搬动患者，教会患者缓慢改变体位。

（2）饮食。多食含维生素、蛋白质的食物，避免胆固醇食物；以清淡、无刺激的食物为宜，忌烟酒。适当控制食量和总热量，控制钠盐及动物脂肪的摄入。

（3）高血压患者的饮食方法建议：

1）三餐：饮食安排应少量多餐，避免过饱。

2）低盐：每人每天吃盐量应严格控制在6 g以内，即约一小匙。

3）高钾：富含钾的食物进入人体可以对抗钠所引起的升压和血管损伤作用；如橙子、香蕉、干豆类、豌豆、菠菜、西红柿等。

4）果蔬：人体每天需要维生素B、维生素C，可以通过多吃新鲜蔬菜及水果来满足。

5）补钙：应多吃些富含钙的食品，如黄豆、葵花子、核桃、牛奶、花生等。

（4）生活护理

1）协助和指导患者完成日常生活，如洗漱、进食、如厕、穿脱衣服等。

2）保持床单位整洁干燥，督促长期卧床患者翻身，保持皮肤清洁。

3）保持大便通畅，避免屏气或用力排便。血压逐渐稳定后，鼓励患者独立完成生活活动，以增强患者自我照顾的能力及信心。

5. 专科护理

（1）对症护理。

1）出现头痛、颈部僵直、恶心等症状，应立即卧床，头部稍抬高，减少搬动，教会患者缓慢改变体位，保持安静，迅速建立静脉通道。

2）有失眠或精神紧张者，在进行心理护理的同时配以药物治疗或针灸治疗。

（2）合并高血压危象时。

1）密切观察意识及瞳孔变化，定时测生命体征并记录。若出现血压急剧升高、剧烈头痛、恶心、呕吐、烦躁不安、视力模糊、眩晕、惊厥、意识障碍等症状立即报告医生。

2）使用硝普钠的患者，每72 h监测一次氰化物浓度。

3）遵医嘱给予速效降压药，尽快降低血压。

4）有抽搐、烦躁不安者，遵医嘱给予地西泮（安定）、巴比妥类药物，水合氯醛保留灌肠。

5）为减轻脑水肿，遵医嘱静脉应用脱水剂和利尿剂。

6）预防体位性低血压，应告诫患者不要突然起床或躺下以防晕厥。

（3）合并主动脉夹层动脉瘤时。

1）胸痛发作时应及时有效止痛。

2）详细记录疼痛的特征、部位、形式、强度、性质、持续时间等。

3）指导患者减轻疼痛的方法（如嘱咐患者放松、深呼吸）。

4）血压升高时应遵医嘱选用降压药，指导患者按时服药，生活规律，保证充足睡眠，消除紧张心理。

（4）合并脑出血时。

1）监测血压、脉搏、心率、心律、神志等变化。

2）记录24 h出入液量，保证出入液量平衡。

3）去除造成血压升高的因素（紧张、焦虑、兴奋、疼痛、劳累等）。

6. 心理护理

高血压患者的心理表现是紧张、易怒、情绪不稳，这些又都是血压升高的诱因。患者可通过改变自己的行为方式，培养对自然环境和社会的良好适应能力，避免情绪激动及过度紧张、焦虑，遇事要冷静、沉着；有较大的精神压力时应设法释放，向朋友、亲人倾吐。鼓励参加轻松愉快的业余活动，将精神倾注于音乐或寄情于花卉之中，使自己生活在最佳境界中，从而维持稳定的血压。

7. 康复护理

鼓励高血压的老年患者多运动，让他们选择自己喜欢的运动方式，如健身、散步、太极拳、气功等，坚持每天运动 1 h，强度要依据个人的体质维持，稍微有点累可停止运动，除了可以控制血压还可以减肥。建议每周至少进行 3～5 次，每次 30 min 以上中等强度的有氧运动，最好坚持每天都运动。

（三）出院指导

第一，保持心态平和，学会自我调节。

第二，降压药要在医生指导下服用，做到长期服药不中断、不随便服药，不随便进补，必要时须遵医嘱，还要定期自测血压，定期到医院复查血脂。自测血压时要注意：使用经过质检的血压计；使用大小合适的气囊袖带，即血压计的袖带宽度应能覆盖上臂长度的 2/3，同时袖带长度需达上臂周径的 2/3；测血压前安静休息 5 min；血压计、上臂与心脏处在同一水平；血压计袖带松紧适宜，即测量血压时袖带的松紧度应适当，以刚能插入示指为宜，袖带的位置应距肘窝 2～3 cm。

第三，为了降低血压，建议钠盐的摄入量减少至 5 g/d，多选用钾、镁、碘和锌含量高的食物。因为这类元素，有降压、保护心脏和预防动脉粥样硬化的功能。限制吸烟饮酒，注意饮食控制与调节，减少动物脂肪的摄入。控制体重，减少肥胖。

第四，动静结合，改变不良生活方式。保证足够的睡眠时间，在紧张的工作和学习之余，应适当休息，不同性质的工作应交替进行，以免疲劳。提倡午休。血压控制良好且长期午睡的中年患者会有更好的血压控制，尤其是在午餐后午睡达 60 min 的患者。午睡者的平均 24 h 血压多降了 4 mmHg，晚上睡觉时血压最大降低幅度为 2%。

第五，提高患者的社会适应能力，避免各种不良刺激的影响。

第六，如出现血压升高或过低、血压波动大，突然眼花、头晕、恶心呕吐，视物不清，偏瘫，失语，意识障碍，呼吸困难，肢体乏力等即到医院就医。如病情危重，请求救 120 急救中心。

第七，高血压是一种长期需要治疗的疾病，高血压往往没有症状，但对患者脏器的损害是持续存在的。血压的高度与并发症有关而与患者自身的症状不一定相关。因此，必须及早诊断，且要早期治疗。

第三节　心律失常

心律失常是指由于各种原因引起的心脏冲动频率、节律、起源部位、传导速度与激动次序的异常。快速性心律失常包括窦性心动过速、房性心动过速、阵发性室上性心动过速、心房扑动、心房颤动、室性心动过速、心室扑动、心室颤动等。缓慢性心律失常包括窦性心动过缓、窦性停搏、病态窦房结综合征、房室传导阻滞等。老年人心肌的正常生理性质发生改变，产生较高的兴奋性和较慢的传导，所以老年患者随着年龄增加心律失常发病率升高。老年人较为常见的心律失常为窦性心动过缓、心房颤动、房室传导阻滞和室性期前收缩等。

一、疾病概述

（一）病史

1.患病与治疗经过

发病经过、持续时间、有无明显伴发症状、有无进行相关治疗。

2.病因和危险因素

（1）各种器质性心脏病，如冠心病、高血压心脏病等手术引起的传导系统损伤。

（2）药物和电解质的影响，如洋地黄、抗心律失常药物、麻醉药、阿托品等及血钾改变。

（3）心外因素影响，如剧烈运动或过度劳累、情绪紧张、过度饮茶及咖啡、饮酒及吸烟、发热、休克、低氧血症、触电、溺水等。

（4）迷走神经张力增高。

3.生活方式与饮食习惯

注意是否长期吸烟、饮酒、饮浓茶和咖啡，是否长期精神紧张、过度疲劳。

（二）身体状况

1.一般状况

一般表现为心悸、胸闷、头晕、乏力等，注意有无意识障碍及其严重程度。

2.生命体征监测

T（体温）、R（呼吸）、BP（血压）、心率、心律。

3.临床表现

（1）窦性心动过缓：窦性心律的频率低于60次/分。常见于健康的青年人、运动员。可见于睡眠状态改变及心肌的缺血性、代谢性、炎症性病变；也可见于颅内高压、甲状腺功能低下、阻塞性黄疸，以及β-受体阻滞剂等抗心律失常药物、拟胆碱药物等服用时。轻者无明显症状，心率慢时可引起头晕、胸闷和心悸。

（2）窦性心动过速：窦性心律的频率高于100次/分。可见于健康人吸烟、饮茶或咖啡、喝酒、运动、情绪激动时；也可见于某些病理状态，如发热、贫血、休克、失血、甲状腺功能亢进、心力衰竭，以及应用了阿托品、肾上腺素等药物。通常无症状或仅有心悸感，但如果代偿机制失调，可出现低血压、视物模糊和晕厥。

（3）室性期前收缩：可见于正常人，往往与精神紧张和吸烟等有关；亦可见于各种心脏病、电解质紊乱、心导管检查，以及服用洋地黄和奎尼丁等药物时。最常见的症状包括心悸、胸闷、心脏停搏感。部分室性期前收缩可导致心排血量下降及重要脏器血流灌注不足，由此引发乏力、气促、出汗、头晕、黑矇，甚至诱发心绞痛发作。

（4）阵发性心动过速：是异位起搏点自律性增强或折返激动形成的一种阵发、快速而规律的心律失常，由三个或三个以上连续发生的期前收缩形成。根据异位起搏点的部位不同，分为阵发性房性心动过速、阵发性房室交界性心动过速和阵发性室性心动过速。阵发性室上性心动过速：可发生在无明显器质性心脏病的患者，也可见于风湿性心脏病、冠心病、甲状腺功能亢进、洋地黄中毒等。发作时可感心悸、头晕、胸闷，严重者发生晕厥、心力衰竭、休克。阵发性室性心动过速：多见于有器质性心脏病的患者，也可见于风湿性心脏病、心肌病、心肌炎、洋地黄中毒、代谢障碍等。临床症状不多，持续发作时可有低血压、心绞痛、呼吸困难、晕厥、抽搐甚至猝死。

（5）心房颤动：多见于器质性心脏病，如风湿性心脏病、心肌病和冠心病等，亦见于甲状腺功能亢进和洋地黄中毒者。房颤可引起心悸、胸闷等，如果发作时心室率过快或原心脏病严重者，可导致心绞痛、急性左心衰竭或休克。另外，心房栓子脱落可致体循环栓塞，以脑栓塞常见。房颤发作时，体检心律绝对不齐，心音强弱不一、脉搏短促。

（6）心室颤动：常为严重器质性心脏病、心脏骤停、心脏性猝死及其他疾病患者临终前发生的心律失常，也可见于严重药物中毒、电解质紊乱、急性缺氧及心脏外伤等。患者出现意识丧失、抽搐、呼吸停顿甚至死亡。听诊心音消失，脉搏触及不到，血压监测不到。

（7）房室传导阻滞：冲动在心脏传导系统的任何部位传导时均可发生阻滞。按阻滞程度可分为三度，Ⅰ度和Ⅱ度房室传导阻滞为不完全性，Ⅲ度房室传导阻滞为完全性。房室传导阻滞多见于冠心病、风湿性心脏病、心肌炎和洋地黄中毒等。Ⅰ度房室传导阻滞多无症状；Ⅱ度房室传导阻滞在心室率慢时可引起心悸、头晕及胸闷等症状；Ⅲ度房室传导阻滞轻者可无症状或感头晕、心悸、憋气等，重者可引起晕厥、抽搐，即阿－斯综合征。

（三）实验室及其他检查

1. 心电图检查

确诊心律失常的主要依据：

（1）窦性心动过缓：心电图示窦性心律，P 波频率 < 60 次 / 分。

（2）窦性心动过速：心电图示窦性心律，P 波频率 > 100 次 / 分。

（3）室性期前收缩：提前出现 QRS 波群，形态异常，宽大畸形，时限 ≥ 0.2 s；提前出现的 QRS 波群前无相关 P 波；T 波与 QRS 波群主波方向相反。

（4）阵发性心动过速：

1）室上性阵发性心动过速：频率 150 ～ 250 次 / 分，节律规则；QRS 波形态正常。

2）室性阵发性心动过速：三个或三个以上的室性期前收缩连续出现；频率 100 ～ 250 次 / 分，节律可稍不规则；QRS 波群宽大畸形，时限 >0.12 s；T 波方向与 QRS 波群主波方向相反；P 波与 QRS 波无关。

（5）心房颤动：P 波消失，代之以 350 ～ 600 次 / 秒、形态、间隔及振幅绝对不规则的 F 波；心室率常在 100 ～ 160 次 / 分，R-R 间隔绝对不等；QRS 波群形态多正常。

（6）心室颤动：QRS-T 波群完全消失，代之以形状不一、大小不等、极不规则的心室颤动波，频率为 150 ～ 500 次 / 分。

（7）房室传导阻滞：

1）Ⅰ度房室传导阻滞：P-R间期延长＞0.02 s；每个P波后均有1个QRS波群。

2）Ⅱ度房室传导阻滞：Ⅰ型（莫氏Ⅰ型或文氏现象），P-R间期在相继的心搏中逐渐延长，直至P波后脱落1个QRS波群，以后又周而复始；Ⅱ型（莫氏Ⅱ型），P-R间期固定，每个1、2或3个P波后有1个QRS波群脱落，形成所谓2∶1、3∶2或4∶3房室传导阻滞。

3）Ⅲ度房室传导阻滞：P波不能完全下传，P波与QRS波群各自独立无关，P-P间期相等，R-R间期相等；P波频率大于QRS波群频率；QRS波群形态正常或增宽畸形，频率40～60次/分或更低，节律规则。

2.血液检查

血清钾、钠、肌酐等，了解有无伴发心血管病的危险因素。

3.其他检查

必要时可做动态心电图、电生理、影像学等检查，对病因判断有一定的价值。动态心电图可早期诊断心肌缺血和心律失常发作情况。

（四）心理－社会状况

患者是否长期精神紧张，对不能完全治愈的心律失常是否以乐观心态对待，对日后生活质量是否担心，心律失常导致的并发症是否对患者自我照顾能力有影响或使患者较为依赖家属，家属对患者的治疗及康复是否给予支持，对患者的情感需求是否给予满足。

二、治疗原则

抗心律失常药物有多种分类方法，广泛使用的是改良的Vaughan－Wilams分类，根据药物不同的电生理作用分为四类。需要注意的是，一种抗心律失常药物可能有多种不同的电生理特性。例如，索他洛尔兼有Ⅱ类与Ⅲ类的特征，胺碘酮兼有Ⅰ、Ⅱ、Ⅲ、Ⅳ类抗心律失常作用，还有阻滞α－受体的作用。

（一）Ⅰ类

1.Ⅰa类。奎尼丁是一种广谱的抗心律失常药，用于治疗室上性期前收缩、室性期前收缩和持续性心动过速。可预防房室结内折返性心动过速（AVNRT）的复发、预激综合征的心动过速，减慢心房扑动和心房颤动经旁道的前向传导。

可以用于心房颤动与心房扑动的复律和复律后窦律的维持，以及部分严重的室性心律失常。奎尼丁可诱发晕厥或尖端扭转型室性心动过速。心脏外不良反应常见的有消化道不良反应，中枢神经系统毒性反应等，由于其不良反应，现已很少应用。

2. Ⅰb类

（1）利多卡因：用于各种原因引起的室性心律失常，对室上性心律失常基本无效。由于缺乏临床试验证据以及可能存在抑制心肌收缩等潜在风险，不建议心肌梗死后预防性使用利多卡因。利多卡因能快速达到有效血浆浓度，中毒／治疗浓度比很大，很少发生血流动力学并发症和其他不良反应。报道的最常见不良反应为与剂量相关的中枢神经系统毒性反应，包括头晕、感觉异常、精神错乱、谵妄等。

（2）美西律：有效的抗急性或慢性室性快速型心律失常的药物，但对室上性心动过速无效。可用于治疗Q-T间期伴有的室性心律失常。不良反应包括震颤、构音障碍、头晕、感觉异常、复视、眼球震颤、精神障碍、焦虑、恶心、呕吐和食欲缺乏。美西律的不良反应和剂量相关，血浆浓度仅稍高于治疗水平即可有毒性作用。在使用美西律时，应避免使用利多卡因或减量使用。

3. Ⅰc类

（1）氟卡尼：可用于治疗危及生命的室性心律失常和多数室上性心律失常，可用于心房颤动的复律和窦律维持。致心律失常作用是氟卡尼最重要的不良反应。

（2）普罗帕酮：适用于治疗室上性心动过速（包括心房颤动的复律和窦律维持）、室性心律失常。普罗帕酮可与美西律联用。约15%的患者出现轻微心血管外不良反应，眩晕、味觉障碍、视力模糊等最为常见，胃肠道反应次之。可能使支气管痉挛性肺部疾病恶化。有10%～15%的患者发生心血管系统不良反应，包括传导异常、心力衰竭加重等。

（3）莫雷西嗪：用于治疗和预防室性心律失常。通常耐受性良好。非心血管系统不良反应主要是神经系统毒性和胃肠道不良反应。有3%～15%的患者发生致心律失常反应，严重室性心律失常患者更常见。随着年龄增长，不良反应的易感性增加。

（二）Ⅱ类

此类药物为 β-受体阻滞剂，适用于甲状腺功能亢进、嗜铬细胞瘤等有关的心律失常，或心脏肾上腺素能过度兴奋如运动、情绪激动等诱发的心律失常。用于心房扑动和心房颤动的心室率控制。对于折返环包含房室结的折返性心动过速有效。不良反应包括不能耐受的低血压、心动过缓、充血性心力衰竭。其他不良反应包括加重哮喘和慢性阻塞性肺疾病的病情、间歇性跛行、雷诺现象、抑郁、胰岛素依赖型糖尿病患者的低血糖危险性增高、乏力、多梦、失眠、性功能障碍等。常用Ⅱ类药物有艾司洛尔、美托洛尔和卡维地洛。艾司洛尔是超短效（半衰期仅 9 min）的心脏选择性 β-受体阻滞剂，用于快速控制心房扑动或心房颤动的心室率。美托洛尔可降低心肌梗死后的总体病死率和心源性猝死发生率。卡维地洛是 α-受体阻滞剂、β-受体阻滞剂，已经证明可提高中、重度心力衰竭的生存率，主要用于心力衰竭患者。

（三）Ⅲ类

（1）胺碘酮。适用于多种室上性和室性快速型心律失常，可用于伴有器质性心脏病心功能不全的患者。胺碘酮的有效率等于或超过几乎所有其他抗心律失常药物，对大多数室上性快速型心律失常有效率为 60% ~ 80%，对室性快速型心律失常有效率为 40% ~ 60%。可用于心房颤动复律、窦律维持，以及射频手术消融围手术期。在复发性心房颤动患者维持窦律方面，胺碘酮优于Ⅰ类药物和索他洛尔。有报道称，使用胺碘酮 5 年，约 75% 的患者发生不良反应，18% ~ 37% 的患者被迫停药。最常见的停药原因是出现肺部和胃肠道症状。大多数不良反应在减量或停药后能逆转。长期和大剂量服药的不良反应较多。在非心血管不良反应中，肺部毒性反应是最严重的，机制不明，可能与高反应性或广泛的磷脂沉积有关。常见症状为呼吸困难、干咳、发热，建议第一年每三个月拍摄胸部 X 线片和进行肺功能测试，之后 1 年 2 次。当每天服用小于 300 mg 的维持量时，肺部毒性反应不常见。出现肺部病变需要停药，可试用激素。尽管在不少患者中发现无症状的肝酶升高，但除了那些初始肝酶即不正常，服药后又较正常升高了 2 ~ 3 倍的患者，一般不需要停药。胺碘酮还可以发生神经功能不全、光敏感、皮肤脱色、胃肠道功能紊乱和甲状腺功能亢进（1% ~ 2%）或甲状腺功能减退（2% ~ 4%）。建议第一年每三个月检测 1 次甲状腺功能，此后每年 1 ~ 2 次。如有甲状腺功能不全的症状，应停药。无症状的轻微甲状腺功能指标异常，可以继续服药观察。

（2）决奈达隆。是一种新型的Ⅲ类药物，是胺碘酮的衍生物，但不含碘，亲脂性较低，因此保持了胺碘酮的疗效，而少有胺碘酮的心外不良反应。在ANDROMEDA研究中，决奈达隆增加了中、重度心力衰竭患者的病死率，因此不建议用于心力衰竭的患者。

（3）索他洛尔。是一种非选择性、无内源性拟交感活性的β－受体阻滞剂，能延长复极，具有Ⅱ类药特征。用于室上性和室性心律失常的治疗，可用于心房颤动的窦律维持。致心律失常是最严重的不良反应，约有4%的患者出现新的室性快速型心律失常或使室性心律失常加重，其中2.5%是尖端扭转型室性心动过速。应避免与其他延长QT间期的药物联用。

（4）伊布利特。用于心房扑动和心房颤动的复律，只能用于终止发作，不能用于预防发作。可延长旁道的不应期，暂时性减慢预激综合征患者心房颤动时的心室率。也可终止持续性、单形性室性心动过速的发作。最常见的不良反应是QT间期延长和尖端扭转型室性心动过速，发生率约2%。不良反应发生在用药后4～6小时，此后风险极小。故用药时及用药后8小时内应进行心电监护。

（四）Ⅳ类

Ⅳ类药为钙通道阻滞剂，常用的有维拉帕米和地尔硫䓬。终止持续性窦房结折返、房室结内折返或旁道前传的房室折返性心动过速发作时，在应用刺激迷走神经方法和给予腺苷后，下一步可考虑静脉用维拉帕米或地尔硫䓬。对于终止这些心律失常，维拉帕米和腺苷同样有效。维拉帕米和地尔硫䓬可以在几分钟内终止60%～90%以上的阵发性室上性心动过速。适用于控制心房颤动或心房扑动时的心室率，但不能用于心房颤动伴预激综合征的患者。口服维拉帕米或地尔硫䓬能预防房室结内折返和预激综合征患者前向性房室折返性心动过速的复发。血流动力学受损或接受β－受体阻滞剂治疗的患者，应用维拉帕米应谨慎。异丙肾上腺素、钙剂、高血糖素、多巴胺、阿托品（仅部分有效）或临时起搏可对抗维拉帕米的一些不良反应。

（五）其他抗心律失常药物

（1）腺苷。腺苷是存在于全身的一种内源性核苷，是急诊终止室上性心动过速，如房室结内或房室折返性心动过速的首选药物。腺苷通常在30 s内可终止92%的室上性心动过速，作用时间非常短。对于曾经使用过β－受体阻滞剂、心力衰竭代偿不佳或严重低血压的患者，更倾向于使用腺苷而不是维拉帕米。在服用干扰腺苷作用或代谢的药物（如茶碱）时，急性支气管收缩和静脉通路不佳的患者则首选维拉帕米。室上性心动过速患者给予腺苷时约40%发生一过性不良反应，通常是面部潮红、呼吸困难和胸部压迫感。这些症状消失迅速，一般短于1 min，可以耐受。当室上性心动过速突然终止时常见室性期前收缩、一过性窦性心动过缓、窦性停搏和房室传导阻滞。有时可发生心房颤动（有研究报道12%的发生率），而在预激综合征患者中诱发心房颤动是个棘手的问题。

（2）洋地黄类。可用于控制心房颤动和心房扑动的心室率，尤其适用于合并心功能不全的患者，但不能用于伴有预激综合征的心房颤动患者。口服地高辛的治疗窗很窄，需要监测血清地高辛浓度。洋地黄中毒的心律失常主要由迷走神经张力增高和触发活动（后除极）所导致，可以用苯妥英钠控制中毒导致的房性心律失常，用利多卡因控制房室结以下部位起源的心律失常，缓慢性心律失常则可以用阿托品或临时起搏。洋地黄中毒的心血管外表现常见的有头痛、恶心、呕吐、视觉异常等。

三、护理

（一）护理目标与评价

（1）老年患者在治疗后活动耐力增加，心悸、胸闷、头晕等症状减轻或消失。

（2）老年患者能按时用药，生活质量提高，延长寿命，未出现相关并发症。

（3）老年患者情绪稳定，能积极配合治疗。

（4）治疗及时，患者能生活自理，未发生脑梗死等严重疾病。

（二）护理措施

1.一般护理

（1）执行入院患者一般护理常规。

（2）根据患者病情和生活自理能力，按医嘱给予特别护理及分级护理。

（3）病室应保持清洁、整洁、安静、舒适、阳光充足、空气清新，室温在18～22℃为宜，相对湿度为50%～60%。

（4）评估患者心律失常种类，指导患者活动，如患者有明显的心悸、头晕等症状，应卧床休息，床栏加护，防止坠床或自伤。

（5）做好心理护理，避免患者情绪激动，保持心态平和。根据患者不同的性格特点给予指导，训练自我控制的能力，避免各种导致精神紧张的因素。

（6）给予患者心电遥测监护，密切观察患者心律、心率，情况严重时可安置于冠心病监护病号（CCU）监护。

（7）长期卧床患者，保持口腔、皮肤清洁，预防并发症发生。

（8）注意观察药物反应，根据患者心率、心律，遵医嘱调节用药，严格控制输液速度，防止并发症。

（9）注意患者肢体、言语有无改变，防止脑梗死发生。

2. 病情观察

（1）意识改变。意识改变往往提示病情轻重。首先应了解刚发病时的意识状态是清醒、嗜睡、蒙眬还是昏迷，然后定时观察意识状态的改变。

（2）生命体征变化。密切观察患者心律、心率、血压、呼吸、瞳孔、意识变化。当发生恶性心律失常，应立即汇报医生，备好抢救仪器设备并给予处理。

（3）血栓栓塞。若患者出现头痛、恶心、伴有血液循环改变的下肢疼痛、肢体及语言的障碍，应高度警惕患者发生了血栓栓塞事件。

3. 用药护理

（1）用药前告知。应告知患者抗心律失常药物的名称、剂量和用法，遵医嘱按时、按量、按一定的给药途径准确给药。用药过程中应注意询问患者的反应，检查心率、心律，测脉搏、血压，观察呼吸变化，以及时发现药物的不良反应。

（2）常用抗心律失常药物

1）Ⅰ类：钠通道阻滞剂

Ⅰa类：适度阻滞钠通道，如奎尼丁，可引起恶心、呕吐、腹泻、头晕、耳鸣、低血压、心电图Q-T间期延长等，一般应在白天给药，避免夜间给药。

Ⅰb类：轻度阻滞钠通道，如利多卡因，可引起困乏、烦躁、意识模糊，偶尔引起窦性停搏、房室传导阻滞、低血压等，应注意给药的剂量和速度，在治疗室性快速型心律失常时，一般先静脉推注50～100 mg，有效后再以2～4 mg/min的速度静滴维持。肌内注射多用于室性心律失常的预防。

Ⅰc类：重度阻滞钠通道，如普罗帕酮，可引起头晕、恶心、呕吐、共济失调，静脉用药可致低血压、窦性心动过缓、房室传导阻滞，抑制心肌收缩等。餐时或餐后服用可较少发生肠道反应。

2）Ⅱ类：β-受体阻滞剂，如普萘洛尔，可引起窦性心动过缓、低血压，加重心力衰竭，诱发或加重支气管哮喘，当心率低于50次/分时应遵医嘱及时停药。

③Ⅲ类：延长动作电位时程药，如胺碘酮（碘过敏者慎用），可引起胃肠道反应、甲状腺功能失调、肝功能损害、心动过缓等，少数可发生肺纤维化。

④Ⅳ类：钙通道阻滞剂，如维拉帕米，作为阵发性室上性心动过速首选药，可以引起房室传导阻滞、心动过缓、低血压，抑制心肌收缩等。

（3）安装起搏器后应坚持必要的药物治疗。安装起搏器的患者大多数患有冠心病、高血压等疾病。患者不要以为装了起搏器就有了保险。其实安装了起搏器的患者同样可发生心绞痛、心力衰竭、心肌梗死等。因而患者不能麻痹大意，仍需按时服用治疗冠心病、高血压、心律失常的药物。

4. 基础与生活护理

（1）休息。心律失常患者应该选择强度适中、较温和的运动，如慢跑、散步、打太极拳、做保健操等。其余较剧烈的运动，比如快速跑、打跆拳道、打篮球、打足球等，一般不建议。因为剧烈活动大大增加了心脏的负担，使心脏超出负荷，可以进一步恶化心脏功能，导致心力衰竭，严重的会引起死亡。心律失常患者在运动中需注意自己状态是否良好，如果有感到胸闷、气促、头晕等不适的时候，应该马上停止运动，并放松情绪，避免紧张。

（2）饮食。嘱咐患者多食纤维素丰富的食物，保持大便通畅。心动过缓患者避免排便时过度屏气，以免兴奋迷走神经而加重心动过缓。戒烟酒，避免摄入刺激性食物如咖啡、浓茶等，避免饱餐。膳食中钠、钾、镁的摄入，应根据病情随时调整。

（3）生活护理。

1）协助和指导患者完成日常生活，如洗漱、进食、如厕、穿脱衣服等。

2）保持床单位整洁干燥，督促长期卧床患者翻身，保持皮肤清洁。

3）避免屏气或用力排便。鼓励患者独立完成生活活动，以增强患者自我照顾的能力及信心。如患者自理过程中出现心悸、胸闷不适时，应立即休息或卧床。

5. 对症护理

（1）出现心悸、头晕等症状，应立即卧床，保持安静，迅速建立静脉通道。

（2）有失眠或精神紧张者，在进行心理护理的同时配以药物治疗。

（3）遵医嘱使用抗心律失常药物，观察药物疗效及不良反应。

6. 心理护理

鼓励患者表达自己的感受和焦虑的原因，避免不良刺激，减轻焦虑程度。对情绪性心律失常患者，应该诚恳接受患者的痛苦信息，给以抚慰，取得患者家属、朋友和周围人群的配合，改变其不良性格特征，注意劳逸结合，进行有意义的文化娱乐活动和社会交往活动，避免发生退缩行为；对器质性心脏病所致的心律失常的患者，应对患者及其家属进行疾病知识及治疗新技术、新方法的教育，解除其顾虑。使患者知道焦虑可加重心脏负担、诱发或加重心律失常，保持适当警惕又不过度紧张的心态，则有利于心律失常的控制。心律失常发作时，配合医生做好心电监护和及时处理各种心律失常，满足患者的各种需要，消除其恐惧心理。

7. 康复护理

起搏器植入术后运动康复护理：术后 1 天可用术侧肢体进餐；术后 2 天可小范围活动术侧肩关节；术后 4 天后可抬高肢体 45°，以后逐渐增加；术后 1 周可术侧梳头，幅度不宜过大；术后 3 个月内不宜过量体力活动，不能提 5 kg 以上重物。

8. 出院指导

（1）保持心态平和，学会自我调节。

（2）坚持药物治疗，不随意增减药物。遵医嘱服用抗心律失常药物。应用某些药物（抗心律失常药、排钾利尿剂等）后产生不良反应时应及时就医。

（3）按时复查国际标准化比值（INR），控制在 2 ~ 3 之间，自我观察有无出血迹象，如牙龈出血、皮肤出血点、黑便等。正确服药，预防脑卒中。

（4）指导患者自测脉搏，如脉搏 <60 次 / 分或 >100 次 / 分并伴有明显不适症状时需及时就医。脉搏测量的方法：示指、中指、无名指的指端，用适中的压力按于桡动脉处或其他浅表大动脉处，测脉 1 分钟。

（5）提高患者的社会适应能力，避免各种不良刺激的影响。

（6）积极治疗原发病，如冠心病、高血压心脏病、心肌病等。

（7）指导患者正确选择食谱。选低脂、易消化、清淡、富含营养的食物，少量多餐，多进含钾的食物，以减轻心脏负荷和防止低血钾症而诱发心律失常。

（8）保持大便通畅。劳逸结合，保证充足的睡眠和休息，无器质性心脏病者应积极参加体育锻炼，预防感染；有器质性心脏病者，根据心功能情况适度活动。

（9）对于阵发性室上性心动过速患者，可指导患者学会用刺激迷走神经的方式来终止发作。

（10）定期随访，复查心电图、超声心动图等。

第四节　心力衰竭

心力衰竭（HF）指各种心脏结构或功能性疾病导致心室充盈和（或）射血功能受损，心排血量下降，不能满足机体组织代谢的需求，以肺循环和（或）体循环淤血，器官、组织血液灌注不足为临床表现的一组综合征。可分为急性或慢性衰竭，左心、右心和全心衰竭。

根据全球各地的流行病学调查显示，在总人口数中，平均每一百个人，就会有3~5个人有某种程度的心力衰竭，因此心力衰竭可谓是一个重要的疾病问题。根据统计，老年人患有心力衰竭比较常见。

一、疾病概述

（一）病史

（1）发病情况。如有无发病的诱发因素，如情绪激动、用力排便等，有无出现明显的前驱症状或并发症。

（2）病因和危险因素。回顾性调查发现，心力衰竭病因以冠心病居首，其次为高血压，而风湿性心脏病占比则呈下降趋势；有基础心脏病的患者，往往因一些心脏负荷加重而发病，如感染（呼吸道感染是最常见、最重要的诱因）、心律失常、血容量增加、过度体力消耗或情绪激动等。各年龄段心力衰竭病死率均高于其他心血管病，其主要死亡原因依次为左心衰竭（59%）、心律失常（13%）、猝死（13%）、其他（15%）。

（二）身体状况

1. 体格检查

心前区有无隆起或凹陷，心尖搏动有无移位、强弱有无改变，心脏有无杂音，心音强弱、心界大小、心律及心率是否在正常范围内（正常成人每分钟心率60～100次）、各瓣膜区有无病理性杂音、双肺听诊有无湿性啰音或哮鸣音。

2. 生命体征监测。T（体温）、P（脉搏）、R（呼吸）、BP（血压）。

3. 临床表现

（1）左心衰竭：以肺淤血和心排血量降低为主要表现。

1）症状

①不同的呼吸困难：劳力性呼吸困难。是左心衰竭最早出现的症状，运动使回心血量增加，左心房压力升高，加重了肺淤血。引起呼吸困难的运动量随心衰程度加重而减少。端坐呼吸。肺淤血达到一定程度时，患者不能平卧，因平卧时回心血量增多且膈肌上抬，呼吸更为困难。高枕卧位、半卧位甚至端坐时方可使憋气好转。夜间阵发性呼吸困难。患者入睡后突然因憋气而惊醒，被迫采取端坐位，呼吸深且快。重者可有哮鸣音，称为"心源性哮喘"。大多数端坐休息后可自行缓解。其发生机制除睡眠平卧，血液重新分配使肺血量增加外，夜间迷走神经张力增加，小支气管收缩，横膈高位，肺活量减少等也是促发因素。

②咳嗽、咳痰、咯血：咳嗽、咳白色浆液性痰，痰中可带有血丝，坐位或立位时咳嗽可减轻。咳血是肺淤血静脉压力增高，肺循环及支气管血管循环之间形成侧支，支气管黏膜下的扩张血管破裂导致的。

③心悸、乏力、头晕：由于心排血量不足，器官、组织灌注不足及代偿性心率加快所致。

④少尿及肾功能损伤：严重的左心衰竭时血液再分配，肾的血流量减少，出现少尿。长此以往，出现血尿素氮、肌酐升高并可有肾功能不全的症状。

2）体征：除基础心脏病的固有体征外，慢性左心衰竭的患者可有心脏扩大、肺动脉瓣区第二心音亢进及舒张期奔马律。肺部可闻及湿啰音。急性期（即急性心力衰竭）呼吸频率常达每分钟30～40次，听诊时两肺布满湿啰音和哮鸣音，心尖部第一心音减弱，频率快，同时有舒张期早期第三心音而构成奔马律，肺动脉瓣第二心音亢进。

（2）右心衰竭：以体循环淤血的表现为主。

1）症状：①消化道症状。胃肠道及肝脏淤血引起腹胀、食欲缺乏、恶心、呕吐等右心衰最常见的症状。②劳力性呼吸困难。继发于左心衰的右心衰呼吸困难。单纯性右心衰为分流性先天性心脏病或肺部疾患所致，也均有明显的呼吸困难。

2）体征：①水肿。体静脉压力升高使皮肤等软组织出现水肿，其特点为首先出现于身体最低垂的部位，常为对称性、可凹陷性。②颈静脉征。颈静脉搏动增强、充盈、怒张是右心衰的主要体征，肝颈静脉回流征阳性则更具有特征性。③肝脏肿大。肝脏因淤血肿大常伴有压痛感，持续慢性右心衰可导致心源性肝硬化，晚期可出现黄疸、肝功能受损及大量腹腔积液。④心脏体征。右心衰时可因右心室显著扩大而出现三尖瓣关闭不全的反流性杂音。

（3）评估患者急性心力衰竭（AHF）发作时的临床严重程度，常用 Killip 分级：

Ⅰ级：无急性心力衰竭。

Ⅱ级：急性心力衰竭，肺部中下肺野湿啰音，心脏奔马律，胸部 X 线检查见肺淤血。

Ⅲ级：严重急性心力衰竭，严重肺水肿，满肺湿啰音。

Ⅳ级：心源性休克，主要变现为：

第一，持续性低血压，收缩压降至 90 mmHg 以下，且持续 30 min 以上，需要循环支持。

第二，血液动力学障碍：肺毛细血管楔压（PCWP）$\geq$ 18 mmHg，心脏指数 $\leq$ 2.2 L/（min·m^2）（有循环支持时）或 1.8 L/（min·m^2）（无循环支持时）。

第三，组织低灌注状态，可有皮肤湿冷、苍白和发绀；尿量显著减少（< 30 mL/h），甚至无尿；意识障碍；代谢性酸中毒。

（三）实验室及其他检查

（1）血液检查。心衰标志物（BNP）、血常规、肾功电解质、凝血、心肌酶谱等。

（2）X 线检查。根据心脏扩大的程度和动态改变间接反应心功能状态。

（3）放射性核素检查。放射性核素心血池显像有助于判断心室腔大小，反应心脏舒张功能，有助于心力衰竭的确诊。

（4）超声心动图与多普勒超声检查。为心力衰竭诊断的重要手段，多普勒超声可选择性观察心腔或大血管中某一部位的紊乱血流，是临床最实用的判断舒张期功能的方法。

（5）心－肺吸氧运动试验。在运动状态下测定患者对运动的耐受量，更能说明心脏的功能状态。本试验仅适用于慢性稳定性心衰患者。

（四）心理－社会状况

了解患者是否有焦虑、抑郁等负面情绪，及时进行有效心理干预，帮助患者缓解压力，减轻心理负担。充分了解患者家庭情况和社会背景，及时与家属沟通，了解患者具体的身体情况，取得家属支持和配合，促进心衰患者的病情稳定与恢复。

二、治疗原则

治疗心力衰竭不能仅限于缓解症状，必须采取综合治疗措施，以达到以下目的。

（1）提高运动耐量，改善生活质量。

（2）阻止或延缓心室重塑，防止心肌损害进一步加重。

（3）降低死亡率。

（一）基本原因的治疗

控制高血压；应用药物、介入及手术治疗改善冠心病心肌缺血；慢性心瓣膜病的换瓣手术治疗；先天畸形的纠正手术等。

（二）消除诱因

积极控制呼吸道感染；注意控制心率；注意检查并及时纠正甲状腺机能亢进、贫血等。

（三）药物治疗

1.利尿剂

利尿剂是心力衰竭治疗中最常用的药物，通过排钠、排水减轻心脏的容量负荷，对缓解淤血症状、减轻水肿有显著的效果。常用的排钾利尿剂有氢氯噻嗪、呋塞米（速尿）；保钾利尿剂有螺内酯、氨苯蝶啶等。

2.血管扩张剂

血管扩张剂通过扩张容量血管和外周阻力血管而减轻心脏前、后负荷，减少心肌耗氧，改善心功能。常用药物包括以下几种。

（1）降低前负荷的药物以扩张静脉和肺小动脉为主，如硝酸甘油、硝酸异山梨酯。

（2）降低后负荷的药物以扩张小动脉为主，如血管紧张素转换酶抑制剂（ACEI），常用药物有贝那普利、卡托普利等。

（3）同时降低前、后负荷的药物可同时扩张小动脉及静脉，常用药物有硝普钠。

3.洋地黄类药物

洋地黄可加强心肌收缩力，减慢心率，从而改善心力衰竭患者的血流动力学变化。常用洋地黄制剂包括以下几种。

（1）地高辛，适用于中度心力衰竭维持治疗，以减少洋地黄中毒的发生率。

（2）毛花苷丙，适用于急性心力衰竭或慢性心力衰竭加重时，特别适用于心力衰竭伴快速心房颤动者。

（3）毒毛花苷 K，适用于急性心力衰竭。

4.其他正性肌力药物

常用药物有 β - 受体兴奋剂（如多巴胺、多巴酚丁胺）、磷酸二酯酶抑制剂（如米力农）等。

三、护理

（一）护理目标与评价

（1）老年患者在接受治疗后，呼吸困难、身体水肿情况有所改善。

（2）老年患者能主动参与制订活动计划并按要求进行活动，运动耐量有所提高，生活质量有所改善。

（3）老年患者能描述预防便秘的措施，未发生便秘或便秘明显改善。

（4）老年患者在家属的干预、帮助下，能积极配合长期的药物治疗，延缓心肌进一步损害。

（5）老年患者在家属的帮助下，能自觉避免心力衰竭的因素，减少心力衰竭发生率。

（二）护理措施

1.一般护理

同本章第一节冠心病的护理。

2. 病情观察

（1）一般状态。观察患者的精神意识状态，观察尿量、体重变化及活动量增加时对氧的需要量。

（2）生命体征变化。注意监测体温、脉搏、呼吸、血压的变化，尤其注意呼吸频率、节律、深度。

（3）呼吸困难的改善情况，胃肠道状态。

（4）患者对有关疾病的病因、治疗及有关护理有所了解。

（5）患者皮肤的颜色、温度、湿度。

3. 用药护理

（1）洋地黄制剂。适用于快速心房颤动或已知有心脏增大伴左心室收缩功能不全的患者。遵医嘱缓慢静脉注射去乙酰毛花苷注射液，首剂 0.4 ~ 0.8 mg，2 h 后可酌情再给 0.2 ~ 0.4 mg。

（2）利尿剂。记录 24 h 出入液量、体重、监测电解质，饭后服用，白天给药。

（3）镇静剂。遵医嘱缓慢静脉注射吗啡稀释液，可镇静，减慢心率，扩张小血管而减轻心脏负荷，必要时可重复应用 1 次。观察用药后患者有无呼吸抑制、心动过缓或血压下降等不良反应。

（4）血管扩张剂。遵医嘱应用硝普钠、硝酸甘油或酚妥拉明静脉输液，每五分钟测量 1 次血压，有条件者用输液泵控制滴速，根据血压调整药物剂量，维持收缩压在 100 mmHg 左右。硝普钠含氰化物，连续使用不应超过 24 h。因其见光易分解，应现配现用，避光输入。

（5）平喘药。氨茶碱可解除支气管痉挛，并有一定的正性肌力及扩血管、利尿作用。

（6）激素。常用药物为地塞米松，具有降低肺毛细血管通透性，改善心肌代谢，降低外周血管阻力，减少回心血量，促进利尿的作用。

（7）受体阻滞剂。可引起心肌收缩力减弱，心率减慢、房室传导时间延长、支气管痉挛等，应监测患者心音、心率、心律、呼吸，定期查血糖血脂。

4. 基础与生活护理

（1）休息。根据心功能受损程度而定。评估心功能，心功能分级（见本章第一节冠心病护理）。

1）心功能Ⅰ级：患者应适当休息，保证睡眠，注意劳逸结合。

2）心功能Ⅱ级：患者应增加休息，但能起床活动。

3）心功能Ⅲ级：患者应限制活动，增加卧床休息时间。

4）心功能Ⅳ级：患者绝对卧床休息，原则上以不出现临床症状为限。

（2）饮食。以高维生素、低热量、少盐、少油，富含钾、镁及适量纤维素的食物，宜少量多餐，避免刺激性食物，对少尿患者应根据血钾水平决定食物中含钾量。限制水分和钠盐的摄入，每天在 6 g 以下，限制腌制品、味精等含钠高的食品，可用醋、蒜等调味。

（3）生活护理

1）协助和指导患者完成日常生活，如洗漱、进食、如厕、穿脱衣服等。

2）心衰症状明显（呼吸困难、憋闷症状）患者，可适当摇高床头，利于呼吸。

3）皮肤及口腔护理：自理能力受限的患者及重度水肿患者，应定时翻身，保持床单位整洁、干燥。呼吸困难者易发生口干、口臭，应做口腔护理。

5. 专科护理

（1）咳嗽、咳痰的护理。患者出现咯粉红色泡沫痰，有出冷汗、烦躁不安、面色苍白的症状时，及时进行评估，了解咳嗽发生的时间、痰液的性状及量。

（2）呼吸困难的护理。

1）观察神志、面色、呼吸（频率、节律、深度）、心率、心律、血压、尿量等变化。

2）取坐位或半坐位双下肢下垂，并给予30% ~ 50%酒精湿化间断吸氧，每次持续20 ~ 30 min。

3）遵医嘱及早、准确使用镇静、强心、利尿、扩血管等药物。

（3）呼吸道护理。呼吸道感染时注意保暖，保持室内空气新鲜；定时翻身拍背，鼓励和协助患者咳嗽、咳痰，教会患者正确咳嗽、咳痰方法。

（4）栓塞护理。鼓励患者做床上肢体活动或被动运动。当患者肢体远端出现疼痛、肿胀时，应及时检查，及早诊断处理。

6. 心理护理

心衰患者由于长期存在猝死、反复住院等风险，常表现为焦虑、抑郁、认知障碍及其他心理障碍。及时评估患者心理状态，取得家属的配合，对控制心衰症状和舒缓负面情绪有很大帮助。护理人员和照顾者，多与患者有效沟通，提高患者的心理弹性，以良好的心态应对疾病，提高患者的生活质量，减轻患者的感受负担。精神安抚可帮助老年患者改善抑郁症状，增强患者自我意识，提高生命质量。

7.康复护理

不同角度的护理过程对患者生理、心理的康复都有一定帮助。

（1）心理舒适护理。主要通过心理沟通的方式进行护理，帮助患者缓解压力，减轻心理负担，从而更好地促进治疗，实现身体的更好恢复。

（2）生理舒适护理。及时满足患者的生理要求，保证良好的服务态度和服务质量，解决患者的疼痛负担，从而更好地缓解患者的心理压力，促进急性左心衰的治疗。

（3）操作舒适护理。注意操作的准确性和舒适度，充分考虑患者的心情和身体感觉，保证患者在身体较为舒适的环境下接受治疗，促进心衰患者与医生积极配合，帮助患者早日获得康复。

（4）社会舒适护理。充分了解患者家庭情况和社会背景，及时与患者家属沟通，了解患者的具体身体情况，以及平时喜好，便于和患者沟通。同时做好对患者家属的安抚工作，减轻患者心理压力，促进急性左心衰患者的病情稳定与恢复。

（三）出院指导

（1）调整作息，劳逸结合，规律睡眠，以休息为主，适当活动。

（2）天气突变时，注意保暖，防止受凉感冒。保持室内空气新鲜，定期开窗通风。不到过于拥挤的公共场所，防止交叉感染。

（3）注意控制情绪，避免情绪激动，家属应多给予患者情感支持。

（4）长期卧床或伴有水肿的患者，日常生活多注意卫生，做好口腔及皮肤的护理，保持清洁。

（5）学会自我监测，如出现气促、乏力、咳嗽加重、泡沫状痰等症状时，应及时就医。

（6）按时服药，不可擅自停药，患者本人或其照顾者，应掌握药物的用法、用量，熟悉药物的不良反应，如有体重突然增加、尿量突然减少等情况，应及时就医。

第五节 扩张型心肌病

扩张型心肌病（DCM）是一类以左心室（多数）或双室扩大伴收缩功能障碍为特征的心肌病。病因多样，约半数病因不详。临床以心脏扩大、心力衰竭、心律失常和栓塞为基本特征。本病病死率较高，预后差。25%～50%的 DCM 患者有家族遗传史。

一、疾病概述

（一）病史

（1）发病情况。比如发病早期有无症状，如呼吸困难等心功能不全症状；有无诱发因素，如饮酒、感染；有无并发症。

（2）病因和危险因素。研究表明，引起本病的原因是多方面的。主要的病因和危险因素为感染（以病毒最常见，如柯萨奇病毒、小儿麻痹症病毒等。部分细菌、寄生虫等也可引起心肌炎并发展为 DCM）、非感染的炎症、内分泌和代谢紊乱（如甲状腺疾病、嗜铬细胞瘤）、遗传、嗜酒。

（二）身体状况评估

1.体格检查

心前区有无隆起或凹陷，心尖搏动有无移位、强弱有无改变，心脏有无杂音、心界大小，肺部有无湿啰音，有无颈静脉怒张、肝大等体征。

2.生命体征监测

T（体温）、P（脉搏）、R（呼吸）、BP（血压）。

3.临床表现

本病起病隐匿，早期可无症状。临床表现以活动时呼吸困难和活动耐量下降为主。伴有其他并发症时可有不同的表现。

（1）症状性表现

1）心力衰竭：为本病最突出的表现。其发生主要是由于心室收缩力下降、顺应性降低和体液潴留导致心排血量不足和（或）心室充盈压过度增高。可出现左心功能不全的症状，常见的为进行性乏力或进行性劳动耐力下降、劳力性呼吸困难、端坐呼吸以及阵发性夜间呼吸困难等左心衰的表现，病变晚期可同时出现右心衰的症状，如肝脏大、上腹部不适以及周围性水肿。

2）心律失常：可发生各种快速或缓慢型心律失常，表现有心悸、头晕、黑矇等。严重心律失常是导致该病患者猝死的常见原因。

3）栓塞：可发生心、脑、肾或肺栓塞。血栓来源于扩大的心室或心房，尤其是伴有心房颤动时。周围血管栓塞偶为该病首发症状。

4）胸痛：部分患者会出现胸痛，其发生可能与肺动脉高压、心包受累、微血管性心肌缺血以及其他不明因素有关。栓塞导致的胸痛，其性质、部位与典型的缺血性心绞痛类似，可因劳累或体力劳动而诱发，胸痛常常伴有气促。与典型的缺血性心绞痛相比，持续时间更长。但缓解典型心绞痛的药物对扩张型心肌病所致的胸痛作用不大。

（2）体征性表现

1）心尖搏动常明显向左侧移位，但左心室明显向后增大时可不出现；心尖搏动常弥散；深吸气时在剑突下或胸骨左缘可触到右心室搏动。

2）常可听到第三、第四心音"奔马律"，但无奔马律并不能除外心衰。第三心音增强反映了心室容量负荷过重。

3）心功能失代偿时会出现明显的二尖瓣反流性杂音。该杂音在腋下最清楚，在心功能改善后常可减轻，有时可与胸骨旁的三尖瓣反流性杂音相重叠，但后者一般在心衰晚期出现。

4）心衰明显时可出现交替脉和潮式呼吸。肺动脉压显著增高的患者，可于舒张早期听到短暂、中调的肺动脉反流性杂音。

5）右心功能不全时可见发绀、颈静脉怒张、肝大、下肢水肿，少数有胸、腹腔积液。

（三）实验室及其他检查

（1）胸部 X 线检查。心影通常增大，心胸比＞50%，可出现肺淤血、肺水肿及肺动脉压力增高的 X 线表现，有时可见胸腔积液。

（2）心电图。不同程度的房室传导阻滞，右束支传导阻滞常见。广泛 ST-T 改变，左心室高电压，左心房肥大，由于心肌纤维化可出现病理性 Q 波，各导联低电压。

（3）超声心动图。左心室明显扩大，左心室流出道扩张，室间隔及左心室后壁搏动幅度减弱。

（4）同位素检查。同位素心肌灌注显影，主要表现有心腔扩大，尤其两侧心室扩大，心肌显影呈弥漫性稀疏。

（5）心内膜心肌活检。扩张型心肌病临床表现及辅助检查均缺乏特异性，近年来国内外开展了心内膜心肌活检，诊断本病敏感性较高，特异性较低。

（6）心脏磁共振（CMR）。CMR 对于心肌病诊断、鉴别诊断及预后评估均有很高价值。有助于鉴别浸润性心肌病、心律失常型右心室心肌病、心肌炎等疾病。CMR 显示心肌纤维化提示心电不稳定。

（四）心理 – 社会状况

患者是否有焦虑、恐惧情绪，是否担心今后工作能力和生活质量，能否保持乐观、平和的心情，正确对待自己的病情。家属能否支持、鼓励患者，及时对患者进行疏导，避免刺激性的言语、不当的说话方式，对患者给予高度的重视度。

二、治疗原则

治疗目的是阻止基础病因介导的心肌损害，阻断造成心力衰竭加重的神经体液机制，控制心律失常和预防猝死、栓塞，提高生存质量和延长生存时间。

（一）病因治疗

如控制感染、严格限酒或戒酒、治疗内分泌疾病或自身免疫病、纠正电解质紊乱、改善营养失衡等。

（二）针对心力衰竭的治疗

（1）强调休息及避免劳累，若有心脏扩大、心功能减退者宜长期休息，以免病情恶化。

（2）在心力衰竭早期阶段就应该积极地进行药物干预，用 β – 受体阻滞剂、ACEI，减少心肌损伤和延缓病情，β – 受体阻滞剂应从小剂量开始，视病情调整用量，晚期心衰患者较易发生洋地黄中毒，应慎用洋地黄。有适应证者可植入心脏起搏器。

（三）预防栓塞

栓塞是 DCM 常见的并发症，预防栓塞性并发症可口服抗凝药或抗血小板聚集药。

（四）预防猝死

针对性选择抗心律失常药物，如胺碘酮。控制诱发室性心律失常的可逆因素。

（1）纠正低钾、低镁。

（2）改善神经激素功能紊乱，选用 ACEI 和 β - 受体阻滞剂。

（3）改善心肌代谢，可用泛癸利酮等药物。严重心律失常者可植入心脏复律除颤器，预防猝死。

三、护理

（一）护理目标与评价

（1）老年患者在接受治疗后，呼吸困难症状减轻或消失。

（2）老年患者在家属的协助下能主动参与制订活动计划并按要求进行活动，活动以不出现疲劳、呼吸困难或胸闷等为限度。

（3）老年患者能注意保暖、养成良好的起居习惯，防止呼吸道和肠道感染。

（4）老年患者的致命性心律失常能被及时发现和处理，减少猝死发生率。

（5）老年患者能做好病情的自我监测，如出现心悸、咳嗽、气喘、双下肢水肿、夜间不能平卧或连续几天尿量少于入量时及时就医。

（二）护理措施

1. 一般护理

同本章第一节冠心病的护理。

2. 病情观察

（1）一般状态：观察患者的精神意识状态，观察患者心悸、呼吸困难、水肿的程度。部分患者有胸痛的症状时，注意观察部位、性质、程度及持续时间。

（2）生命体征变化：注意监测体温、脉搏、呼吸、血压、心律、心率的变化。

（3）注意监测周围血管灌注情况，如皮肤温度、皮肤颜色、毛细血管充盈情况。

（4）体重变化及营养情况，观察患者有无全身及双下肢水肿。

3. 用药护理

（1）心肌病变时对洋地黄类药物敏感，应用剂量宜较小，并注意毒性反应，密切监测患者心率或使用非强心苷正性肌力药物。

（2）应用利尿剂期间必须注意电解质平衡，注意血压的监测。

（3）使用抑制心率的药物如 β–受体阻滞剂或电转复治疗快速型心律失常，β–受体阻滞剂具有减慢患者心率，降低心肌收缩力，减少排血量及心肌耗氧量的作用，可改善扩张型心肌病心力衰竭症状。

（4）胸痛患者遵医嘱给予舌下含服硝酸甘油，给予持续吸氧。注意评估用药后效果，有无不良反应。准备好抢救用物和药品，电复律仪器等急救设施。

（5）在应用抗心律失常药物期间，应定期复查心电图，观察用药效果。

（6）使用抗凝药期间，应注意出血表现，如有无牙龈出血、黑便等，定期复查出凝血时间、凝血酶原时间及 INR。

4. 基础与生活护理

（1）休息。心力衰竭或严重的心律失常者，绝对卧床休息，减少心肌耗氧量。如有心脏扩大者更应注意，宜长期休息，以免病情恶化。未发生心衰时，避免劳累，预防感染。

（2）饮食

1）限制进食：不宜吃得过饱，进食时需要注意饮食的量，少食多餐。饮料也不可过度饮用。

2）限制脂肪：尽量少食用高脂肪和高胆固醇的食物，如肥肉、动物内脏等。

3）增加维生素、纤维素。多食用富含维生素的水果如猕猴桃、苹果等，纤维类食物如芹菜、竹笋、韭菜等。

4）避免高热量和刺激性食物：禁浓茶、咖啡、辛辣以及奶油等刺激性高热量食物。

（3）生活护理

1）协助和指导患者完成日常生活，如洗漱、进食、如厕、穿脱衣服等。

2）保持床单位整洁干燥，对伴有心衰症状（呼吸困难、憋闷症状）患者，可适当摇高床头，利于呼吸。

3）评估排便情况：保持二便通常，避免用力排便时诱发或加重心衰。

5. 专科护理

（1）心力衰竭：可参考本章第四节心力衰竭的护理。

（2）栓塞：已经有附壁血栓形成和血栓栓塞并发症的患者必须接受长期抗

凝治疗。由于多数 DCM 心衰患者存在肝淤血，口服华法林时须调节剂量，使国际化标准比值（INR）保持在 1.8 ～ 2.5 之间，或使用新型抗凝（如达比加群酯、利伐沙班）。观察有无偏瘫、失语、血尿、胸痛、咯血等症状出现，观察患者的足背动脉搏动情况。

（3）胸痛：给予患者鼻导管吸氧，氧流量为 2 ～ 5 L/min，以增加心肌氧的供应，减轻缺血和疼痛。如症状未缓解，可遵医嘱使用血管活性药或止痛药，注意评估用药后效果及药物不良反应。

（4）呼吸道感染：注意预防染，尤其是季节更换和气温骤变时。对长期卧床者应定时翻身、拍背、促进排痰。心导管等有创检查前后应给予预防性抗生素治疗，以预防感染性心内膜炎。

6. 心理护理

患者焦虑、恐惧情绪多来自对预后的担心，应鼓励患者敞开心扉，正确对待自己的病情。告诉家属要给予患者支持、鼓励，多倾听，提高对患者的重视度。心理指导过程中可给患者树立一个治疗疾病的信心，可向患者讲述治疗的成功案例等，为患者创造一个良好的身心修养环境。

7. 康复护理

扩张型心肌病患者预后对运动量格外关注。不同年龄、性别的患者需根据个人情况制订不同的运动计划。根据患者心功能情况进行运动，锻炼第一步是恢复患者的生活自理能力，第二步是在此基础上恢复运动及工作能力。训练要持之以恒，要注意康复训练的全面性，多样化的运动还可促进肢体协调。但扩张型心肌病患者的超负荷运动将会导致严重的并发症，因此运动时应量力而行，不能争强好胜，使体力透支，引起危险。

（三）出院指导

（1）生活规律，避免过度劳累，保证充足睡眠，避免精神紧张及情绪激动。避免寒冷刺激，避免大便干燥。对于轻度心力衰竭患者，限制体力活动。较重心力衰竭患者以卧床为休息为主，心功能改善后，应适当下床活动。

（2）减轻胃肠负担，宜少量多餐，适当控制每日进食总量。进食不宜过饱，以免造成胃肠负担过重，诱发心脏病发作。此外还应避免辛辣刺激性食物及过凉过热的食物，以减轻胃肠刺激。

（3）对心肌病患者，应密切观察有无脑、肺和肾等内脏及周围动脉栓塞，必要时给予长期抗凝治疗。

（4）预防感冒，防治肺部感染。护理中应注意预防呼吸道感染，尤其是季节更换和气温骤变时。对长期卧床者应定时翻身、拍背，促进排痰。

（5）严格按医嘱服药，不得随便改变药物的用法和用量，特别在服用利尿剂和地高辛时，以免发生不良后果。

（6）定期随访，复查心电图、超声心动图等。

第六节　慢性肺源性心脏病

慢性肺源性心脏病简称慢性肺心病，是指由于肺组织、肺血管或胸廓的慢性病变引起的肺组织结构和（或）功能异常，导致肺血管阻力增加，肺动脉压力增高，从而使右心室扩张和（或）肥厚，伴或不伴右心功能衰竭的心脏病，并排除先天性心脏病和左心病变引起者。慢性肺心病是老年人呼吸系统的常见病，多因呼吸道感染后，机体免疫功能差，无法借助自身免疫系统抗感染而发病。该疾病是在多种因素影响下造成的，如患者自身身体状况、血容量增加等，加上近些年来我国人口老龄化的日趋加重，也使其发病率逐年上升。随病情加剧，出现肺动脉高压与右心室肥大，有着较高病死率。老年慢性肺心病患者病程长，年龄大，全身状况及营养状态差，且常常并发多种慢性疾病，预后差。

一、疾病概述

（一）病史

（1）支气管、肺疾病：慢性阻塞性肺疾病、支气管哮喘、支气管扩张症、重症肺结核、间质性肺炎等。

（2）胸廓运动障碍性疾病：较少见，严重脊柱侧后凸、脊柱结核、类风湿关节炎、胸膜粘连、胸廓成形术后造成的严重胸廓或脊柱畸形，以及神经肌肉疾患如脊髓灰质炎等，均可引起胸廓活动受限、肺受压、支气管扭曲或变形，导致肺功能受损。

（3）肺血管疾病：慢性血栓栓塞性肺动脉高压、肺动脉炎、原发性肺动脉高压等。

（4）其他：原发性肺泡通气不足及先天性口咽畸形、睡眠呼吸暂停综合征等均可引起低氧血症，引起肺血管收缩，导致肺动脉高压，发展成慢性肺心病。上述病因中最常见的病因为慢性阻塞性肺疾病，占80%～90%。

（二）身体状况

1.生命体征与意识状况

评估体温（T）、血压（BP）、脉搏（P）、呼吸（R）、血氧饱和度（SpO_2）、疼痛。由于慢性肺心病患者易出现呼吸衰竭及心功能衰竭，监测生命体征尤为重要。评估患者有无缺氧及二氧化碳潴留的相关症状和体征，如血氧饱和度的变化；有无气短、气喘及呼吸费力；有无烦躁不安、神情恍惚、谵妄或昏迷等意识状态的改变以及咳嗽、咳痰情况，痰液的性质及量。多数患者出现心动过速，严重缺氧和酸中毒时，可引起周围循环衰竭、血压下降、心肌损伤、心律失常甚至心脏骤停，因而需监测心率、心律的变化。

2.体格检查

（1）代偿期：可有不同程度的发绀和肺气肿体征，偶有干、湿性啰音，心音遥远，有右心室肥厚的体征，部分患者可有颈静脉充盈。

（2）失代偿期

1）呼吸衰竭：明显发绀、球结膜充血、水肿，严重时出现颅内压升高的表现，腱反射减弱或消失，出现病理反射，可出现皮肤潮红、多汗。

2）右心衰竭：发绀更明显，颈静脉怒张，心率增快，可出现心律失常，剑突下可闻及收缩期杂音，甚至出现舒张期杂音，肝大并有压痛，肝颈静脉回流征阳性，下肢水肿，重者可有腹腔积液，少数患者可出现肺水肿及全心衰竭的体征。

3.临床表现

（1）肺、心功能代偿期：咳嗽、咳痰、气促，活动后胸闷、心悸、气急、呼吸困难，乏力，活动耐力下降，急性感染时上述症状可加重。

（2）肺、心功能失代偿期：

1）呼吸衰竭：呼吸困难加重，夜间为甚，常有头痛、失眠、食欲下降、白天嗜睡，甚至出现表情淡漠、神志恍惚、谵妄等肺性脑病的表现。

2）右心衰竭：明显气促、心悸、食欲缺乏、腹胀、恶心等。

（3）并发症：肺性脑病、电解质及酸碱平衡紊乱、心律失常、休克、消化道出血和弥散性血管内凝血等。

4.呼吸困难程度

采用改良版英国医学研究委员会呼吸问卷（mMRC），对呼吸困难严重程度进行评估，详见第三章第六节"慢性阻塞性肺疾病"的表3-5。

5.心功能

心功能分级采用由美国纽约心脏病协会（NYHA）提出的心功能分级量表。这种评估方法的特点是以患者的主观感觉为依据（表1-2）。

表1-2　心功能分级依据及特点

心功能分级	依据及特点
Ⅰ级	日常活动量不受限制，一般活动不引起疲乏、心悸、呼吸困难或心绞痛
Ⅱ级	体力活动轻度受限。休息时无自觉症状，但平时一般活动可出现上述症状，休息后很快缓解
Ⅲ级	体力活动明显受限，休息时无症状，低于平时一般活动量时可引起上述症状，休息较长时间后症状方可缓解
Ⅳ级	不能从事任何体力活动。休息时亦有心衰的症状，体力活动后加重

（三）实验室及其他检查

（1）X线检查。除原有肺、胸基础疾病及急性肺部感染的特征外，尚有肺动脉高压，如右下肺动脉干扩张，其横径≥15 mm；其横径与气管横径比值≥1.07；肺动脉段明显突出或其高度≥3 mm；中央动脉扩张，外周血管纤细，形成"残根"征；右心室增大，皆为诊断慢性肺心病的主要依据。

（2）心电图检查。主要表现有电轴右偏、肺性P波，也可见右束支传导阻滞及低电压图形，这些可作为慢性肺心病的参考条件。

（3）超声心电图检查。测定右心室流出道内径（≥30 mm），右心室内径（≥20 mm），右心室前壁的厚度（≥5 mm），左、右心室内径的比值<2.0，右肺动脉内径或肺动脉干及右心房肥大等指标，以诊断肺心病。

（4）血气分析。慢性肺心病失代偿期可出现低氧血症或合并高碳酸血症。动脉血氧分压（PaO_2）<60 mmHg、动脉血二氧化碳分压（$PaCO_2$）>50 mmHg时，提示呼吸衰竭。

（5）血液检查。红细胞和血红蛋白可升高，全血及血浆黏度增加；合并感染时白细胞总数增高，中性粒细胞增加。

（6）其他肺功能检查及痰细菌培养对慢性肺心病患者的治疗有意义。

（四）心理－社会状况

慢性肺心病患者因长时间病情反复发作、患病时间长、舒适度低，易产生紧张、焦虑以及恐惧等负面情绪，需及时评估患者的心理状况，如患者对治疗的信心，是否存在焦虑、恐惧等，了解患者家属对患者病情和预后的态度，以及家庭的照顾和支持能力。

二、治疗原则

除治疗肺胸基础疾病，改善肺心功能外，还须维护各系统器官的功能，采取措施予以救治。控制感染，通畅呼吸道，改善呼吸功能，纠正缺氧和二氧化碳潴留，纠正呼吸和心力衰竭。

（一）积极控制肺部感染

肺部感染是肺心病急性加重常见的原因，控制肺部感染才能使病情好转。在应用抗生素之前，做痰培养及药物敏感实验，找到感染病原菌作为选用抗生素的依据。在结果出来前，根据感染环境及痰涂片革兰染色选用抗菌药物。院外感染以革兰阳性菌占多数，院内感染则以革兰阴性菌为主。或选用两者兼顾的抗菌药物。选用广谱抗菌药时必须注意可能继发的真菌感染。培养结果出来后，根据病原微生物的种类，选用针对性强的抗生素。以 10 ~ 14 d 为一疗程，但主要根据患者情况而定。

（二）通畅呼吸道

为改善通气功能，应清除口咽部分泌物，防止胃内容物反流至气管，经常变换体位，鼓励用力咳嗽以利排痰。对于久病体弱、无力咳痰者，咳嗽时用手轻拍患者背部协助排痰。如通气严重不足、神志不清、咳嗽反射迟钝且痰多、黏稠、阻塞呼吸道者，应建立人工气道，定期吸痰。可用黏液溶解剂和祛痰剂，湿化气道及痰液。同时应用扩张支气管改善通气的药物。

1. 支气管舒张药

（1）选择性 β_2– 受体兴奋药。

（2）茶碱类药物。

2. 消除气道非特异性炎症

常用泼尼松，吸入药物有倍氯米松（必可酮）。糖皮质激素类药物的剂量因人而异，不宜过大，以免引起不良的后果。

3. 纠正缺氧和二氧化碳潴留

（1）氧疗：缺氧不伴二氧化碳潴留（Ⅰ型呼吸衰竭）的氧疗应给予高流量吸氧（>35%），使 PaO_2 提高到 8 kPa（60 mmHg）或 SaO_2 达 90%。吸高浓度氧时间不宜过长，以免发生氧中毒。缺氧伴二氧化碳潴留（Ⅱ型呼吸衰竭）的氧疗应予以低流量持续吸氧。氧疗可采用双腔鼻管、鼻导管或面罩进行吸氧，以 1 ~ 2 L/min 的氧流量吸入。

（2）呼吸兴奋药：呼吸兴奋药包括有尼可刹米（可拉明）、洛贝林、多沙普仑、都可喜等。嗜睡的患者可先静脉缓慢推注。密切观察患者的睫毛反应、意识状态、呼吸频率、动脉血气的变化，以便调节剂量。

（3）机械通气：严重呼吸衰竭患者，应及早进行机械通气。

4. 纠正酸碱失衡和电解质紊乱

肺心病急性加重期容易出现酸碱失衡和电解质紊乱，常见呼吸性酸中毒、呼吸性酸中毒合并代谢性酸中毒或代谢性碱中毒。呼吸性酸中毒的治疗，在于改善通气，呼吸性酸中毒合并代谢性酸中毒时，pH 明显降低，当 pH<7.2 时，治疗上除注意改善通气外，还应根据情况静滴碳酸氢钠溶液，边治疗边观察，呼吸性酸中毒合并代谢性碱中毒时，大多与低血钾、低血氯有关，应注意补充氯化钾。危重患者可能出现三重酸碱失衡。电解质紊乱应连续监测，针对性治疗。除对钾、钠、氯、钙及镁等电解质监测外，还应重视低磷血症问题。

5. 降低肺动脉压

氧疗是治疗肺动脉高压的措施之一。肺动脉高压靶向药物治疗应根据肺动脉高压类型而定。

6. 控制心力衰竭

肺源性心脏病心力衰竭的治疗与其他心脏病心力衰竭的治疗有其不同之处，因为肺源性心脏病患者通常在积极控制感染、改善呼吸功能后，心力衰竭便能得到改善。但对治疗后无效或较重患者，可适当选用利尿、正性肌力药。

（1）利尿药：消除水肿，减少血容量和减轻右心负荷。应用原则是少量顿服法应用。

（2）正性肌力药：用药前纠正缺氧，防治低钾血症，以免发生洋地黄药物毒性反应。应用指征：①感染得到控制，低氧血症已纠正，使用利尿药不能得到良好的疗效而反复水肿的心力衰竭者；②无明显感染的以右心衰竭为主要表现者；③出现急性左心衰竭者；④合并室上性快速型心律失常，如室上性心动过速、心房颤动伴快速心室率者。

7.脑水肿

肺源性心脏病因严重低氧血症和高碳酸血症常合并肺性脑病，临床上出现神经精神症状和颅内高压、脑水肿等表现。应尽快降低颅内压，减轻脑水肿，并控制其神经精神症状。

（1）脱水药：选用20%甘露醇快速静脉滴注，1～2次/天。用药期密切注意血电解质改变。

（2）糖皮质激素：必须与有效抗生素及保护胃黏膜药物，如枸橼酸铋钾（得乐）、复方铝酸铋（胃必治）等配合使用，以免发生呼吸道感染恶化和诱发上消化道出血。大多采用地塞米松、氨茶碱及尼可刹米加于5%葡萄糖液中静脉滴注，视病情轻重，每天给予1～3剂，待肺性脑病症状缓解，脑水肿减轻后，可减量而至停用。

三、护理

（一）护理目标与评价

1.护理目标

（1）患者咳嗽、咳痰、胸闷、呼吸困难、心悸、腹胀等不适症状好转。

（2）及时预防或发现相关并发症，无不良事件发生。

（3）患者能够掌握疾病预防及治疗的相关知识。

（4）患者能够掌握自我观察和评估的方法。

2.护理评价

（1）患者是否能够正确认识、掌握慢性肺源性心脏病的病因、症状及预防要点，认识到它给机体带来的不良影响。

（2）患者是否了解慢性肺心病的治疗方法及康复要点，并能够积极配合医护人员完成疾病的治疗与康复锻炼。

（3）患者经过治疗护理后，是否能够达到生理、心理、社会的全面健康状态。

（二）护理措施

1.一般护理

（1）活动与休息。保持室内空气新鲜，温度控制在 18 ～ 25℃为宜。在心肺功能失代偿期，应绝对卧床休息，协助患者采取舒适体位如半卧位或坐位，以减少机体耗氧量，促进心肺功能恢复，减慢心率和减轻呼吸困难。代偿期活动以量力而行、循序渐进为原则。适量活动，以不引起疲劳、不加重症状为度。对于卧床的患者，可以卧气垫床，协助定时翻身，以预防压力性损伤的发生。依据患者的耐受能力指导患者在床上进行缓慢的肌肉松弛活动，如上肢交替前伸、握拳，下肢交替抬离床面，使肌肉保持紧张 5 s 后，松弛平放在床上。鼓励患者进行呼吸功能锻炼，提高活动耐力。

（2）饮食护理。提供足够热量、高纤维素、易消化的清淡饮食，防止便秘、腹胀而加重呼吸困难。鼓励患者多饮水，每日 1 500 ～ 2 000 mL，以保证足够的摄入量并利于稀释痰液。避免含糖高的食物，以免引起痰液黏稠。忌烟酒，少食辛辣刺激性食物，以免产生过度咳嗽。可多食雪梨、百合、银耳等润肺的食物。如患者出现水肿、腹腔积液或尿少时，应限制水钠的摄入。糖类可增加二氧化碳生成，增加呼吸负担，因此要控制糖类的摄入。少食多餐，保持口腔清洁，促进食欲。必要时遵医嘱行鼻饲或静脉补充营养。

2.病情观察

（1）意识与生命体征观察。观察患者精神和意识状态，有无精神萎靡、表情淡漠、烦躁不安、神志模糊等。密切观察患者的呼吸、血压、心率及心律等变化，有无胸闷、气急、呼吸困难、发绀的加重及心律失常的出现。

（2）血氧饱和度与血气分析观察。观察有无血氧饱和度的下降、血气分析有无 PaO_2 减低和（或）$PaCO_2$ 升高，及时判断有无呼吸衰竭的发生及症状的加重。

（3）水电解质及 24 h 出入液量的观察。观察有无水电解质紊乱、酸碱失衡及 24 h 出入液量不平衡以及少尿无尿的发生。

（4）痰液的观察。观察痰液的色、质、量。有无黄浓痰、痰液异味及痰液黏稠不易咳出的现象。

3.用药护理

肺源性心脏病患者通常在积极控制感染、改善呼吸功能后，心力衰竭便能得到改善。但对治疗后无效或较重患者，可适当选用利尿、正性肌力药或血管扩张药。

（1）利尿药。具有消除水肿，减少血容量和减轻右心负荷的作用。原则上选用作用轻的利尿药，宜短期、小剂量使用。常用药有氢氯噻嗪、呋塞米等。要注意观察有无低血钾、低氯性碱中毒，避免加重缺氧，过度脱水引起血液浓缩、痰液黏稠不易排出等不良反应。

（2）正性肌力药。用药前纠正缺氧，防治低血钾，以免发生洋地黄药物毒性反应。应用指征是：

1）感染得到控制，低氧血症已纠正，使用利尿药不能得到良好的疗效而发生反复水肿的心力衰竭者。

2）无明显感染症状而以右心衰竭为主要表现的患者。

3）出现急性左心衰竭者。

4）合并室上性快速型心律失常，如室上性心动过速、心房颤动伴快速心室率者。使用洋地黄类药物时，应询问有无洋地黄用药史，遵医嘱准确用药，注意观察有无药物毒性反应发生。

（3）血管扩张药。可使肺动脉扩张，减低肺动脉高压，减轻右心负荷，但效果欠佳。钙通道阻滞剂和前列环素等有降低肺动脉压作用，用药期间注意观察患者心率及血压情况。

（4）抗生素。参考痰细菌培养及药敏试验选择抗生素。如没有培养结果，可根据感染的环境及痰涂片结果经验性选择抗生素治疗。常用抗生素有青霉素类、氨基糖苷类、喹诺酮类及头孢菌素类，注意询问过敏史，观察有无相关不良反应发生。

4.基础与生活护理

（1）评估患者的自理能力，指导或协助患者进行日常生活，如洗漱、进食等。

（2）鼓励患者经常漱口，口唇疱疹者局部涂抗病毒软膏，防止继发感染。生活不能自理者做好口腔护理。留置导尿者加强会阴护理，及时留取中段尿培养。

（3）保持呼吸道通畅，床头抬高，取半卧位或坐位，减轻呼吸困难。鼓励患者自主咳嗽，咳出痰液，并给予祛痰药。经常改变体位、拍背排痰，必要时雾化吸入稀释痰液以利排痰。

（4）加强皮肤护理，保持床单位清洁整齐，观察皮肤情况，及时评估，督促协助翻身，骨隆突处予以保护。

5. 专科护理

（1）氧疗护理。持续低流量、低浓度吸氧，根据患者病情及血气分析结果，选择合适的吸氧方式，一般选择有鼻导管和文丘里面罩，严重者行机械通气，鼻导管吸氧最常用，氧流量是 $1 \sim 2$ L/min，浓度在 25% ~ 29%。防止高浓度吸氧抑制呼吸，加重缺氧和二氧化碳潴留。注意告知家属及患者在吸氧的过程中不要吸烟或者使用打火机，不要随意取下导管或调节吸氧流量。注意及时添加湿化水并做好吸氧装置的消毒。

（2）气道护理。指导患者进行有效咳嗽、协助叩背以促进痰液排出。无效者可以采用负压吸引器吸痰。痰液黏稠者予以雾化吸入稀释痰液。

（3）功能训练护理。根据患者的情况，鼓励患者进行腹式呼吸和缩唇呼气，即做缓慢的深吸气动作，胸腹动作要协调，深呼气时要缩唇，以提高呼气相支气管内压，防止小气道过早陷闭，利于肺内气体排出。

6. 心理护理

尽快让患者熟悉医院环境，最大程度消除陌生感、恐惧心理。向患者讲解慢性肺源性心脏病相关知识，帮助患者正确认识慢性肺源性心脏病的危害及治疗方法。同时，要合理利用诱导、说服等方式，帮助其有效转移注意力，提升康复的信心。与患者家属沟通，指导家属共同参与患者的心理护理，给予患者家庭社会支持。

（三）出院指导

（1）疾病指导。积极治疗原发病，避免及防治各种可能导致病情急性加重的诱因，坚持家庭氧疗。长期卧床者应注意经常改变体位、翻身拍背，指导有效翻身和叩背的方法。告知患者及其家属病情变化的征象，如体温升高、呼吸困难加重、咳嗽剧烈、咳痰无效、尿量较少、水肿明显或发现患者神志淡漠、嗜睡、躁动、口唇发绀加重等，均提示病情变化及加重，需及时就诊。

（2）用药指导。指导患者遵医嘱、按疗程用药，出院后定期随访。出现异常不适应及时就诊。

（3）饮食指导。饮食宜清淡、易消化，含高热量、高纤维素，避免高糖饮食，注意少量多餐，补充足够的水分。

（4）运动训练指导。指导老人坚持缩唇呼气、腹式呼吸、有氧运动，配合步行、登楼梯、太极拳、体操等全身运动，以提高通气功能。

（5）健康行为指导。饮食营养均衡，戒烟忌酒，加强体育锻炼，增强体质，提高机体抵抗力。

第二章　心脏外科疾病诊疗与护理

第一节　房间隔缺损

一、疾病概述

（一）概念与特点

房间隔缺损（ASD）可分为原发孔和继发孔缺损两类，后者最为常见。继发孔缺损绝大多数为单发，也可见多发或筛状者，按其部位将其分为上腔型、卵圆孔型、下腔型及混合型。原发孔缺损位于冠状窦口前下方，常伴二尖瓣裂缺。房间隔缺损将使左心房血向右心房分流，随年龄增长，分流量加大孔缺损，对存有二尖瓣大瓣裂损者，二尖瓣反流使左向右分流量增高，肺动脉高压出现较早。

（二）临床特点

（1）症状。患者出生后常无症状，偶有婴儿期出现充血性心力衰竭和反复肺部感染病史，患儿易疲劳，常有劳力性呼吸困难和体格发育不良。成年患者常见心律失常、肺动脉高压、阻塞性肺血管病变和心力衰竭等。婴儿期患者来就诊往往是由于体检或其他病就诊时发现心脏杂音而要求进一步检查。

（2）体征。婴儿常可在胸骨左缘第 2、3 肋间听到柔和的收缩中期杂音，第二心音增强或亢进并有固定性分裂，缺损较大时可在剑突下听到三尖瓣有舒张期的隆隆样杂音。在伴有二尖瓣脱垂时可在心尖部听到全收缩期或收缩晚期杂音，向左腋下传导。成年患者可因严重肺动脉高压在肺动脉听诊区听到舒张期杂音。

（三）辅助检查

（1）心电图检查。继发孔缺损呈电轴右偏，不完全性或完全性右束支传导阻滞、右心室肥大、P 波高大。原发孔缺损则常呈电轴左偏和 P-R 间期延长，可有左心室高电压、肥大。

（2）X线检查。右心房、右心室增大，肺动脉圆锥突出，主动脉弓缩小，肺门阴影增大，肺野血管影纹增多。原发孔缺损可呈现左心室扩大，肺门血管增大较显著。

（3）超声心动图。右心房、右心室增大，室间隔与左心室后壁同向运动。剑突下四心腔切面，继发孔型可见心房间隔中部连续中断，原发孔型则在心内膜垫处。多普勒证实左、右心房间有分流。伴有二尖瓣裂缺者可见二尖瓣前叶分叉状，多普勒显示反流。

二、治疗原则

以手术治疗为主。适宜的手术年龄为 2～5 岁。

（一）适应证和禁忌证

原发孔房间隔缺损、继发孔房间隔缺损合并肺动脉高压者应尽早手术。艾森门格综合征是手术禁忌证。

（二）手术方法

在体外循环下切开右心房，直接缝合或修补缺损；近年来也可通过介入性心导管术，应用双面蘑菇伞关闭缺损，此方法具有创伤小、术后恢复快的特点，但费用较高。

三、护理

（一）主要护理问题

1. 术前

（1）活动无耐力：与氧的供需失调有关。

（2）有成长、发展改变的危险：与心脏结构与功能异常有关。

（3）有感染的危险：与肺充血有关。

（4）潜在并发症：心力衰竭、感染性心内膜炎。

2. 术后

（1）有窒息的危险：与呼吸道阻塞有关。

（2）有体液不足的危险：与利尿药的使用和入量过少有关。

（3）有感染的危险：与手术免疫屏障被破坏有关。

（4）潜在并发症：出血、心律失常。

（二）护理措施

1. 术前护理

（1）让患者安静休息，减少哭闹等不良刺激，减轻对心脏的负担。

（2）选择易消化、营养丰富的食物。

（3）有肺动脉高压的患者，每日间断吸氧 2 ~ 3 次，每次 30 min。

（4）注意保暖，预防感冒，有上呼吸道感染者必须控制感染后方可手术。

2. 术后护理

（1）执行心内直视术术后护理常规。

（2）严密观察并记录神志、瞳孔、表情、感觉、四肢活动，以便及早发现病情变化。

（3）婴幼儿呼吸道较小，容易被痰液和呕吐物堵塞，引起窒息，所以术后保持呼吸道通畅极为重要。定时吸痰，雾化吸入加强体疗，减少并发症。

（4）引流管需 15 ~ 30 min 挤压 1 次，密切观察引流液的变化。

（5）婴幼儿对失血的耐受性差，术后及时补充输血。入量和性质根据血压、尿量、引流量、中心静脉压、肺毛细血管楔压调整。

（6）术后选用低毒性的抗生素预防感染。

（7）早期下床活动时注意保护患者，防止摔伤。

（8）为父母提供探视的机会，主动介绍病情。病情允许的情况下，可以让父母参与部分护理活动，增加与患者的接触机会，减轻焦虑。

3. 病情观察

（1）术前病情观察。

1）观察患儿的生长发育与同龄儿相比有无差异。

2）观察患者对目前活动的耐受程度和适应性。

3）有无并发感染。

（2）术后病情观察。

1）各项生命体征是否平稳，电解质是否平衡。

2）观察瞳孔是否等大等圆，对光反应如何，全身麻醉清醒后神志是否清楚。

3）全身麻醉清醒后患儿是否合作，有无躁动。

4）观察气管插管的位置，听诊双肺呼吸音，保持呼吸道通畅。

5）伤口有无渗血，观察引流液的量及性质。

6）维持左心功能，防止发生肺水肿。

（三）健康指导

（1）活动。术后 2 周应多休息，预防感染，尽量回避人员聚集的场所。适当活动，避免做跑跳或过于剧烈的运动，防止造成心脏的负担。术后因疼痛可能出现形体的变化，要注意头、颈部肌肉多活动。术后 4～6 周逐渐增加活动量。学龄期儿童在术后 3 个月可回到学校进行一般活动。胸骨需要 6～8 周方可愈合，前胸要注意防止冲击和过分活动。

（2）饮食。适当补充营养，宜食有营养、易消化的饮食，如面片、馄饨、稀饭，保证充足的蛋白质和维生素的摄入，如瘦肉、鱼、鸡蛋、水果、各种蔬菜，但不要暴饮暴食，宜少量多餐，根据医生要求合理控制患儿的出入液量。饮食还要注意清洁，以防腹泻加重病情。

（3）用药指导。用药期间遵医嘱应定期到医院检查，观察药物的疗效和不良反应等，并在医生的指导下根据情况调整用药剂量或停药、换药。

（4）呼吸道管理。术后的患儿由于痰比较多，较小的患儿不易咳出，所以进行必要的叩背体疗尤为重要，具体做法如下：五指并拢成杯状，避开患儿的脊柱，在两侧肺部由下向上、由外向靠近脊柱方向顺序拍打，要有力度，通过震动将痰排出。术后避免带患儿去公共场所，防止呼吸道感染。室内要注意每天上午通风半小时。

（5）日常生活。拆线后 1 周，待伤口愈合方可洗浴，用温热水洗浴可促进血液循环。要注意口腔卫生，牙齿的护理是手术后预防感染性心内膜炎的重要手段。应每半年检查 1 次。但术后 3～6 个月不适合治疗龋齿。

（6）伤口护理。术后第 1 周出现痒、痛或无感觉。如果伤口肿、疼痛严重，有分泌物应及时通知医生。不要保持一种姿势太久，经常做头、颈、肩等的运动。术后营养不良和心脏肥大引起两侧肋骨异常和胸骨自身的变化（如鸡胸），可根据营养状态进行校正运动。手术部位的伤痕会随着生长逐渐缩小。手术后拆完线可使用防瘢痕的产品。

（7）定期复查。一般 3 个月或半年左右复查 1 次即可；复查内容常包括超声心动图检查、X 线胸片等，有时还需要查血常规。如果出现以下症状要立即来医院复查：无原因的发热、咳嗽、胸部疼痛，手术部位水肿、发红，明显的食欲缺乏、疲倦、晕厥、呼吸困难、心律不齐等。

（8）心理方面。通过调查显示，先天性心脏病患儿较正常儿童内向，情绪不稳定，社会适应能力低下，且父母对患儿过分保护和溺爱，这样容易降低和挫伤患儿的自信心，加重患儿的恐惧感，从而过分依赖父母。父母应多鼓励患儿，让其干力所能及的事，多与人交流，提高其自主性和社会适应能力。

第二节　室间隔缺损

一、疾病概述

（一）概念与特点

室间隔缺损（VSD），其病理为室间隔部位左右心室间交通，产生心室水平的左向右分流，占先天性心脏病的 12% ~ 20%。最常见部位为膜部，分流最终导致肺动脉高压、心力衰竭。

（二）临床特点

（1）症状。患者的临床症状与 VSD 大小、分流量大小及有无肺动脉阻塞性病变密切相关。缺损小、分流量小的患者一般无临床症状，往往在体检或其他疾病就诊时发现有心杂音，并进一步诊治而发现。缺损较大的 VSD 因分流最大而致肺血增多，表现为反复呼吸道感染、活动受限和劳力性气短、气促，婴儿喂养困难、体格瘦小，严重者可出现充血性心力衰竭。成年患者常见有亚急性细菌性心内膜炎发生；在肺血管阻塞性病变的初期，患者的临床症状有短期明显的改善，主要是呼吸道感染的次数减少，但劳力性气短、气促加重，且出现发绀和杵状指（趾）。

（2）体征。根据患者缺损及分流量的大小而出现不同的症状和体征。限制性 VSD 可在心前区扪及收缩期震颤，可闻及粗糙的、吹风样高音调的全收缩期杂音，第二心音单一增强但往往被响亮的收缩期杂音掩盖而显得减弱。非限制性 VSD 因分流量大而造成右心室高电压，患儿常有心前区骨性隆起，胸骨左缘第 3、4 肋间的收缩期震颤相对较轻，而收缩期杂音以中、低频音为主，但第二心音往往增强、亢进并可有分裂，有时可在心尖部听到二尖瓣流量增加引起的舒张期杂音。在伴有主动脉瓣关闭不全时，可在胸骨右缘第 2 肋间或胸骨左缘第 3 肋间听到舒张期杂音。两肺下部常可听到较细小湿啰音，且难以消除。

（二）辅助检查

（1）心电图检查。缺损小时正常或电轴左偏。缺损较大，随分流量和肺动脉压力增大而示左心室高电压、肥大或左右心室肥大。肺动脉高压者，则示右心肥大或伴劳损。

（2）X 线检查。中度以上缺损心影轻度到中度扩大，左心缘向左向下延长，肺动脉圆锥隆出，主动脉结变小，肺门充血。重度阻塞性肺动脉高压心影扩大反而不显著，右肺动脉粗大，远端突然变小，分支呈鼠尾状，肺野外周纹理稀疏。

（3）超声心动图。左心房、左心室内径增大。二维切面可示缺损部位和大小。多普勒湍流频谱证实由左心室向右心室分流。

二、治疗原则

缺损小、无血流动力学改变者，可门诊随访观察，有自行闭合的可能。内科治疗主要防治感染性心内膜炎、肺部感染和心力衰竭。外科治疗行直视下室间隔缺损修补术和室间隔缺损介入封堵术。

三、护理

（一）主要护理问题

1. 术前护理问题

（1）活动无耐力：与氧的供需失调有关。

（2）有成长、发展改变的危险：与心脏结构与功能异常有关。

（3）有感染的危险：与肺充血有关。

（4）潜在并发症：心力衰竭、感染性心内膜炎。

2. 术后护理问题

（1）有窒息的危险：与呼吸道阻塞有关。

（2）有体液不足的危险：与利尿药的使用和入量过少有关。

（3）有感染的危险：与手术免疫屏障被破坏有关。

（4）潜在并发症：出血、心律失常。

（二）护理措施

1. 术前护理措施

（1）让患儿安静休息，减少哭闹等不良刺激，减轻对心脏的负担。

（2）选择易消化、营养丰富的食物。

（3）有肺动脉高压的患者，每日间断吸氧 2 ～ 3 次，每次 30 min。

（4）注意保暖，预防感冒，有上呼吸道感染者必须控制感染后方可手术。

2. 术后护理措施

（1）严密观察并记录患儿神志、瞳孔、表情、感觉、四肢活动，以便及早发现病情变化。

（2）婴幼儿呼吸道较小，容易被痰液和呕吐物堵塞，引起窒息，所以术后保持呼吸道通畅极为重要。定时吸痰，雾化吸入加强体疗，减少并发症。

（3）观察切口有无渗血，引流管需 15 ～ 30 min 挤压 1 次，密切观察引流液的变化。

（4）婴幼儿对失血的耐受性差，术后及时补充输血。入量和性质根据血压、尿量、引流量、中心静脉压、肺毛细血管楔压调整。

（5）术后选用低毒性的抗生素预防感染。

（6）早期下床活动时注意保护患者，防止摔伤。

（7）为父母提供探视的机会，主动介绍病情。病情允许的情况下，可以让父母参与部分护理活动，增加与患儿的接触机会，减轻焦虑。

3. 病情观察

（1）观察并记录生命体征，特别观察呼吸方式、频率、深度以及双肺呼吸音。

（2）观察动脉压、静脉压、尿量，维持心排血量在正常范围。

（3）给予合理的饮食指导，适当控制每餐进食量，以免过度饱餐加重心脏负担。

（4）密切观察患儿病情变化，避免并发症的发生。

（5）减少患儿剧烈运动及哭闹，安静休息，避免缺氧。

（6）保证安全，防止意外事故发生，如烫伤和坠床。

（三）健康指导

（1）活动。适当的活动，可促进先天性心脏病患儿的康复。不仅要积极配合医生的治疗，患儿出院后还要注意心肺功能的恢复，避免做跑跳或过于剧烈的运动，防止造成心脏的负担。

（2）饮食。适当补充营养，宜食有营养、易消化的饮食，如面片、馄饨、稀饭，保证充足的蛋白质和维生素的摄入，如瘦肉、鱼、鸡蛋、水果、各种蔬菜，但不要暴饮暴食，易少量多餐，根据医生要求合理控制患儿的出入液量。饮食还要注意清洁，以防腹泻加重病情。

（3）用药。如果有出院带药处方，请家属认真听取如何正确服药，定期检查，观察药物的疗效和不良反应等，并在医生的指导下根据情况调整用药剂量或停药、换药。

（4）呼吸道管理。术后注意增强患儿的机体抵抗力，预防上呼吸道感染。

（5）日常生活。注意房间的清洁，定时通风。尽量避免去人多的公共场合，避免与感冒的人群接触，避开吸烟区。

（6）复查。一般3个月或半年左右复查1次即可。

（7）心理护理。父母应该鼓励患儿战胜自我，不要自卑，可让患儿发展兴趣特长，转移其注意力，增强自信，但不要过分溺爱。

第三节　动脉导管未闭

一、疾病概述

（一）概念与特点

动脉导管未闭（PDA）是一种非常常见的先天性心血管畸形，约占先天性心脏病发病率的20%、新生儿的0.2‰，是最早外科治疗也是疗效最好的先天性心脏病。常见于早产儿或有呼吸窘迫的新生儿。PDA根据发病年龄分为成人型和婴儿型，根据导管粗细分为粗导管（直径＞1.5 cm）、中等粗导管（直径0.5 ~ 1.5 cm）和细导管（直径＜0.5 cm），根据导管形态分为管型、漏斗型、哑铃型、窗型和动脉瘤型。PDA常常和其他心脏畸形合并发生构成复杂性先天性心脏病，本节所述的是单纯性PDA，未并发其他心血管畸形。

（二）临床特点

（1）症状。细导管可以无症状或症状很轻，常在体检时听到心杂音而来就诊；典型的症状主要是左右分流、肺充血、反复发作性肺部感染、咳嗽、呼吸增快、喂奶困难、体重增加缓慢或减轻，成人常有劳力性气短、运动耐力降低和胸闷症状。晚期患者出现艾森门格综合征时，可有典型的半身发绀（左上肢及下半身发绀）和一系列的心力衰竭症状。

（2）体征。其典型体征是胸骨左缘第2至第3肋间出现连续性机器样杂音，声音粗糙响亮并向左锁骨下传导，当伴有肺动脉高压、心力衰竭时可仅有收缩期杂音，如出现严重肺动脉高压，仅可听见相对肺动脉瓣关闭不全的泼水样杂音。在分流量大的病例，心尖区可闻及舒张期杂音，其余体征还包括动脉瓣区连续性或收缩期震颤，心尖区隆起，肺动脉第二心音亢进等，周围血管征可查见股动脉枪击音、甲床毛细血管搏动征等。

（三）辅助检查

（1）心电图检查。导管细小而分流量小者正常或电轴左偏。分流较大者示左心室高电压或左心室肥大。肺动脉明显高压者则示左、右心室肥大或右心室肥大。

（2）X线检查。心影随分流量增大，左心缘向左外延长。纵隔阴影增宽，主动脉结突出，可呈漏斗状，肺动脉圆锥平直或隆出，肺门血管阴影增深，肺纹理增粗。

（3）超声心动图。左心房、左心室内径增大。多普勒示有湍流且可判断出分流的大小，有很大的诊断价值。

二、治疗原则

包括结扎术、PDA直视闭合术、封堵器闭合术。

三、护理

（一）主要护理问题

（1）自理缺陷：与术后活动受限有关。

（2）恐惧、焦虑：与术后切口疼痛、环境陌生有关。

（3）潜在并发症：高血压、喉返神经损伤、肺不张、肺部感染。

（二）护理措施

1.术前护理

（1）预防和控制感染。由于患者术前易发生呼吸道感染，呼吸道分泌物较多，但术后伤口疼痛，患者不愿咳嗽，易致分泌物潴留，引起肺炎、肺不张。故要加强呼吸道的护理，指导协助患者进行腹式深呼吸和有效咳嗽、排痰，并辅以雾化吸入。

（2）心理护理。患者中以儿童居多，而且进监护室后父母不在身边，因恐惧会哭闹，因此，术前可带患儿参观监护室，使之熟悉环境，术后监护室的护士要和蔼可亲，从而使其消除孤独恐惧感，配合治疗和护理。

（3）营养。根据情况给予高蛋白、高热量、富含维生素的饮食，精心喂养，一定要保证充足的热量及补充必要的营养成分。

2.术后护理

（1）麻醉护理。全身麻醉术后护理常规。

（2）血压的观察及护理。术后当血压偏高时，可用微量泵泵入硝普钠、硝酸甘油等血管扩张药。

（3）各管道观察及护理。输液管保持通畅，尿管按照尿管护理常规进行，心包引流管、纵隔引流管及胸腔引流管均给予胸内引流管护理常规。

（4）加强基础护理。做好口腔、尿道口护理，定时翻身。

（5）并发症的护理。术后1～2 d若出现单纯性的声音嘶哑，嘱咐患者禁声休息。若术后发音低微、失声、有饮水呛咳，考虑为术中将喉返神经误扎或切断所致，常不易恢复，要做好患者的心理疏导，嘱其少饮水，多进糊状食物，进食时头偏向一侧。

3.病情观察

（1）年龄、身高、体重、发育情况、自觉症状及心功能受损程度，近期或目前是否有呼吸道感染等疾病。

（2）各项辅助检查的结果及阳性体征。

（3）生活习惯、自理能力。如是否可以入学，有无沟通障碍等。

（4）既往史、药物史。

（三）健康指导

（1）加强孕期保健。妊娠早期适量补充叶酸，积极预防风疹、流感等病毒性疾病，并避免与发病有关的因素接触，保持健康的生活方式。

（2）合理饮食。食用富含蛋白质和维生素、易消化的食物，保证充足的营养，以利于生长发育。

（3）休息和活动。交代患儿养成良好的起居习惯，以及活动范围、活动量及方法，逐步增加活动量，避免劳累。

（4）遵医嘱服药。严格遵医嘱服用药物，不可随意增减药物剂量，并按时复诊。

（5）自我保健。教会患儿家属观察用药后反应及疾病康复情况，如尿量、脉搏、体温、血压、皮肤颜色、术后切口情况等，出现不适时随诊。

第四节　完全性大动脉转位

一、疾病概述

（一）概念与特点

完全性大动脉转位指主动脉和肺动脉对调位置，主动脉瓣不像正常在肺动脉瓣的右后而在右前方，接右心室；而肺动脉瓣在主动脉瓣的左后方，接左心室。左、右心房，左、右心室的位置以及心房与心室的关系都不变。静脉血回右心房、右心室后出主动脉又到全身，而氧合血由肺静脉回左心房、左心室后仍由肺动脉进肺，使体循环与肺循环各走各路而失去循环互交的生理原则，其间必须有房缺、室缺或动脉导管未闭的交换血流，患儿方能暂时存活。

（二）临床特点

（1）青紫。出现早，半数出生时即存在，绝大多数始于1个月内。随着年龄增长及活动量增加，青紫逐渐加重。青紫为全身性，若同时合并动脉导管未闭，则出现差异性青紫，即上肢青紫较下肢重。

（2）充血性心力衰竭。出生后3～4周，婴儿出现喂养困难、多汗、气促、肝大和肺部细湿啰音等进行性充血性心力衰竭等症状。患儿常发育不良。

（三）辅助检查

（1）X线检查。主要表现为：

1）主、肺动脉时常呈前后位排列，因此正位片见大动脉阴影狭小，肺动脉略凹陷，心蒂小而心影呈"蛋形"。

2）心影进行性增大。

3）大多数患者肺纹理增多，若合并肺动脉狭窄者肺纹理减少。

（2）心电图。新生儿期可无特殊改变。婴儿期示电轴右偏，右心室肥大，有时尚有右心房肥大。肺血流量明显增加时则可出现电轴正常或左偏，左、右心室肥大等。合并房室通道型室间隔缺损时电轴左偏，双室肥大。

（3）超声心动图。是诊断完全性大动脉转位的常用方法。若二维超声显示房室连接正常，心室大动脉连接不一致，则可建立诊断。主动脉常位于右前方，发自右心室，肺动脉位于左后方，发自左心室。彩色及多普勒超声检查有助于心内分流方向、大小的判定及合并畸形的检出。

（4）心导管检查。导管可从右心室直接插入主动脉，右心室压力与主动脉相等。也有可能通过卵圆孔或房间隔缺损到左心腔再入肺动脉，肺动脉血氧饱和度高于主动脉。

（5）心血管造影。选择性右心室造影时可见主动脉发自右心室，左心室造影可见肺动脉发自左心室，选择性主动脉造影可显示大动脉的位置，判断是否合并冠状动脉畸形。

二、治疗原则

尽早进行手术治疗。

三、护理

（一）主要护理问题

（1）低效性呼吸形态：与肺血增多、酸中毒、呼吸急促有关。

（2）活动无耐力：与组织、器官缺氧有关。

（3）营养失调，低于机体需要量：与组织器官缺氧、消化吸收不良有关。

（4）潜在并发症：肺部感染，与组织缺氧和低灌注引起的重要器官衰竭有关。

（二）护理措施

1.术前护理

（1）监测生命体征，尤其是测量上下肢血压和血氧饱和度。每天测4次体温、呼吸、脉搏，3天后改为每天1次，测体温时要安排专人看护以免发生意外。每周测量体重1次。

（2）调整患儿一般情况，改善低氧血症、酸中毒和肝肾功能。合并动脉导管未闭（PDA）的患儿术前只能低流量吸氧或不吸氧，高流量的氧气会使动脉导管的管壁肌肉收缩，使其关闭。因术前仅靠PDA分流氧含量较高的血液到体循环，一旦PDA关闭将导致患儿很快死亡。

（3）保证充足营养，母乳喂养，少量多餐。应经常饮水，避免出汗过多或其他原因造成患儿脱水，血液浓缩而形成血栓。

（4）绝对卧床休息，限制患儿活动，保持大便通畅，以免加重缺氧。

2.术后护理

（1）保持呼吸道通畅，给予呼吸机辅助呼吸。

（2）每小时记录尿量，测量尿比重以了解功能情况。准确记录每小时出入液量，注意出入液量是否平衡。

（3）输入液体均用微量注射泵控制，冲洗管道肝素液计入总入量，血液标本量、胃管引流量计入总出量，严格控制输液量，严密观察动脉血气。

（4）低体重儿或小婴儿给予持续红外线辐射床保暖，患儿术后体温应控制在36～37℃。复温时血管扩张可导致血压下降，在复温前应补足血容量。当出现发热时，以物理降温为主，如冰袋、降温毯等。

（5）保持各管道通畅，15～30 min挤捏1次心包引流管和（或）纵隔引流管和（或）胸腔引流管，观察引流液颜色、温度、性状，防止形成心脏压塞，及时发现术后出血。每小时用肝素冲洗桡动脉测压管，保持术后早起，有创压持续监测。

（6）气管内插管选择经鼻气管插管。经鼻气管插管具有耐受性好、带管时间长、易于固定和便于口腔护理等优点。测量并记录鼻尖或门齿至气管插管末端距离，牢固固定气管插管，确保导管位置正常。加强呼吸道管理，加强呼吸道湿化，及时吸痰，防止痰液阻塞气道。每小时听诊双肺呼吸音1次，及早发现病情变化。

（7）各种引流管拔除后，可根据病情鼓励患儿尽早离床活动，以促进早日康复，注意活动要循序渐进。

（8）因低温麻醉术后易引起肠麻痹，腹胀明显，有的患儿会呕吐频繁，给予插胃管，抽出胃内容物，肠蠕动恢复后予进流质饮食。逐渐恢复正常饮食，加强营养。新生儿或小婴儿鼻饲喂养时应确定胃管位置，喂奶速度要慢，利用重力时空针中的奶滴入胃管，不适用空针推注或泵入的方式，以防发生喂养过度及误吸。

3. 病情观察

（1）监测数据。持续监测生命体征、中心静脉压（CVP）、动脉血压（ABP）、左房舒张末压（LAP）、肺动脉压、血氧饱和度、呼吸末 CO_2 等，每三十至六十分钟记录 1 次。

（2）呼吸系统的监测。保持呼吸道通畅，给予呼吸机辅助呼吸，严密观察呼吸频率、胸廓起伏程度，听诊两肺呼吸音是否对称、清晰，及时吸出呼吸道分泌物。

（3）循环系统的监护。观察患儿面色、口唇颜色及末梢肢体温度。了解组织灌注情况，密切观察心电图变化。

（4）泌尿系统。观察尿液的颜色、性质。

（5）维持水、电解质酸碱平衡。观察患儿的囟门、眼睑、球结膜、皮肤皱褶，判断患儿体内水分布情况。输入液体均用微量注射泵控制，冲洗管道肝素液计入总入量，血液标本量、胃管引流量计入总出量，严格控制输液量。严密观察动脉血气。

（6）体温的监护。监测肛温，当出现发热反应时，以物理降温为主。

（三）健康指导

（1）活动指导。各种引流管拔除后可根据病情鼓励患儿尽早离床活动，以促进早日康复，注意活动要循序渐进。

（2）饮食指导。因低温麻醉易引起肠麻痹，腹胀明显，有的患儿会呕吐频繁，应给予插胃管，抽出胃内容物，待肠蠕动恢复后予以流质饮食，并逐渐恢复正常饮食，加强营养。新生儿或小婴儿鼻饲喂养时应确定胃管位置，喂奶速度要慢。

第五节　主动脉夹层动脉瘤

一、疾病概述

（一）概念与特点

主动脉夹层是指主动脉中层发生撕裂后，血液在撕裂层（假腔）中流动，原有的主动脉腔称为真腔，真假腔之间由内膜与部分中层分隔，并有一个或多个破口相通。主动脉夹层动脉瘤是一种较为少见的疾病，高血压是导致主动脉夹层的一个重要因素。

（二）临床特点

（1）疼痛。突发剧烈的胸痛为发病时最常见的症状。疼痛呈撕裂样或刀割样，难以忍受。患者表现为烦躁不安、焦虑、恐惧和有濒死感觉，且为持续性的，镇痛药物难以缓解。

（2）主动脉夹层破裂症状。急性心脏压塞、左侧胸腔积液、腹膜后血肿、休克。

（3）主动脉瓣关闭不全症状。心悸、气短、左心衰竭等表现。

（4）重要脏器供血障碍症状。心肌缺血或心肌梗死（累及冠状动脉）；颈动脉或肢体动脉搏动强弱不等，严重者可发生肢体缺血坏死（周围动脉阻塞现象）；脑供血不足、昏迷、偏瘫（累及主动脉弓部头臂动脉）、截瘫（累及肋间动脉）、急腹症表现或消化道出血、肾功能损害和肾性高血压等（累及腹腔脏器分支）。

（三）辅助检查

（1）实验室检查。白细胞计数常迅速增高，可出现溶血性贫血和黄疸，尿中可有红细胞甚至肉眼可见血尿。

（2）影像学检查。心电图、X线、超声心动图、磁共振成像（MRI）、数字减影血管造影（DSA）等对确诊主动脉夹层有很大帮助，对考虑手术者主动脉造影十分必要。无创伤性DSA对B型主动脉夹层分离的诊断较准确，时常发现夹层的位置及范围，有时还可见撕裂的内膜片，但对A型病变诊断价值较小。DSA

还能显示主动脉的血流动力学和主要分支的灌注情况，易于发现血管造影不能检测到的钙化。

二、治疗原则

（一）外科手术

适用于 A 型夹层累及升主动脉。

（二）内科保守治疗和介入治疗（人造血管覆盖支架植入治疗）

适用于 B 型夹层主动脉内膜破裂且位于左锁骨下动脉以远，且夹层只累及降主动脉。

三、护理

（一）主要护理问题

1. 术前护理问题

（1）焦虑、恐惧：与患者对环境陌生，担心手术效果、术后预后、术后并发症及缺乏心理准备、缺乏家庭支持有关。

（2）舒适的改变：与疼痛有关。

（3）气体交换受损：与肺部渗出增多、无菌性炎症有关。

（4）活动无耐力：与心脏功能不全有关。

（5）自理能力下降：与活动受限有关。

（6）有动脉瘤破裂的危险：与血压升高、心率快、情绪激动、便秘等有关。

（7）潜在并发症：心脏压塞、左侧胸腔积液、腹膜后血肿、休克、左心衰竭、心肌缺血、心肌梗死、周围动脉阻塞、脑供血不足、昏迷、偏瘫、截瘫、消化道出血、肾功能损害、肾性高血压等。

2. 术后护理问题

（1）清理呼吸道低效：与咳痰无力、伤口疼痛有关。

（2）呼吸形态的改变：与人工气道、机械通气有关。

（3）舒适的改变：与术后切口疼痛有关。

（4）活动无耐力：与心脏功能不全、术后体力未恢复有关。

（5）焦虑、恐惧：与担心术后预后、术后并发症有关。

（6）自理能力下降：与术后活动受限有关。

（7）潜在并发症：出血、心律失常、动脉瘤破裂、栓塞、心力衰竭、感染性心内膜炎。

（二）护理措施

1. 术前护理

（1）心理护理。针对个人情况进行针对性心理护理，鼓励患者表达自身感受，鼓励患者家属和朋友给予患者关心和支持。解释手术的必要性、手术方式、注意事项。

（2）限制活动。主动脉夹层动脉瘤起病急、病情重、病死率高，故入院后给予加强重症监护，绝对卧床休息，避免剧烈活动及给予外力，以免瘤体破裂。

（3）控制血压。应用 β – 受体阻滞剂，控制收缩压在 100 ~ 120 mmHg。

（4）镇痛。常规给予非麻醉性止痛药。

（5）饮食。给予高蛋白、高热量、富含维生素、低脂、易消化、少渣的食物。

（6）避免可能的诱发因素。避免各种引起腹内压和血压增高的因素，如屏气、用力排便、头低位、呛咳、进食过饱，给患者创造一个良好空间；使用通便药使患者排便通畅；饮食中含足够的纤维，多食新鲜的蔬菜和水果，少量多餐；加强生活护理。

2. 术后护理

（1）全身麻醉术后护理。了解麻醉和手术方式、术中情况、切口和引流情况，持续给予呼吸机辅助呼吸，根据血气分析结果调整呼吸机各参数。全身麻醉清醒，呼吸循环稳定后逐渐停用呼吸机，持续低流量吸氧 3 ~ 5 L/min，持续心电监护，约束四肢，使用床挡保护防止坠床，全身麻醉清醒后解除约束。各种引流管正确安置于床旁。

（2）输液护理。输液管保持通畅，留置针妥善固定，注意观察穿刺部位皮肤状态。

（3）尿管护理。尿管应明确标识更换的日期和时间，尿管按照尿管护理常规进行，一般术后 24 ~ 48 h 后，根据病情拔除尿管，拔管后注意关注患者排尿情况。

（4）胸腔、心包、纵隔引流管护理。应符合相关要求；密切观察引流情况，注意引流液的量、性质、颜色的变化。

（5）疼痛护理。评估患者疼痛情况，遵医嘱给予镇痛药物，对使用镇痛泵（PCA）患者，注意检查管道是否通畅，评价镇痛效果是否满意，并提供安静舒适的环境。

（6）呼吸道护理。保持呼吸道通畅，气管插管未拔出前，应定时吸痰，注意气道温度、湿度。全身麻醉清醒，符合拔管指征后拔出气管插管，开始行胸部物理治疗。遵医嘱给予祛痰药，每日 2 ~ 3 次协助及鼓励患者咳嗽、排痰，观察痰液的性质，监测双肺呼吸音，防止肺部并发症发生。定期做胸部 X 线检查。

（7）基础护理。做好口腔护理、尿管护理、定时翻身、患者清洁等。

3. 病情观察

（1）术前病情观察。密切监测生命体征、心电图、血氧饱和度、双下肢足背动脉搏动情况、双下肢皮肤颜色及温度，注意是否有血栓形成。患者是否出现腰痛、血尿、少尿、无尿及肌酐、尿素氮变化。若出现恶心、呕吐、呕血、便血、腹痛等消化道症状，立即给予胃管持续胃肠减压，观察引流的胃液颜色和量。

（2）术后病情观察

1）观察患者神志、意识、呼吸情况，严密监测生命体征，尤其重视血压、中心静脉压变化，观察上、下肢血运及末梢循环、足背动脉搏动。

2）观察活动和生理、病理反射，肌力变化，观察电解质、血气分析情况，密切注意尿量、肝肾功能、体温变化及有无胸背部疼痛。

3）观察伤口有无渗血、渗液，若有应及时更换敷料。

（三）健康指导

（1）饮食。饮食规律，少量多餐，进食优质高蛋白、富含纤维素、低脂、易消化的食物；忌刺激性、坚硬、易胀气的食物，忌烟、酒。

（2）活动。根据自我感觉逐渐增加活动量，以活动后无心悸气促，自我感觉良好为度。术后 6 ~ 8 周不提重物，从而使胸骨有足够的时间愈合。术后 3 个月内避免剧烈活动或重体力劳动。

（3）用药指导。人造血管置换患者需要进行针对性短期抗凝 3 个月，主动脉瓣替换患者为防止血管栓塞，需终身抗凝。告知患者药物药名、剂量、浓度、用药时间、药理作用及不良反应。注意有无出血倾向，监测凝血酶原时间（PT）、活化部分凝血活酶时间（APTT）值，随时调整华法林剂量。

（4）复查。定期门诊复查，复查内容包括查体、心脏彩超、CT 和 PT、

APTT、INR 值。

（5）其他。保持良好心态，情绪稳定，劳逸结合。保持稳定的血压，保持大小便通畅。

第六节　缩窄性心包炎

一、疾病概述

（一）概念与特点

缩窄性心包炎是心脏被致密厚实的纤维化心包所包围，使心脏舒张期充盈受限而产生一系列循环障碍的临床征象。缩窄性心包炎的病因以结核占首位，其次为化脓、创伤。

（二）临床特点

1.症状

呼吸困难、疲乏、食欲缺乏、上腹胀满或疼痛、呼吸困难。

2.体征

劳力性，主要与心搏量降低有关。

（1）颈静脉怒张、肝脏大、腹腔积液、下肢水肿、库斯莫尔征。其腹腔积液较下肢水肿明显。

（2）心率增快，心尖冲动不明显，心浊音界不增大，心音较低，可闻及心包叩击音。

（3）脉搏细弱、动脉收缩压降低、脉压变小。

（三）辅助检查

（1）实验室检查。通常血常规正常，可有贫血，红细胞沉降率正常或增快，低蛋白血症，肝、肾功能可以异常，个别病例有黄疸。

（2）心电图。QRS 波呈低电压，T 波低平或倒置，P 波切迹；有的患者可出现心房扑动或心房颤动。

（3）超声心动描记术。可测定心包的厚度及有无心包或胸腔积液。

（4）X 线检查。透视下可见心脏搏动明显减弱或消失，心影呈圆锥状改变，心缘各弓消失而变得僵直，X 线正、侧位胸片可见心包有钙化，肺弥漫性间质水肿致肺野透光度降低、胸腔积液。

（5）CT 或 MRI。可清楚显示心包的厚度、钙化、有无心包积液及腔静脉扩张的程度。

（6）心导管检查。大多数病例无须做心导管检查即可明确诊断。但在上述无创伤检查后仍无法确诊时，可做心导管检查，如右心室压力曲线在舒张早期急剧下降，然后又迅速上升，继而在舒张中晚期为等高线，出现典型的"平方根征"可确诊缩窄性心包炎。

二、治疗原则

心包剥离术是治疗缩窄性心包炎的有效方法。

三、护理

（一）主要护理问题

（1）营养失调，低于机体需要量：与胃肠道淤血、进食不佳及吸收不良、大量腹腔积液和丢失蛋白有关。

（2）活动无耐力：与心力衰竭、全身水肿、肺循环淤血、大量腹腔积液有关。

（3）有皮肤受损的可能：与心包缩窄、心脏受压、静脉回流受阻有关。

（4）潜在并发症：心力衰竭，与严重心包缩窄、输液速度过快、一次性大量释放腹腔积液有关。

（二）护理措施

1. 术前护理

（1）给予心脏手术术前护理常规。

（2）限制患者活动量，防止长期心排血量减少引发心力衰竭。

（3）低盐、高蛋白质饮食，改善患者营养状况。

（4）应用洋地黄类药物，控制心力衰竭。注意观察用药反应：使用洋地黄类药物（地高辛）注意监测患者的脉率、心律，并观察有无恶心、食欲减退、头晕、黄视症、绿视症等不良反应，特别要注意有无室性期前收缩或室上性心动过速的不良反应。如果出现洋地黄中毒应立即停药，查血钾，并根据血钾情况补钾，有心律失常出现给予抗心律失常药物。

（5）应用利尿药治疗心力衰竭。教会患者认真记录 24 h 出入液量。应用排钾利尿药（氢氯噻嗪）补钾，并复查电解质情况。

（6）有结核病者，须坚持抗结核治疗，按时服药。

（7）大量腹腔积液患者可间断适量释放腹腔积液，每次应小于 2 000 mL，注意无菌操作，并静脉补充蛋白质。

2.术后护理

（1）给予心脏手术术后护理常规。

（2）预防心力衰竭，监测 CVP、BP、红细胞己糖激酶（HK）、尿量，记录 24 h 出入液量，控制液体入量，避免短时间内补液过多、过快。

（3）低盐饮食，< 3 g/d。

（4）应用利尿药和血管收缩药（多巴胺），以降低前负荷、增加心肌收缩力，应用洋地黄以控制心率。同时注意每日监测血钾含量，及时补钾。

（5）术后 3 日开始床旁活动，2 周内限制活动量，以免加重心脏负担。

（6）协助测量腹围，观察腹腔积液消退情况。

3.病情观察

（1）心理状态。

（2）患者营养状况。

（3）患者的体重、腹围。

（4）患者主诉不适感是否减轻或消失。

（5）观察术后相关并发症的发生情况，及时给予治疗与处理。

（三）健康指导

（1）营养。加强营养，合理调配饮食，忌刺激性食物，忌烟、酒。以低盐、低脂、易消化的饮食为主，待心功能恢复正常后逐渐过渡到普通饮食，多食富含纤维素的食物。养成规律的排便习惯，预防便秘。

（2）活动。注意劳逸结合，根据心功能恢复情况逐渐增加活动量，以活动后无心累、气短，自我感觉良好为度，避免过重的体力劳动，注意预防感冒。

（3）用药指导。结核性心包炎患者应根据医嘱正确服用抗结核药物，不能随意停药，定期复查肝功能。对于需服用洋地黄类药物者，教会患者观察洋地黄中毒症状和体征，如出现中毒现象，应立即停药，及时就医。服用利尿药物期间，注意钾盐的补充，可多食含钾量高的食品。

（4）定期门诊复查。术后每3个月复查1次，半年后每半年复查1次。

第七节　无分流型先天性心脏病

一、疾病概述

（一）主动脉缩窄

主动脉缩窄这个名词起源于拉丁语 coartere 即收缩的意思。主动脉缩窄是一种胸部降主动脉的先天性狭窄，通常（但非总是）发生在左锁骨下动脉远端，紧靠动脉导管（或动脉韧带）的连接位置。主动脉缩窄的发生率为每1000名活产婴儿中有 0.2 ~ 0.6 例，其在所有先天性心脏病中排名第八。缩窄通常合并其他先天性心脏病，包括动脉导管未闭、主动脉双叶瓣、室间隔缺损和先天性二尖瓣畸形。缩窄的临床表现多变，从婴儿期动脉导管关闭后出现心血管功能崩溃到成人的无症状高血压。

（1）病理解剖

1760 年，从 Morgagni 首次在尸检中发现主动脉缩窄，他描述了降主动脉上的一个局部性压缩。1903 年，Bonnet 提议将主动脉缩窄患者分成两类：婴儿型和成人型。"婴儿型"后来就变成导管前型，"成人型"则是导管后型。

1）婴儿型或"导管前型"主动脉缩窄：未闭的动脉导管向降主动脉提供了大部分血流，弓横部管样狭窄，主动脉峡部细小。

2）成人型或"导管后型"主动脉缩窄：狭窄区域实际上位于导管旁，包括一个明显的后棘突入管腔，动脉导管关闭，并成为一根动脉韧带。

（2）病理生理

主动脉缩窄患者的症状呈双峰分布。一组患者在出生后1周内出现症状，其到达下半身的血流依赖于动脉导管未闭。如果在动脉导管关闭前没有得到诊疗，这些患者就会出现心源性休克。婴儿时期，侧支血流不足，缩窄远端的脏器缺血，会导致肾衰竭和酸中毒。同时，左心室后负荷的突然上升造成了急性充血性心力衰竭。这种双峰式表现的另一方面是一组"无症状"但在常规体格检查时发现有高血压的患者。在这些患者中，引起症状的主要原因是上半身高血压，可能造成头痛或鼻出血，也可能因为运动时下肢供血不足而出现跛行。肾脏、肾上腺和压力感受器功能的变化，都促进了上半身高血压的发生。

（二）主动脉弓中断

主动脉弓中断（IAA）是一种罕见畸形，在全部的先天性心脏畸形中约占1.5%。它是凋亡在正常和异常发育中发挥作用的范例。凋亡通常是造成胚胎最初的6对鳃弓中的大部分被机体重吸收的原因。如果凋亡作用过度，就会造成主动脉弓中断。主动脉弓有一个近端部分，即主动脉弓近端，从无名动脉起源点延伸到左颈总动脉。主动脉弓的远端部分，即主动脉弓远端，从左颈总动脉延伸到左锁骨下动脉的起源点。连接主动脉弓远端与降主动脉动脉导管旁段的主动脉节段，被称为峡部。

（1）病理解剖。1778年，有学者首次描述了主动脉弓中断。Merrill等在1955年首次报道了他们对一例A型短段IAA患者成功实施手术修补。Celoria和Patton在1959年确立了一个有用的IAA分型。A型在峡部水平发生中断。在更轻症的类型中，通常可见一个短小的纤维条索连接中断上下游的主动脉段，但即便如此，中断的上下游主动脉段也没有管腔连续，这被称为主动脉弓闭锁。B型在左颈总动脉和左锁骨下动脉之间发生中断，这是最常见的类型。C型在无名动脉起源点和左颈总动脉之间发生中断，这个极其罕见，根据最大型的临床和病理学研究报道，其在IAA中所占的比例低于4%。

（2）病理生理。主动脉弓中断可伴有室间隔缺损、房间隔缺损、动脉导管未闭、主动脉肺动脉间隔缺损、永存动脉干等畸形，有10%患者伴有胸腺缺乏、低钙血症和免疫缺陷（迪格奥尔格综合征）。单纯的主动脉弓中断极为罕见，合并的其他畸形，除了动脉导管未闭以外，单一室间隔缺损是最多见的。主动脉弓中断的降主动脉血流是由右心室通过未闭的动脉导管供给的，患儿出生后随着动脉导管关闭，下半身血供减少，出现下肢发绀、肾功能下降和代谢性酸中毒。右心室血流大量流入肺循环，导致心力衰竭，如得不到成功的外科救治，75%的患儿在出生后一周内死亡。X线检查：胸片提示肺充血和心脏肥大；心电图检查：左或右心室肥大。心脏超声检查可确诊，心导管检查和心血管造影有助于明确诊断和病理分型。

（三）肺动脉狭窄

肺动脉狭窄（PS）指右心室由于先天性发育不良而与肺动脉之间的血流通道产生狭窄。其占先天性心脏病的 8%～10%，女性稍高于男性，狭窄发生于从三尖瓣至肺动脉瓣的任何水平，少数可能有一个以上的狭窄。狭窄的好发部位依次为肺动脉瓣、右心室流出道、肺动脉。

（1）病理解剖。肺动脉狭窄分为单纯性肺动脉狭窄和合并复杂性先天性心脏病的肺动脉狭窄两类。肺动脉瓣叶交界融合或瓣叶发育不全所致肺动脉狭窄，称作瓣膜狭窄。瓣下异常肌束或动力性心肌梗死，称作瓣下型（右心室流出道）狭窄。此外，还有肺动脉（瓣上型）狭窄以及混合型狭窄。

（2）病理生理。肺动脉狭窄严重的新生儿，出生后即有发绀，且伴随动脉导管闭合逐渐加重。重症患儿表现气急、躁动及进行性低氧血症，常需紧急手术。轻症或无症状的患儿，可能随着年龄增长而出现不同程度的疲乏、胸闷、心悸、晕厥及发绀等。如不是重度心力衰竭或心动过速，肺动脉狭窄的心杂音为胸骨左缘第 2 肋间响亮粗糙的收缩期喷射样杂音，并向左颈根部传导，肺动脉瓣区第二音减弱或消失。

二、治疗原则

（一）主动脉缩窄

（1）药物治疗。主要用降压药物控制高血压。

（2）介入治疗。包括单纯球囊扩张血管成形术和支架植入术两种方式。总体而言，主动脉缩窄的介入治疗尚处于摸索阶段。

（3）手术治疗。原则上讲一旦明确诊断主动脉缩窄，均应尽早手术，以解除主动脉缩窄的远近端血压差异。主动脉缩窄段切除和端端吻合矫治术适用于年幼儿童，狭窄比较局限的病例；主动脉缩窄矫治，包括动脉补片成形术及人工血管移植术，适用于缩窄段较长，切除后端端吻合有困难者，以 16 岁以上患者为佳；主动脉缩窄旁路移植术适用于缩窄范围广泛以及缩窄部位不易暴露，切除有困难以及再缩窄需要再次手术者。

（二）主动脉弓中断

（1）手术适应证。主动脉弓中断患儿自然死亡率很高，一旦确诊应立即手术治疗。合并心内畸形难以修复、肺血管已发生不可逆改变者，为手术禁忌。

（2）术前准备。对合并严重心力衰竭和代谢性酸中毒的患儿，先给予药物治疗，待全身状态改变后尽快手术。

（3）手术方法。目前倾向于采用主动脉弓中断和其他合并心内畸形同期修复的策略。

1）单纯主动脉弓成形术采用右侧卧位，经左胸后外侧切口，第4肋间进胸。游离降主动脉上端、动脉导管和近侧主动脉弓。若主动脉弓中断节段较短，可采用直接吻合术；若主动脉弓中断节段较长，可植入人工血管，同时将未闭的动脉导管结扎或切断缝合。

2）中低温持续灌注体外循环手术：正中开胸，游离升主动脉及头臂血管、肺动脉干及左、右肺动脉，上下腔静脉及无名静脉，套阻断带，动脉灌注管以Y形接头连接2条动脉插管。肝素化后升主动脉与主肺动脉分别插入动脉管，降温以减流量，将降主动脉上端与升主动脉端端侧吻合，同时切断缝合动脉导管的肺动脉端。

三、护理

（一）护理问题与护理目标

见表2-1。

表2-1　无分流型先天性心脏病

	常见护理问题	护理目标
术前	活动无耐力：与氧的供需失调有关	患儿术前未出现缺氧
	营养失调，低于机体需要量：与喂养困难及体循环血量减少、组织缺氧有关	患儿饮食习惯得到调整，为手术做好准备
	生长发育迟缓：与心脏结构及功能异常有关	患儿体重呈增长趋势，为手术做好准备
	潜在并发症：心力衰竭、感染性心内膜炎、脑血栓	患儿未出现并发症
	焦虑：与疾病的反复发作及担心预后有关	患儿及其家属情绪稳定，积极配合手术
	有受伤的危险：与患者年龄小有关	未发生跌倒、坠床、窒息等意外事件
	知识缺乏：患儿和家长缺乏先天性心脏病的相关知识	患儿家属了解相关疾病知识，积极配合手术治疗
术后	心输出量减少：与手术及心肌收缩率降低有关	住院期间保持充足的心排血量，以维持主要脏器的灌注
	不能维持自主呼吸：与体外循环手术、麻醉、术前肺血管发育差有关	术后顺利拔除气管插管
	有出血的危险，与术中应用肝素、血管吻合，术后躁动，高血压有关	术后未发生大出血
	有感染的危险：与手术及术后抵抗力下降有关	住院期间未发生感染
	低效性呼吸形态：与患儿术后伤口疼痛、咳嗽无力有关	保持呼吸道通畅，及时清除呼吸道分泌物
	潜在并发症：低心排血量综合症、截瘫、乳糜胸、肺动脉高压危象、喉返神经损伤、假性动脉瘤、再缩窄、肾功能衰竭	患儿无并发症发生

（二）护理措施

1.术前护理

（1）常规准备。

1）常规处置：详见本章第八节"右向左分流型先天性心脏病"中的"常规处置"。

2）全身评估：评估患者的生命体征，注意有无高血压性头痛、头晕、耳鸣、鼻出血等。

成人主动脉缩窄，需注意评估下肢搏动是否延迟或减弱，感觉有无麻木、无力，间歇性跛行。婴幼儿评估有无呼吸困难，面色苍白，急性心力衰竭。新生儿需注意在出生后一周内，应每日评估患儿的基本状态，如皮肤、体重、末梢情况等。询问既往病史、家族史，有无药物过敏史、输血史和手术史。

3）呼吸道准备：保持病区空气清新，定时通风、温度适宜，预防感染、减少探望；危重主动脉缩窄或主动脉弓中断的患儿术前需住重症监护病房，使用气管插管和呼吸机辅助呼吸，不仅可以减少呼吸机做功，还可以改善低氧、高二氧化碳的轻度换气不足状态，提高肺血管阻力，维持动脉导管的右向左分流。

4）心功能改善：告知患者卧床休息，减轻心脏负荷，遵医嘱给予强心利尿药，用心脏营养液或极化液保护心脏，提高心脏的耐受力。

5）密切观察病情变化：建立动静脉通路，婴儿期注意观察有无充血性心力衰竭的表现，如易激惹、多汗、喂养困难、呼吸浅而快。注意观察有无腹胀、便血、少尿、无尿等症状。

6）用药护理：随着导管的闭合，患儿病情会急剧发展，表现出严重的左心衰竭和酸中毒及循环衰竭，因此需延缓动脉导管闭合，保护躯体供血，可持续静脉泵入前列腺素 E_1 5 ～ 10 ng/（kg·min），密切观察用药效果。

7）辅助检查：协助患者完成相关术前辅助检查，例如：胸片、头颅 CT、双源 CT、心电图检查、超声心动图检查、右心导管检查等，讲解检查的注意事项及配合要点。

8）改善营养状况：联系医院营养师为患儿制订合理的营养方案，提高和改善患儿的营养状况，精心喂养，正确添加辅食，减少零食摄入，少食多餐，保证足够的热卡及补充必要的营养成分，必要时进行静脉高营养，以尽可能好的营养状态迎接手术。

（2）心理准备。

1）患者自身准备：由于病情重，患者焦虑及恐惧情绪较为明显，护士应根据每个患者的心态和接受能力，耐心倾听患者对手术的了解和想法，用通俗易懂的语言向其进行清晰和令人信服的解释，纠正受术者对手术的误解，讲解手术步骤及提供有关信息，减少受术者的心理压力，消除其不必要的恐惧心理，提高患者的心理承受能力，增强战胜疾病的信心，配合治疗和护理。

针对重症监护室的患者，护理人员对患者要言语亲切、态度和蔼、稳重谨慎，使患者感到真诚与温暖，力图使他们在和护理人员相处时，也和在父母身边一样感到温暖、安抚与安全感。要设法抚慰并平定他们内心的不安和激动，营造和谐的环境和气氛。

2）患者家长准备：由于患者病情重，家长多有自惭、自卑感，担心手术风险、预后，治疗效果、家里经济状况等，护理人员应体会家长的这种艰难处境，对家长们要格外关照，和他们多接触，多了解他们的困境，耐心地做开导和解释工作，帮助他们解脱愁苦、焦虑、紧张不安的精神枷锁，使他们与医护人员密切配合，共同争取让孩子获得最好的手术疗效。

与家属交谈，了解家属对疾病的认知态度、对心脏手术的顾虑，根据家属知识文化水平，讲述手术的必要性、手术方法及效果、围手术期注意事项。尽力让家属以平静乐观的心态配合手术，消除恐惧、焦虑和紧张心理，增强战胜疾病的信心。

介绍医院技术水平及手术成功病例，安排与手术成功的患儿家属交流以取得其对手术成功的信心和对医务人员的信任。帮助建立有效的沟通，使其感受到被关心和重视。

（3）术前宣教及访视。

1）病房术前宣教：①用物、患者准备。准备好带至 ICU 的物品；术前避免感冒，用热水为患儿清洁皮肤，修剪指（趾）甲，不带饰品；术前晚上及手术日早晨为患儿清洁会阴。②护士准备。备血、皮试、皮肤准备、婴幼儿行经皮选择性浅静脉置管。③胃肠道准备。出生后 6 个月以下的小儿，术前 4 小时禁奶；6 个月至 3 岁小儿，术前 6 小时禁食，但 2 小时前可进糖水；3 岁以上小儿，术前 8 小时禁食，3 小时前可进糖水；成人术前 6~8 小时禁食水；术前晚使用开塞露清洁肠道。④术前功能训练。深呼吸训练，即手术后由于胸部伤口疼痛患者不用力呼吸，使用腹式呼吸可提高呼吸效率，吸气时腹部鼓起，呼气时腹部收缩，在深而慢的吸气后缩唇呼气；咳嗽训练，即患者可以取坐位或半卧位，双手交叉按在胸壁切口部位，咳嗽时用手支托伤口，令患者做一个深吸气，在呼气时用力咳嗽 1 ~ 2 次，有效的咳痰可促进手术后肺扩张，预防肺不张和肺部感染；腿部运动，即收缩小腿和大腿肌肉，持续几秒钟后术前再放松，如此重复至少 10 次为一组；膝关节弯曲功能 90° 至足掌平踏在床面上，再将腿部伸直置于床训练上，至少重复 5 次为一组。练习床上翻身和起床。手术后身体上有各种管道，身体活动受限，但是翻身可促进呼吸道分泌物引流，促进胸腔引流，促进肠蠕动及预防皮肤压疮。指导患者床上使用便器，经过练习可使患者适应在床上大小便，消除心理压力和思想顾虑。

2）术前访视：重点观察患者四肢末梢的灌注情况，询问有无腹痛、尿量减少等不适情况。

2. 术中护理（手术室）

（1）主动脉缩窄矫治。

1）用物准备。

手术器械：常规体外器械及胸骨锯。

另加器械：小儿精细器械。

常规布类：手术盆、手术衣、手术敷料。

一次性用物：缝线及特殊缝线。

2）严格执行手术安全核查制度及手术室清点制度。

3）手术步骤配合。

消毒铺巾：按胸部外科手术铺巾方法。

开胸：①切开皮肤；②锯开胸骨；③切开心包，充分游离主动脉及降主动脉端直至缩窄处。

建立体外循环：游离主动脉→缝主动脉荷包→缝上腔荷包→插主动脉插管→插上腔静脉插管→转流→缝下腔荷包→插下腔静脉插管→缝冷灌荷包→插冷灌→游离上下腔静脉。

心内操作：切开右心房→放置左心吸引管→主动脉弓处切开→将远心端的主动脉与主动脉弓吻合→矫治其他心内畸形→关闭右心房切口。

心脏复跳：①开放主动脉，松开上下腔静脉阻断带。②通过体外循环辅助心脏至血流动力学平稳。

停机中和：拔出灌注管→拔出下、上腔静脉插管→鱼精蛋白中和→拔出主动脉插管。

止血关胸：放置引流管→止血→缝合心包→清点手术用物→缝合胸骨→缝合肌层和皮下及皮肤→无菌粘贴敷料覆盖伤口。

（2）主动脉弓中断矫治。

1）用物准备。

手术器械：常规体外器械及胸骨锯。

另加器械：小儿精细器械。

常规布类：手术盆、手术衣、手术敷料。

一次性用物：缝线及特殊缝线。

2）严格执行手术室安全核查制度及手术室清点制度。

3）手术步骤配合

消毒铺巾：按胸部外科手术铺巾方法。

开胸：①切开皮肤；②锯开胸骨；③切开心包，充分游离主动脉及降主动脉及升主动脉上的各血管。

建立体外循环：游离主动脉→缝主动脉荷包→缝上腔荷包→插主动脉插管→插上腔静脉插管→转流→缝下腔荷包→插下腔静脉插管→缝冷灌荷包→插冷灌→游离上下腔静脉。

心内操作：切开右心房→放置左心吸引管→游离动脉导管并结扎→深低温选择性脑保护→矫治主动脉弓中断→开放阻断的各血管分支→复温→矫治其他心内畸形→关闭右心房切口。

心脏复跳：①开放主动脉、上下腔静脉。②通过体外循环辅助心脏至血流动力学平稳。

停机中和：拔出灌注管→拔出下、上腔静脉插管→鱼精蛋白中和→拔出主动脉插管。

止血关胸：放置引流管→止血→缝合心包→清点手术用物→缝合胸骨→缝合肌层和皮下及皮肤→无菌粘贴敷料覆盖伤口。

（3）肺动脉瓣狭窄矫治术。

1）用物准备。

手术器械：常规体外器械及胸骨锯。

另加器械：小儿精细器械。

常规布类：手术盆、手术衣、手术敷料。

一次性用物：缝线。

2）严格执行手术安全核查制度及手术室清点制度。

3）手术步骤配合。

消毒铺巾：按胸部外科手术铺巾办法。

开胸：①切开皮肤；②锯开胸骨；③切开心包，取适当心包固定备用。

建立体外循环：游离主动脉→缝主动脉荷包→缝上腔荷包→插主动脉插管→插上腔静脉插管→转流→缝下腔荷包→插下腔静脉插管→缝冷灌荷包→插冷灌→游离上下腔静脉。

心内操作：切开右心房→放置左心吸引管→肺动脉上方纵行切开→提吊肺动脉→探查肺动脉瓣大小→解除瓣膜狭窄→探查右心室流出道，修剪右心室的肥厚心肌→用心包补片加宽右室流出道→探查三尖瓣情况→关闭右心房切口。

心脏复跳：①开放主动脉、上下腔静脉。②通过体外循环辅助心脏至血流动力学平稳。

停机中和：拔出灌注管→拔出下、上腔静脉插管→鱼精蛋白中和→拔出主动脉插管。

止血关胸：放置引流管→止血→缝合心包→清点手术用物→缝合胸骨→缝合肌层和皮下及皮肤→无菌粘贴敷料覆盖伤口。

3. 术后护理

（1）术后常规护理。

1）呼吸系统：使用呼吸机辅助呼吸，适当延长呼吸机辅助的时间。肺高压者适当镇静，减少刺激，镇痛、镇静、肌肉松弛药三联泵入；降低肺血管阻力（应用米力农、前列地尔），按需吸痰，以清除呼吸道分泌物（必要时胸部物理治疗），保证通气。气管插管拔除后，保证充分供氧。

2）循环系统：监测上下肢血压，若上肢血压升高，说明颅内、吻合口出血；若下肢血压过低，说明腹腔脏器供血不足；若上下肢血压相差 15 mmHg 以内，说明血管再通情况良好。维持平稳血压，防止术后高血压。血压忽高忽低可使吻合口渗血、破裂，血压高者可微量泵入硝普钠、硝酸甘油控制血压。术后补足血容量，避免引起血压波动。

3）神经系统：观察瞳孔的变化、神志情况、足背动脉及肢体活动情况，防止截瘫的发生。

4）消化系统：主动脉缩窄者术后可出现腹痛、恶心、呕吐、胃肠道出血等症状，这可能与术后腹部供血增加，肠系膜动脉痉挛有关。必要时禁食1～2天，胃肠减压，注意观察腹部体征，警惕坏死性小肠结肠炎的发生。

5）引流液的观察：颜色、量及性状。

进行激活全血凝固时间（ACT）监测。若引流液持续3 h＞4 mL/（kg·h），需报告医生并进行二次开胸止血。

6）肾功能监测：排尿量、颜色、性状；肌酐、尿素氮。

7）疼痛护理：常用量表评分，包括表情、肢体动作、行为、哭闹、可安慰性，根据评分情况遵医嘱使用药物止痛。

8）基础护理：做好口腔、皮肤、会阴的护理，新生儿做好口、眼、脐、臀的护理。

（2）术后并发症的预防及护理

见表2-2。

表2-2　无分流型先天性心脏病患者术后并发症的预防及护理

常见并发症	原因	临床表现	护理措施
出血	1.激惹、疼痛、躁动引起血压升高，导致吻合口出血 2.肝素中和不够 3.吻合口处张力过高 4.局部组织极其脆弱 5.部分导管组织参入吻合口，增加出血的危险	胸腔引流液增多，引流速度过快、引流管管壁发热等	1.维持适宜血压，避免血压过高引起创面渗血，必要时镇静、镇痛 2.遵医嘱给予药物治疗 （1）输入血制品（如血小板、血浆、冷沉淀、悬浮红细胞等） （2）药物止血 （3）必要时二次开胸止血

常见并发症	原因	临床表现	护理措施
术后反常高血压	1.主动脉缩窄的纠正是引起高血压的主要原因。由解除主动脉梗阻后颈静脉内、主动脉弓内的压力感受器所承受到的张力降低引起 2.术后大量肾素释放。	1.血压反常性升高，通常为暂时性的，数日后可恢复正常 2.多发生在4～5岁的患儿中，特别是男性患儿	1.镇静、镇痛 2.使用药物降低周围血管阻力，硝普钠从0.1μg（kg·min）起用，据效果调节剂量 3.遵医嘱静脉输入艾司洛尔或尼卡地平，逐步控制血压 4.持续高血压者，口服血管紧张素Ⅱ受体阻滞剂（如卡托普利、倍他乐克）
喉返神经及膈神经损伤	1.手术分离范围过大或粘连较甚 2.管道材料本身亦可压迫神经	1.喉返神经损伤表现为声音嘶哑、误吸、呛咳、肺部感染等症状 2.膈神经损伤表现为膈肌麻痹、呼吸困难等	1.拔管后观察患者发声，有无声音嘶哑、呛咳等症状 2.激素治疗3 d 3.应用营养神经药物（如维生素B_1、维生素B_{12}） 4.防止误吸造成肺部感染
乳糜胸	术中损伤胸导管	一般术后2～3 d出现乳糜胸。表现为引流液增多，色浑浊，淀粉酶试验阳性	1.胸液多者，予以禁食，补充葡萄糖液 2.胸液减少者，给予低脂肪、高蛋白饮食 3.保守治疗无效者，手术结扎胸导管
截瘫	1.主动脉阻断时间长 2.侧支循环少	发生率约为0.4%，但新生儿及婴儿罕见发生。表现为下肢供血不全、肢体活动差	术后观察肢体活动情况及足背动脉搏动情况

续表

常见并发症	原因	临床表现	护理措施
低心排血量综合征	1.可能与术前左心功能不全有关 2.手术残余问题或术前漏诊病损	中心温度高、四肢末梢凉，少尿，肝脏肿大等	1.正性肌力药物联合降低后负荷药物（米力农）应用，注意观察用药效果，及早发现心力衰竭 2.监测中心静脉压、肺动脉压力 3.术后积极纠正低血压、血容量 4.控制液体出入液量，维持内环境稳定
再缩窄和再手术	再缩窄与手术技术、术后组织生长、吻合口变化等因素有关	最多发生于婴幼儿期手术者	1.可用经皮球囊扩张 2.再次手术（人工血管移植术）或做转流手术治疗

（3）术后康复护理

1）胸部物理治疗：胸部物理治疗一般选择在餐前 30 min、餐后 2 h 和睡前进行。协助患者取坐位或侧卧位，操作者五指并拢呈弓形，以患者能承受的力量为宜，从肺下叶开始，以 40 ～ 50 次 / 分的频率，由下至上、由外向内，每天 3 ～ 4 次叩击，时间不超过 30 min，以 15 ～ 20 min 最佳。

2）饮食指导：主动脉缩窄的患儿，手术重建了主动脉并恢复了其正常大小，原来下半身缺血的动脉系统得到了正常的血供，有可能引起反射性血管痉挛，导致肠坏死。因此，患儿术后尤其应注意在肠蠕动恢复后循序渐进地进食，从清淡饮食开始，少量多次，注意观察有无腹痛和肠坏死的症状。患儿饮食从全水解蛋白奶粉开始服用，观察消化、吸收、肠鸣音、有无腹泻、大便的颜色等，再逐渐过渡到部分水解蛋白奶粉。

3）术后活动与休息：术后早期下床活动，可以促进肠蠕动防止肠胀气，加快胃肠功能的恢复，避免肺部并发症的出现。术后 2 ～ 3 d 即可下床活动，小婴儿家属可以协助患儿主动及被动运动，早期肢体功能锻炼应循序渐进。如患儿有心功能不全，需待心功能正常后才能活动。

4）疼痛护理：对患儿的疼痛进行评估，可采用 Wong-Baker 面部表情量表法进行评分，也可采用 FLACC-Scale 儿童疼痛评分工具进行评分。如患儿疼痛评分显示患儿疼痛不易耐受，需及时与医生联系，给予患儿镇痛治疗。

（三）出院指导

1. 用药指导

（1）出院时如有出院带药需按照医嘱定时服用，不得擅自停服或加服（特别是地高辛、利尿药）。

（2）地高辛服用注意事项：严格遵照医嘱服用，不能随便停药。方法：每次吃药前听心率，有异常情况可暂停一次，但下次吃前再次测心率；心律不齐时暂时不吃；不可与钙剂同服；< 1 岁，心率（HR）< 100 次 / 分，停吃一次；1 ~ 5 岁，HR < 90 次 / 分，停吃一次；> 5 岁，HR < 80 次 / 分，停吃一次。

（3）口服抗凝药物的患儿需加强观察抗凝效果，出现皮肤瘀斑、青紫、剧烈腹痛或柏油样大便需及时就诊。定期到医院复查凝血功能。

（4）口服利尿剂时要注意钾补充。

2. 饮食指导

（1）术后需适当增加营养，但饮食每次不宜过多，可少量多餐，避免暴饮暴食加重心脏负担，注意选择清淡、易消化、低盐、低脂、高蛋白、富含维生素的饮食。

（2）术后半年内避免吃甲鱼、人参、桂圆等过分补的食物，避免吃过咸的食物，易引起钠水潴留而使心脏负担过重严重影响心功能，孩子会表现出面部水肿、大汗淋漓等症状。

3. 生活指导

（1）居家环境：室内每日通风，保持空气新鲜，避免灰尘、烟雾刺激，少去公共场所，避免交叉感染。出院第一周需每日测量体温 2 次（上午、下午各一次），如有发热（肛温 > 38℃）、咳嗽需及时到医院就诊。

（2）个人卫生：指导患儿及其家属养成良好的卫生习惯，避免伤口受潮，每周去两次门诊换药，如有红肿、流脓要及时就诊。伤口拆线为拔出引流管后 10 ~ 14d，可到医院进行引流管口拆除缝线。

（3）患儿宜每天午睡，活动需逐渐增加，量力而行。半年内避免剧烈活动，对学龄期儿童建议 3 个月后去上学，但不宜参加体育活动，半年后复查经医生证明恢复良好，可逐渐与正常儿童一起玩耍，但需定期随访。

（4）患儿出现眼睑及颜面部水肿，尿量减少，家属应及时带患儿到医院就诊，及时救治。术后 3 个月可进行预防接种。

4.康复指导

（1）术后患儿及其家属一定要重视随访，一般出院后1周、3个月、半年、1年进行，试病情而定。

（2）复查进行心脏彩超、胸片、心电图检查，必要时进行双源CT检查，服用抗凝药物的患儿还需进行凝血功能检查。

第八节　右向左分流型先天性心脏病

一、概述

（一）法洛四联症

法洛四联症（TOF），是最常见的发绀型先天性心脏病，占所有患先天性心脏病的活产婴儿的3%～5%，标化发病率约为1/3 600。1888年，Fallot详细描述了其病理改变及临床表现。基本病理特征是肺动脉狭窄、右心室肥大、主动脉骑跨及室间隔缺损，其中肺动脉狭窄是决定病情严重程度、影响预后的主要因素。肺动脉狭窄可引起：

第一，血液进入肺循环受阻，引起右心室代偿性肥厚，右心室压力增高，超过左心室时，产生逆向分流，静脉血进入体循环，出现青紫。

第二，进入肺循环进行气体交换的血流量明显减少，加重青紫的程度。另外，主动脉骑跨在两心室之上，部分右心室血和左心室血同时射入主动脉，使主动脉的血液为动－静脉混合血，引起组织器官缺氧，使青紫更为严重。由于缺氧，刺激骨髓代偿性产生过多的红细胞，血液黏稠度增加，血流缓慢，容易形成脑血栓。

1.临床特点

（1）症状

症状的轻重取决于解剖畸形的严重程度。本病突出的症状是发绀，发绀在婴儿期即出现，但在出生后数月可由于动脉导管尚未关闭而不出现发绀，或仅在哭闹、吮奶时才出现，婴儿喂奶困难，体重不增。发绀产生数月至数年后可出现杵状指（趾）。气喘为本病的常见症状，多在劳累后出现，可能呈阵发性，在2个月至2岁较常见，患者易感乏力。劳累后的气喘与乏力常使患者采取下蹲的姿势，这在2~10岁颇为常见。部分患者由于严重缺氧可有头晕、阵发性晕厥，甚至癫痫样抽搐。个别患者有脑栓塞与脑出血等现象，亦可能出现鼻出血、咯血、呕血，其他并发症尚有心力衰竭、感染性心内膜炎、肺部感染等，脑脓肿亦时有发生。

（2）体征

发绀与杵状指（趾）为常见的体征，患者一般发育较差，但智力正常，亦偶有智力发育迟缓者。左胸或前胸部可能隆起。主要在胸骨左缘第2、3肋间有收缩期吹风样喷射性杂音。杂音位置的高低与肺动脉狭窄的类型为肺动脉型、瓣膜型、右心室漏斗部型有关，后者杂音的位置可能低至第4肋间。杂音的响度与肺动脉狭窄的程度成反比，肺动脉狭窄越严重杂音越轻，因狭窄越严重则右心室的血液进入骑跨的主动脉越多，而进入肺动脉的越少，此与单纯肺动脉狭窄不同。与单纯肺动脉狭窄不同还在于杂音所占时间较短，其在第二心音之前结束，高峰出现较早，吸入亚硝酸异戊酯后杂音减轻。肺动脉口闭塞的患者可能没有杂音。可伴有震颤，但出现震颤的情况不如单纯肺动脉狭窄或室间隔缺损中多见。

肺动脉瓣区第二心音可能减弱、消失且不分裂而呈单音，个别情况甚至可能亢进，这是由于第二心音的肺动脉瓣成分消失只由主动脉瓣成分构成。主动脉瓣区和心尖部可有收缩期喷射性杂音。心脏浊音界区可扩大，心前区与中上腹可有抬举性搏动。

若合并动脉导管未闭或支气管动脉与肺动脉间有较粗侧支循环血管时，胸骨左缘可有连续性杂音。非典型的法洛四联症中肺动脉狭窄程度较轻，在心室水平仍有左向右分流者，还可在胸骨左缘第3、4肋间听到由室间隔缺损引起的收缩期杂音。

2. 辅助检查

（1）血液检查：红细胞计数及血红蛋白显著增高。

（2）X线检查：典型患者的心脏阴影呈靴状，肺动脉总干弧向内凹入，这是由于肺动脉小或萎缩所致。心脏左侧下边缘圆钝而显著，心尖翘起，呈靴形心。右心室增大，右心房亦可增大。部分患者肺动脉平直或轻微隆起，是由于第三心室形成或肺动脉瓣有轻度狭窄后膨出。肺门血管阴影小而搏动不显著，肺野血管纹纤细，有时可见网状的侧支循环影。

上纵隔阴影增宽，这是由于主动脉本身增大，向右前移位，上腔静脉被推向右方所致。近 1/4 的患者有右位主动脉弓，食管吞钡检查可见主动脉弓部有反压迹，降主动脉顺脊柱右侧下降。

轻型患者，如室间隔缺损小，肺动脉狭窄亦轻，则 X 线表现类似单纯肺动脉狭窄；如室间隔缺损较大而肺动脉狭窄轻，则 X 线表现类似心室间隔缺损。

（3）心电图检查：心电图的主要改变是右心室肥大和劳损，右侧心前区各导联的 R 波多明显增高，伴有 ST 段压低与 T 波倒置，部分患者有右心房肥大征象，P 波高尖。心电轴常右偏在＋90°～＋120°。

（4）超声心动图检查：二维超声心动图对显示法洛四联症的主要解剖畸形有较高的敏感性和特异性，能清晰地显示本病的室间隔缺损和肺动脉狭窄的部位和类型、主动脉右位和骑跨的程度、右心室肥大的病变及心内各部位之间的相邻关系。多普勒技术能较清楚地观察心内各部位血流及异常血流的流速和压差，必要时配合声学造影或经食管超声心动图检查，绝大部分患者不需通过创伤性检查来确诊。

（5）心导管检查和心血管造影：右心导管检查可有下列发现。

1）肺动脉狭窄引起的右心室与肺动脉间的压力阶差，分析压力曲线的形态可帮助判定肺动脉狭窄的类型。

2）心导管可能由右心室直接进入主动脉，从而证实主动脉骑跨和室间隔缺损的存在。

3）右心室的血氧含量高于右心房，证明心室水平存在左向右分流，动脉血氧含量的降低说明存在右向左分流。

4）室间隔缺损较大而主动脉骑跨较明显的患者，主动脉、左心室与右心室的收缩压几乎相等。选择性右心室造影时可见肺动脉与主动脉同时显影，说明存在主动脉骑跨。此外，还可显示室间隔缺损的部位与大小、肺总动脉和主动脉的大小、肺动脉狭窄的情况。

3.诊断与鉴别诊断

本病的诊断和鉴别诊断牵涉发绀型先心病的鉴别诊断问题。患者存活至成年的发绀型先心病以本病为最多见。

在临床上本病需与下列发绀型先心病鉴别：

（1）肺动脉狭窄伴房间隔缺损有右向左分流（法洛三联症），本病发绀出现较晚，胸骨左缘的收缩期杂音较响，占据的时间较长，肺动脉瓣第二心音减轻、分裂。X线片上见心脏阴影增大较显著，肺动脉总干弧明显凸出。心电图中右心室劳损的表现较明显。右心导管检查和选择性心血管造影发现肺动脉狭窄属瓣膜型，右向左分流在心房部位。

（2）艾森门格综合征出现发绀较晚，但和法洛四联症截然相反的是其有肺动脉高压的体征，肺动脉瓣区有收缩期喷射性杂音和收缩期吹风样杂音，第二心音亢进和分裂。X线片示肺动脉总干弧明显凸出，肺门血管影粗大而肺野血管影细小。

（3）其他，如三尖瓣下移、三尖瓣闭锁、完全性大血管错位、主动脉干永存和假性主动脉干永存等也需要鉴别。现在完全可以通过二维超声心动图结合多普勒超声技术，获得足够的解剖学和血流动力学详细的资料足以做出鉴别诊断。

4.治疗原则

本病要早期进行干预，手术治疗有姑息性和纠治性两种：

（1）分流手术：在体循环和肺循环之间造成分流，以增加肺循环的血流量，使氧合血液得以增加，有锁骨下动脉与肺动脉的吻合、主动脉与肺动脉的吻合、腔静脉与右肺动脉的吻合等方法。本手术并不改变心脏本身的畸形，是姑息性手术，但可为将来做纠治性手术创造条件。

（2）直视下手术：在体外循环的条件下切开心脏修补室间隔缺损，切开狭窄的肺动脉瓣或肺动脉或右心室漏斗部，是彻底纠正本病畸形的方法，疗效好，宜于5～8岁后施行，症状严重者3岁后亦可施行。

（二）右室双出口

右室双出口（DORV）是指主动脉和肺动脉完全或主要起自于形态右心室的先天性心脏病。是一种少见的先天性心脏病，占先天性心脏病的1%～2%。

1.临床特点

本病临床表现多样，差异很大，大多有气急，半数以上有蹲踞现象，少数可有缺氧、咯血、心力衰竭。多数发育差，有不同程度的发绀，可出现杵状指（趾）。心前区搏动增强，心界可正常或扩大，胸骨左缘第2～4肋间可有粗糙的全收缩期杂音，向心前区广泛传导，多伴有震颤。部分患者心尖部有舒张中期杂音。肺动脉瓣区第二心音多增强，合并肺动脉狭窄者第二心音可减弱或消失。

2. 辅助检查

心电图常见右心房扩大或右心室肥厚。无肺动脉狭窄者多同时伴有左、右心室肥大。室间隔缺损较小者出现左心室高电压或肥厚。

X 线胸片可无明显特异性，心影多呈二尖瓣型，肺动脉段凸出及肺门增大，心脏中等以上扩大。肺动脉狭窄较轻者表现与一般室间隔缺损者相似。无肺动脉狭窄者表现与合并肺动脉高压的室间隔缺损者基本相似。有右或左位型大动脉异位者，则类似于大动脉转位。

超声心动图结合多普勒超声技术能清晰地显示心脏大血管的空间位置，大动脉所发出的心室、动脉骑跨程度，并可观察房间隔缺损、室间隔缺损的部位及大小，二尖瓣与半月瓣的纤维连续性、瓣膜开放关闭的状况，相应的血流动力学变化，以及合并的其他心血管畸形。因此目前一般经超声心动图确诊后，很少再需做心导管检查和心血管造影。

右心导管检查可测定肺动脉压，右心室造影可显示主动脉、肺动脉均发自解剖学右心室，两者通常同时显影，右心室扩大，肌小梁肥厚，左心室小或发育不全，多数可见两组房室瓣，二尖瓣前叶与两组半月瓣均无纤维连续，可显示肺动脉口各部位狭窄、发育不全。

磁共振成像、X 线和 CT 检查可显示大动脉与心室的连接、大动脉与室间隔缺损的位置和解剖状况、肺动脉狭窄部位及其程度、并发的畸形等。

3. 治疗原则

本病主要是进行手术纠治，建立主动脉与左心室的连接，创造合适的肺动脉与右心室的连接，修补室间隔缺损等畸形。多在婴儿时行姑息性手术，2 岁后行修补手术。

（三）动脉干永存

动脉干永存（PTA）又名永存动脉干或主动脉肺动脉共干。它是在胚胎发育期，原始动脉干早期发育停顿，未能正常分隔为主、肺动脉而遗留下的共同动脉干，是一种非常少见的先天性心脏畸形。发病率占先天性心脏病的 0.5% ~ 3%。

1. 临床特点

婴儿出生后数周内由于肺血管床阻力高，肺血流量少，临床症状不明显，随着肺血管床阻力降低后即可出现心力衰竭和肺部感染症状。肺血流量增多者常呈现呼吸困难、心力衰竭和心动过速。肺血流量减少者出现发绀，同时伴红细胞增多和杵状指（趾）。

2.辅助检查

（1）体格检查：患者全身情况较弱，体重不增，心率增快，心脏扩大，肝脏肿大，在肺动脉瓣区闻及单一的第二心音，胸骨左缘第3、4肋间有响亮、粗糙的收缩期杂音和震颤。伴有瓣膜关闭不全者侧心尖区有舒张早期或中期杂音，动脉干瓣膜关闭不全常有水冲脉。胸片显示心影增大，肺血管纹理增多，以心室增大为主，升主动脉明显增宽，搏动强烈而不见肺动脉，约25%病例为右位主动脉。肺动脉起源部位较正常高，若见动脉分支影高达主动脉弓水平时，则有诊断价值。

（2）心电图检查：肺血增多时为左、右心室肥大；肺血管阻力增高，肺血少时为右心室肥大。

（3）超声心动图：见动脉干骑跨在室间隔缺损之上，常见左心房、左心室大，动脉干瓣膜可增厚。

（4）心导管检查：右心室压力增高，左、右心室收缩压相近，肺动脉与动脉干压力亦相近。心导管可从右心室进入主动脉弓头臂分支。心血管造影见单一动脉干骑跨在室间隔缺损之上，仅有一组半月瓣。冠状动脉及肺动脉均起源于动脉干。

3.治疗原则

经胸骨正中切口，在体外循环下进行，但在体外转流阻断主动脉前，要先钳夹左、右肺动脉，以免发生急性肺水肿，然后从动脉干上切断肺动脉。如肺动脉有两个分开的开口，则将两个开口连同一片主动脉壁一起切下，动脉干后壁的缺损和室间隔缺损用补片修补，使动脉干只与左心室相通。应用带瓣导管建立右心室与肺动脉连接。

（四）三尖瓣闭锁

三尖瓣闭锁（TA），是指右心房与右心室之间没有血流通道，原房室瓣膜处仅有肌性膜样的凹陷残迹。绝大多数右心室与正常的右心房相连接，左、右心室之间通过室间隔缺损相沟通。

1.临床特点

三尖瓣闭锁患者生存期长短与肺血流量有密切关系。肺血流量接近正常者，生存期最长可达8年以上；肺血流量很多者，出生后一般仅能生存3个月；肺血流量少于正常者则出生后生存期居于前述两种情况之间。房间隔通道小的病例，临床上呈现体循环静脉充血、颈静脉怒张、肝大和周围型水肿。由于肺循环血量少，大多数病例从新生儿期起即可呈现发绀、劳累后气急，并采取蹲踞体位或发生缺氧性昏厥。2 岁以上患者常出现杵状指（趾）。肺血流量增多的病例，发绀程度减轻，但常有气急、呼吸快速，易发生肺部感染，常呈现充血性心力衰竭。

2. 辅助检查

（1）心电图检查：90% 的病例为电轴左偏，大动脉转位。肺动脉增粗者电轴正常或右偏。心前区导联均显示左心室肥大、T 波倒置改变。80% 病例显示 P 波高或增宽并有切迹。

（2）X 线检查：胸部 X 线表现颇多变异。肺血流量减少者心影正常或轻度扩大，肺血流量增多者心影显著扩大。典型的胸部 X 线征象为心脏右缘平直，左心缘圆钝，心尖抬高，心腰部凹陷。大动脉转位者心影可呈鸡蛋形。肺血流量少的病例肺纹理显著减少，肺充血者可见肺纹理增多。

（3）心导管和心血管造影：右心导管可经房间隔缺损进入左心房，右心房压力高于左心房。压差大小和房间隔缺损直径成反比，缺损小，压差大。动脉血氧含量减少，左心房、左心室、肺动脉及主动脉的血氧含量相同。

（4）选择性右心房造影：造影剂从右心房进入左心房、左心室，再进入肺动脉和主动脉。心影下方可见未显影的三角区即右心室窗，位于右心房、左心室与膈肌之间。有时造影检查可显示室间隔缺损、右心室腔及流出道和肺动脉。此外，尚可显示两根大动脉的互相关系及位置，左心室造影可判定有无二尖瓣关闭不全。

（5）M 型超声心动图：三尖瓣双峰曲线消失，四腔切面检查未能见到三尖瓣瓣叶启闭活动，房间隔回声中断，心室间隔上部回声中断。超声心动图和多普勒检查可见到血流自右心房至左心房再进入左心室。二尖瓣活动幅度增大，右心房、左心房、左心室腔均增大，右心室小或消失。

3. 治疗原则

三尖瓣闭锁的预后较差，生存期很短，约 70% 患儿于出生后 1 年内死亡。新生儿病例肺血流量减少呈现重度发绀。右心房与左心房间存在压力阶差者，为增加肺循环血流量可施行姑息性手术。

二、护理

（一）护理问题与护理目标

见表2-3。

表2-3　右向左分流型先天性心脏病患者护理诊断/问题与护理目标

	常见护理问题	护理目标
术前	活动无耐力：与氧的供需失调有关	术前未出现缺氧发作
	营养失调，低于机体需要量：与喂养困难及体循环血量减少、组织缺氧有关	饮食习惯得到调整，为手术做好准备
	生长发育迟缓：与心脏结构及功能异常有关	体重呈增长趋势，为手术做好准备
	潜在并发症：心力衰竭、感染性心内膜炎、脑血栓	未出现并发症
	焦虑：与疾病的反复发作及担心预后有关	患儿及家属情绪稳定，积极配合手术
	知识缺乏：患儿和家长缺乏先天性心脏病的相关知识	患儿家属了解相关疾病知识，积极配合手术治疗
术后	心输出量减少：与术前心功能差，术中心肌保护不良及手术时间长等有关	保持充足的心排血量，以维持主要脏器的灌注
	不能维持自主呼吸：与体外循环、麻醉、术前肺血管发育差有关	顺利脱离呼吸机
	出血的危险：与体外循环及患儿凝血机制不完善，侧支循环丰富有关	术后未发生大出血
	有感染的危险：与手术及术后抵抗力下降有关	住院期间未发生感染
	低效型呼吸型态：与患儿伤口疼痛、咳嗽无力有关	保持呼吸道通畅，及时清除呼吸道分泌物
	潜在并发症：低心排血量综合征、灌注肺、肺动脉高压危象、心律失常	无并发症发生

（二）护理措施

1.术前护理

（1）常规准备。

1）常规处置：安排及准备床位，按病情危重程度安排并热情接待患者，态度和蔼可亲，尽快建立护患关系，排除患者生疏和恐惧感。

测量生命体征，检查患儿皮肤，发现异常立即采取干预措施。

介绍病房的内外环境、负责医生、责任护士，同时向家属介绍病区的作息时间、探视制度、四防安全等相关制度。告诉家属保管好自带物品，非必需品或"危险"玩具请家长带回。

防范发生意外事故，禁止爬、坐、靠、倚窗台，以免不慎滑坠。凡是可能造成烫伤、刺伤、误吸或窒息的物件均应由专人代为保管，告诉家长绝不要给患儿。

2）全身评估：观察患儿的生命体征（表2-4、2-5、2-6）。

发育和营养：手术应准确测量患者的身高和体重，评估患者的发育和营养状况。

评估患者面色和表情，熟悉每个患者的症状，有利于根据病情进行治疗及护理。

检查全身各部位情况：包括胸部、腹部、四肢、神经系统、消化系统等，如有异常应明确诊断并确定是否影响心脏手术。

3）呼吸道准备：保持病区空气清新，通风不少于2次/天，每次15 min，预防和控制感染。应保持病室整洁卫生。危重的患者或早产儿应置入保暖箱中严密监护。

4）改善心功能：减轻心脏负荷，遵医嘱给予强心利尿药，用心脏营养液或极化液保护心脏，提高心脏的耐受力。

5）预防和控制缺氧发作：预防缺氧发作，常规给予低流量吸氧。只要患儿出现哭闹、屏气或异常紧张等状态应警惕缺氧发作，需及时将患儿直立抱于大人的肩膀上，屈曲膝关节，并让膝关节紧贴于患儿的胸腹部（即膝胸位团抱），给予4～6 L/min高流量吸氧，安抚患儿，可根据医嘱肌内注射吗啡0.1～0.2 mg/kg。发作时间较长者，需遵医嘱给予5%碳酸氢钠3～5 mg/kg静脉注射以纠正酸中毒，必要时应气管插管，辅助通气。经常发作的患儿给予普萘洛尔，每日3次口服，同时尽量避免患儿哭闹，必要时应用镇静剂。重症患者应卧床休息，限制活动，避免寒冷等环境刺激因素。

6）完善相关辅助检查：介绍手术前需要完成的相关检查，例如胸片、头颅、心电图检查，超声心动图，右心导管检查，右心造影检查等，讲解检查的注意事项及配合要点。

7）预防血栓形成：发绀型先天性心脏病患儿因长期动脉血氧饱和度过低，血红蛋白较高，血液黏稠，容易发生栓塞，表现有头痛、烦躁不安、厌食、呼吸困难等，所以鼓励患儿多饮水，小儿 3～4 h 喂糖水或淡奶一次，如喂水困难可考虑静脉输液，婴幼儿可以留置胃管。

8）改善营养状况：联系医院营养师为患儿制订合理的营养方案，提高和改善患儿的营养状况，精心喂养，正确添加辅食，减少零食摄入，少食多餐，保证足够的热卡及补充必要的营养成分，必要时进行静脉高营养，以尽可能好的营养状态迎接手术。

9）用药护理：严重发绀的患儿，可遵医嘱用前列腺素提高动脉血氧饱和度，一般应用 0.01～0.02 μg/（kg·min）。应用微量泵输入。此药物对血管的刺激性大，易导致静脉炎，应深静脉单一管道输注。

小儿年龄越小，心率越快（表 2-4），在哭闹、不安时心率明显增快，所以测心率应在患儿清醒安静的状态下测量。

表2-4　各年龄组心率情况

年龄	心率（次/分）		
	平均	最小	最大
出生～1天	115.9	81	159
1～7天	127.1	98	162
7天～1个月	145.8	111	193
1～3个月	139.0	113	176
3～6个月	123.2	98	168
6～12个月	117.8	91	164
1～3岁	109.1	83	158

续表

年龄	心率（次/分）		
	平均	最小	最大
3～5岁	97.0	78	125
5～8岁	90.0	65	125
8～12岁	87.3	65	115
12～16岁	79.4	57	123

小儿年龄越小，血压越低（表2-5）。婴儿上肢血压多高于下肢，儿童则下肢血压高于上肢10～20 mmHg，动脉导管未闭的患儿需注意测量四肢血压，对比上下肢血压，以排除可能合并的主动脉弓中断和主动脉缩窄，以确定手术方案。

表2-5　各年龄段血压

年龄段	平均收缩压（mmHg）	平均舒张压（mmHg）
新生儿	80±16	46±16
婴儿（0～2岁）	96±30及99±25	66±25及64±25
幼儿（3～4岁）	100±2及99±20	67±23及65±20
小儿童（4～6岁）	99±20及100±15	65±20及56±8
大儿童（7～12岁）	102±15及115±19	56±8及59±10

婴幼儿肋间肌不发达，不同于成人，为腹式呼吸，以浅而快的呼吸作为代偿（表2-6），体温升高提示有感染、炎症存在或散热不好，体温过低则提示循环功能不良或保温不够。出生一般为40～44次/分。

表2-6　不同年龄小儿呼吸次数的平均值

年龄	每分钟呼吸平均次数（次/分）	年龄	每分钟呼吸平均次数（次/分）
出生至1岁	30	4～7岁	22
1～3岁	24	8～14岁	20

（2）心理准备：婴幼儿或儿童，一般不会用语言或行为准确地表达自己的感

受或需要，外人只能从他们的情绪变化来揣测他们的体验。而且他们的情绪经常受父母亲怜爱、悲痛、忧伤或不舍的情感影响。因此对患儿的护理不仅有别于成年患者，还必须十分重视对家长的宣教工作。

2. 术中护理

（1）法洛四联症矫治术。

1）用物准备：

手术器械：常规体外器械及胸骨锯。

另加器械：小儿精细器械。

常规布类：手术盆、手术衣、手术敷料。

特殊器械：探条。

患儿自身：①患儿刚入院，一旦环境改变或与父母分离，立即有强烈的情绪反应——分离焦虑，使他们如被遗弃般哭闹、挣扎、抗拒、不合作，以致拒食。②大多数患儿，即使病情很重，也都很懂事，当情绪平静后，多数孩子变得非常顺从，善解人意。只有少数被格外娇惯、性格怪僻、任性的患儿对新环境难以适应，在患儿朋友中难以合群，常表情呆滞、郁郁寡欢，拒绝合作。对这样的患儿更要悉心照料，以取得他们的信赖和依恋。③护理人员对患儿要全心爱护、关怀，力图使他们在和护理人员相处时，也和在父母身边一样得到温暖，安抚与安全感，要设法抚慰并平定他们内心的不安和激动，营造和谐的环境和气氛。

患儿家长：①有的家长由于自己孩子是病孩，在亲友、同事之间有自惭、自卑感。针对患儿家长的这种令人同情的艰难处境，护理人员要格外关照，和他们多接触，多了解他们的困境，耐心地做开导和解释工作，帮助他们解脱愁苦、焦虑、紧张不安的精神枷锁，使他们与医护人员密切配合，共同争取最好的手术疗效。②根据家属知识文化水平，用易于接受的语言，详细讲述手术的必要性、手术方法及效果、围手术期注意事项，使其了解若不手术将会影响健康，只有通过外科治疗才能使患儿康复。尽力让患儿及其家属以平静乐观的心态接受手术，消除恐惧、焦虑和紧张心理，增强战胜疾病的信心。③介绍医院技术水平及手术成功病例，安排其与手术成功的患儿家属交流以取得其对手术成功的信心和对医务人员的信任。帮助建立有效的沟通，使其感受到被关心和重视。

2）严格执行手术安全核查制度及手术室清点制度。

3）手术步骤护理

消毒铺巾：按胸部外科手术铺巾方法。

开胸：①切开皮肤；②锯开胸骨；③切开心包；④充分游离主动脉及左右肺动脉。

建立体外循环：游离主动脉→缝主动脉荷包→缝上腔荷包→插主动脉插管→插上腔静脉插管→转流→缝下腔荷包→插下腔静脉插管→缝冷灌荷包→插冷灌→游离上下腔静脉。

心内操作：切开右心房→放置左心吸引管→探查室间隔缺损→切开右心室→修剪肥厚心肌→探查肺动脉及肺动脉瓣→缺损修补→用补片加宽右心室流出道→探查三尖瓣→关闭右心房切口。

心脏复跳：①开放主动脉、上下腔静脉。②通过体外循环辅助心脏至血流动力学平稳。

停机中和：拔出灌注管→拔出下、上腔静脉插管→鱼精蛋白中和→拔出主动脉插管。

止血关胸：放置引流管→止血→缝合心包→清点手术用物→缝合胸骨→缝合肌层和皮下及皮肤→无菌粘贴敷料覆盖伤口。

（2）右室双出口矫治术。

1）用物准备：除按一般体外循环手术准备器械外，还需备进口人造血管、毛毡补片 3 cm×4 cm、进口涤纶补片 4 cm×6 cm、各种型号的 prolene 缝线、细尼龙阻断带、流出道侦测器、精细镊子和持针器、临时起搏器及导线、冰盐水纱布（1 块）、冰屑等。

2）严格执行手术安全核查制度及手术室清点制度。

3）手术步骤：

消毒铺巾：按胸部外科手术铺巾方法。

开胸：①切开皮肤；②锯开胸骨；③切开心包。

建立体外循环：游离主动脉→缝主动脉荷包→缝上腔荷包→插主动脉插管→插上腔静脉插管→转流→缝下腔荷包→插下腔静脉插管→缝冷灌荷包→插冷灌→游离上下腔静脉。

心内操作：切开右心房→放置左心吸引管→切开右心室→探查室间隔缺损→修补室间隔缺损→探查右室流出道→关闭右室切口→探查三尖瓣→关闭右心房

切口。

心脏复跳：①开放主动脉、上下腔静脉。②通过体外循环辅助心脏至血流动力学平稳。

停机中和：拔出灌注管→拔出下、上腔静脉插管→鱼精蛋白中和→拔出主动脉插管。

止血关胸：放置引流管→止血→缝合心包→清点手术用物→缝合胸骨→缝合肌层和皮下及皮肤→无菌粘贴敷料覆盖伤口。

（3）永存动脉干矫治术。

1）用物准备：

手术器械：常规体外器械及胸骨锯。

另加器械：小儿精细器械。

常规布类：手术盆、手术衣、手术敷料。

2）严格执行手术安全核查制度及手术室清点制度。

3）手术步骤：

消毒铺巾：按胸部外科手术铺巾方法。

开胸：①切开皮肤；②锯开胸骨；③切开心包，充分游离主动脉及左右肺动脉。

建立体外循环：游离主动脉→缝主动脉荷包→缝上腔荷包→插主动脉插管→插上腔静脉插管→转流→缝下腔荷包→插下腔静脉插管→缝冷灌荷包→插冷灌→游离上下腔静脉。

心内操作：切开右心房→放置左心吸引管→切开升主动脉，探查肺动脉开口→缝合动脉干切口→游离肺动脉→右心室切开，修补室间隔缺损→肺动脉干前壁剪开至左肺动脉开口→用自体心包补片加宽右心室切口→关闭右心房切口。

心脏复跳：①开放主动脉、上下腔静脉。②通过体外循环辅助心脏至血流动力学平稳。

停机中和：拔出灌注管→拔出下、上腔静脉插管→鱼精蛋白中和→拔出主动脉插管。

止血关胸：放置引流管→止血→缝合心包→清点手术用物→缝合胸骨→缝合肌层和皮下及皮肤→无菌粘贴敷料覆盖伤口。

（4）三尖瓣闭锁姑息性手术。

1）用物准备：

手术器械：常规体外器械及胸骨锯。

另加器械：小儿精细器械。

常规布类：手术盆、手术衣、手术敷料。

2）严格执行手术安全核查制度及手术室清点制度。

3）手术步骤：

消毒铺巾：按胸部外科手术铺巾方法。

开胸：①切开皮肤；②锯开胸骨；③切开心包，充分游离主动脉及左右肺动脉。

建立体外循环：游离主动脉→缝主动脉荷包→缝上腔荷包→插主动脉插管→插上腔静脉插管→转流→缝下腔荷包→插下腔静脉插管→缝冷灌荷包→插冷灌→游离上下腔静脉。

心内操作：阻断上、下腔静脉→充分游离上腔静脉→充分游离右肺动脉→横行切断上腔静脉→缝闭近心端→将上腔静脉的远心端与右肺动脉端侧吻合。

心脏复跳：①开放主动脉、上下腔静脉。②通过体外循环辅助心脏至血流动力学平稳。

停机中和：拔出灌注管→拔出下、上腔静脉插管→鱼精蛋白中和→拔出主动脉插管。

止血关胸：放置引流管→止血→缝合心包→清点手术用物→缝合胸骨→缝合肌层和皮下及皮肤→无菌粘贴敷料覆盖伤口。

（5）三尖瓣下移畸形矫治术。

1）用物准备：

手术器械：常规体外器械及胸骨锯。

另加器械：小儿精细器械。

常规布类：手术盆、手术衣、手术敷料。

特殊器械：瓣膜成形器械 17 件、小儿精细器械 10 件及注水器。

2）严格执行手术安全核查制度及手术室清点制度。

3）手术步骤：

消毒铺巾：按胸部外科手术铺巾方法。

开胸：①切开皮肤、皮下及骨膜，同时排心肺转流管道；②锯开胸骨；③切开心包。

建立体外循环：游离主动脉→缝主动脉荷包→缝上腔荷包→插主动脉插管→插上腔静脉插管→转流→缝下腔荷包→插下腔静脉插管→缝冷灌荷包→插冷灌→游离上下腔静脉。

心内操作：切开右心房→暴露二尖瓣→探查腱索及三尖瓣瓣叶→切开三尖瓣的前瓣叶→将隔瓣、后瓣调整缝合到正常位置→缝合瓣膜裂隙→将心包补片剪成带状，固定在瓣环上→检查瓣膜的反流→关闭右心房切口。

心脏复跳：①开放主动脉、上下腔静脉。②通过体外循环辅助心脏至血流动力学平稳。

停机中和：拔出灌注管→拔出下、上腔静脉插管→鱼精蛋白中和→拔出主动脉插管。

止血关胸：放置引流管→止血→缝合心包→清点手术用物→缝合胸骨→缝合肌层和皮下及皮肤→无菌粘贴敷料覆盖伤口。

3.术后护理

（1）术后常规护理。

1）呼吸系统管理。

呼吸机管理：①使用呼吸机辅助呼吸，减少呼吸做功，减轻心脏负担，保证全身组织器官的氧供，帮助患儿顺利渡过术后危险期。②根据患儿的年龄、体重设置呼吸机参数。呼气末正压（PEEP）的设置：① Senning、Gleen、Fontan 术后尽量不用 PEEP 或用 $2 \sim 4 \, cm^2 H_2O$，以免减少回心血量，导致血压下降。② DORV：PEEP 常规为 $4 \, cm^2 H_2O$，以增加肺泡容量，防止肺不张。③ TOF：PEEP 从 $4 \, cm^2 H_2O$ 开始，切忌瞬间加大。③定时查血气，据血气结果调整呼吸机参数，监测呼吸机各项参数 [如机械通气（MV），气道压，肺的顺应性等]，尤其注意气道压的变化。④ Gleen、Fontan 术后尽量缩短呼吸机辅助时间，恢复正常的负压通气，减少胸内压，增加静脉回流，从而增加心排血量。DORV、TOF、PTA 则适当延长呼吸机辅助时间。⑤尽早拍床旁胸片，了解肺部情况。

呼吸道管理：①保持呼吸道通畅，按需吸痰，严格无菌操作。②肺高压、DORV 的患儿吸痰过程中充分镇静，预防肺动脉高压危象的发生。③定时翻身、拍背、体疗，根据医嘱雾化吸入，鼓励患儿有效咳嗽、咳痰，必要时辅予经鼻吸痰。

体位要求：①全麻体外循环带气管插管未清醒者去枕平卧位，清醒后床头抬高30°，有利于降低呼吸机相关性肺炎的发生。②Gleen、Fontan患儿术后采取"V"字形体位，上身抬高30°～40°，下半身抬高15°～30°，以利于上腔静脉回流，增加肺动脉血流量。

2）循环系统管理。

加强生命体征的监测，维持适宜的动脉血压。①B-T手术：体肺分流术后由于舒张期血流分流入肺循环，从而导致舒张压过低，冠状动脉缺血，影响心肌收缩力，为保证冠状动脉的血供，通常将患儿的血压控制在略高水平。②Gleen、Fontan手术：术后维持血压于比正常稍低水平，如偏高，吻合口易出血。

补充足够的血容量，维持正常的CVP、LAP。①TOF术后：CVP为12～15 mmHg，LAP为10～12 mmHg。②Gleen术后：维持CVP在15～18 mmHg，通过股静脉进行补液，输血，以减少液体直接进入肺血管引起肺血管阻力增加，同时防止输血后形成上腔静脉栓塞。③Fontan术后：早期（24～48 h）用血浆、白蛋白等胶体补足血容量，以维持在12～17 mmHg。

遵医嘱正确使用血管活性药物，如多巴胺、多巴酚丁胺、肾上腺素、米力农等，以改善心功能，增强心肌收缩力。

动态监测心率（律）的变化，带有临时起搏器的患儿应妥善固定起搏导线，以便预防或及时处理各类突发心律失常（术后更应严密观察并及早发现冠状动脉供血不足及心律失常）。

维持水电解质酸碱平衡，防止低血钾导致的心律失常。

胸腔引流液的观察：患儿术前低氧血症、侧支循环丰富、术中抗凝及血液稀释等，均可引起胸腔引流液偏多，每小时观察、记录引流液的量及性质，如引流液＞4 mL/（kg·h），且有一定温度，应考虑活动性出血，需通知外科医生二次开胸止血；如引流液突然减少，伴心率增快、血压下降、CVP升高等，应怀疑心包填塞。

加强患儿面色、口唇颜色及四肢末梢温度、湿度的观察（若Gleen术后头面部肿胀，青紫，静脉怒张，腹壁静脉曲张，应怀疑上腔静脉梗阻）。

3）抗凝：B-T、Gleen、Fontan术后6 h常规应用低分子肝素0.01 mL/kg抗凝，拔除气管插管后逐渐过渡为应用阿司匹林抗凝。

4）消化系统管理。

全面评估胃肠功能，通过视、触，叩、听，了解胃肠情况：①看腹部形态，有无腹胀，定时回抽胃液，观察胃液量及性状。②触摸腹部柔软度及判断有无包块，叩诊腹部了解腹胀情况，听诊肠鸣音恢复情况。

早期肠内营养：早期行肠内营养，恢复胃肠功能后每次进食前评估患儿消化情况，若出现腹胀、腹肌紧张则有可能有肠胀气或消化不良的情况，可给予肛管排气、腹部按摩或延迟喂养等（B-T 术后应警惕坏死性小肠炎的发生）。

5）泌尿系统管理：严密监测并记录每小时尿量、尿色、血尿素氮、肌酐等，当出现少尿或无尿时，应结合患儿全身情况给予处理，必要时行腹膜透析或连续性肾脏替代治疗（CRRT）治疗。

6）神经系统管理。

观察和发现瞳孔的变化，如瞳孔的大小、对称，对光反射，眼结膜有无充血、水肿等。

观察意识、精神状态，及时发现嗜睡、意识模糊、表情淡漠等异常。

7）体温监测：体温是反映婴幼儿术后循环功能的一个重要指标。

体温过低：积极复温，但复温不宜过快，以免全身血管扩张造成血容量相对不足，血压急剧下降；加强保暖，尤其是四肢末梢。

体温过高：物理降温，药物降温，降温毯降温（降温的同时加强四肢末梢保暖）。

8）基础护理：做好口腔、皮肤、会阴的护理，新生儿做好口、眼、脐、臀部的护理。

9）疼痛护理：常用 FLACC 量表评分，包括表情、肢体动作、体位、哭闹、可安慰度，根据评分情况遵医嘱使用药物止痛。

（2）术后并发症的预防与护理。见表2-7。

表2-7　右向左分流型先天性心脏病患者术后并发症的预防与护理

常见并发症	原因	临床表现	护理措施
低心排血量综合征	1.残余或残留的解剖问题 2.左、右心室后负荷增加 3.心肌收缩力下降 4.容量超负荷	心率快、血压低、中心静脉压高、中心温度高、四肢末梢凉、少尿、肝脏肿大等	1.确保足够的前负荷，降低后负荷 2.通过药物——儿茶酚胺类（如多巴胺、多巴酚丁胺、肾上腺素）、磷酸二酯酶抑制剂（米力农）、钙剂来增强心肌收缩力、改善心功能 3.严密监测生命体征变化、尿量、四肢末梢等情况，及时纠正酸碱失衡，控制肛温在36.5～37℃，局部降温或使用降温毯，降温时注意保暖
灌注肺	1.肺循环负荷过度 2.肺毛细血管上皮受损，通透性增加 3.肺间质和肺泡水肿	急性进行性呼吸困难、发绀，血水样痰及难以纠正的低氧血症	1.适当延长呼吸机辅助时间。加强对气道峰压，平均气道压的监测，注意气道压的变化，掌握吸痰指征 2.充分镇静，防止躁动 3.严格控制液体入量，强心利尿
肺动脉高压危象	1.肺动脉高压 2.缺氧或其他原因导致肺血管痉挛性收缩，肺血管阻力增加，右心血排出受阻，致突发性肺高压和低心排血量的症状	临床表现为低氧、低血压、外周低灌注	1.加强对扩张肺动脉和体循环血管药物的应用，运用降低肺血管阻力的药物，如西地那非、前列腺素、米力农 2.维持心功能稳定，密切监测CVP、BP、HR、肺动脉压和左房舒张末压的变化 3.术后早期充分镇静、肌松，延长呼吸机辅助时间 4.吸痰操作时动作轻柔 5.吸入一氧化氮或体外膜氧合器（ECMO）支持

续表

常见并发症	原因	临床表现	护理措施
心律失常	1.长时间体外循环及围手术期心肌保护 2.术中传导系统和心肌损伤 3.低氧、低温 4.术后代谢紊乱，电解质失衡	主要包括室性期前收缩、房室传导阻滞、室性心动过速、结性心动过速等	1.持续动态监测心率、心律，准确记录心律失常发生的时间、类型及转归 2.维持水电解质酸碱平衡 3.遵医嘱使用抗心律失常药物 4.安置心脏起搏器，并观察使用情况
上腔静脉阻塞综合征（Gleen术）	1.吻合口梗阻 2.远端肺动脉扭曲 3.肺血管阻力显著升高	表现为颜面部肿胀、上半身肿胀伴皮肤发绀，上下肢皮肤颜色存在明显差异	1.患儿补液、输血等均通过股静脉进行，颈内静脉仅供测量CVP使用 2.尽早撤离呼吸机，恢复正常的负压通气，增加静脉回流，从而提高心排血量 3.常规抗凝
低氧血症	1.体外循环后肺部炎症反应重 2.姑息性手术后患儿呼吸机的应用使胸内压增高，肺血减少，导致术后低氧	血氧饱和度和血氧分压下降	1.强心利尿治疗，减少肺部感染 2.姑息性手术后尽早撤离呼吸机，恢复正常的负压通气 3.体动脉-肺动脉分流术后人工管道的堵塞常表现为血氧饱和度明显下降，呼气末二氧化碳分压突然下降，提示肺血流突然减少，应行床旁心脏彩超，以明确诊断。确诊后紧急手术，清除血块或重新放置管道

（3）术后康复护理

1）饮食：原则上以清淡、少盐为主，食用蛋白质适中、富含维生素、易消化的食物，服用利尿药时可多吃含钾的水果、蔬菜，如香蕉、橘子、番茄等，以补充因服用利尿药而引起的低钾。教会家长母乳喂养。

2）拍背体疗。

胸部物理治疗一般选择在餐前30 min、餐后2 h或睡前进行。方法：协助患者取坐位或侧卧位，操作者五指并拢呈弓形，以患者能承受的力量为宜，从肺下叶开始，以 40 ~ 50 次 / 分的频率，由下至上、由外向内，每天 3 ~ 4 次叩击，时间不超过 30 min，以 15 ~ 20 min 最佳。

3）活动：遵循个性化、兴趣性、全面性、持之以恒的原则，鼓励练习床上坐起和翻身，进行关节主动、被动运动，从床边站立开始，先克服直立性低血压，站立无问题后开始步行，从病房内走动，逐渐到走廊内走动，走动时要扶着东西。感觉没有困难时，可以开始散步，最开始行走的速度、步伐以感觉舒适为标准，以后逐渐加快步伐。早期下床活动时，注意体力的恢复情况，先平台慢步行走再上下楼梯。

4）预防感染：指导注意休息，保证充足睡眠，注意防寒保暖，遵医嘱正确使用抗生素。如伤口有污染、渗血、渗液，要及时报告医生处理。

5）介绍家庭护理注意事项：护士介绍患儿家庭护理注意事项（包括小儿的姿势、饮食、洗澡技术、训练和活动度），告知家长出院后如何观察患儿病情变化，向患儿家长介绍随访的重要性。在出院前，护士应确保给患儿家长药物指导和给药方法表，并告知注意药物的不良反应及药物的相互作用，护士的指导能确保患儿平稳地由住院转回家中。

三、出院准备

（一）用药指导

（1）出院时应遵照医嘱按时服药，不得随便更改剂量或突然停药，尤其是强心利尿药，以免因过量、不足量或停用而引起严重后果。

（2）口服利尿剂时要注意钾补充。

（3）口服抗凝药物的患儿需加强观察，如皮肤黏膜无出血倾向、大便颜色，定期复查凝血功能。服用抗生素者，体温不高者，一般只用 3d。

（二）饮食指导

饮食要清淡，少食多餐，适当增加营养，高蛋白、高热量饮食与水果、蔬菜合理搭配。心功能较差的患者，应限制入量（尤其是液体入量）。

（三）生活指导

（1）休养环境要安静舒适，室内温度、湿度适宜，要注意经常通风换气，保持空气清新，尽量避免接触患有传染病及流感的人群。

（2）情绪要保持平和，不要过于激动或悲伤。

（3）保持排便通畅，保证每日至少1次排便，必要时用开塞露通便。应用利尿剂的患者，要注意观察尿量及体重的变化，保持摄入量与尿量基本平衡。

（4）注意根据气候及时增减衣服，预防感冒。

（5）出院后要注意劳逸结合，不要过分劳累，可根据自身耐受进行适当锻炼。

（6）16岁以下行正中切口的患者，需用胸带3个月。

（7）3个月内不能进行预防接种。

（四）复诊

（1）术后患儿及其家属一定要重视随访，一般在出院后1周、3个月、半年、1年进行，视病情而定。

（2）如出现活动后心悸气短、呼吸困难、发绀、恶心呕吐、尿少、眼睑水肿等症状，应随时就诊。

（3）建议每年进行一次心电图、胸部X线和心脏超声检查。

第九节　冠心病患者冠状动脉旁路移植

一、概述

（一）定义

冠状动脉粥样硬化性心脏病（CAD）简称冠心病，是全身动脉粥样硬化累及冠状动脉的表现，冠状动脉壁由于粥样硬化斑块形成，造成管腔狭窄，在此基础上合并冠状动脉痉挛、血栓形成而导致的急性心肌缺血、坏死。冠状动脉粥样硬化可发生于冠状动脉的任何分支，以左冠状动脉的前降支最为多见，其次是右冠状动脉和回旋支，同时累及此三支冠状动脉分支的冠心病，称冠心病三支病变。

冠心病的主要病因是动脉粥样硬化，它与许多危险因素有关，如年龄、性别、遗传、种族，这些危险因素无法改变，而以下危险因素则可通过治疗及改变生活方式来控制，如高血压、高胆固醇、肥胖、缺乏运动、压力、糖尿病、高尿酸等。

（二）病理解剖

正常动脉壁由内膜、中膜、外膜构成，当动脉粥样硬化时，动脉内膜可形成数毫米大小的黄色脂点或长度可达数厘米的黄色脂肪条纹，其可能发展为斑块。纤维斑块病变则为进行性粥样硬化最具特征性的病变，主要由内膜增生的结缔组织和含有脂质的平滑肌细胞组成，此脂质主要成分为胆固醇和胆固醇酯。纤维斑块并发出血、坏死、溃疡、钙化和附壁血栓则形成复合病变。受累动脉弹性减弱，脆性增加，易破裂，管腔逐渐变窄，甚至完全闭塞，也可扩张而形成动脉瘤。

（三）病理生理

冠状动脉血流量是影响心肌供氧最主要的因素，当冠状动脉粥样硬化使管腔狭窄时，冠状动脉血流量减少，心肌供氧和需氧失去平衡，此时心肌需氧量增加，但冠状动脉供血量不能相应增加，因此加重心肌缺血、缺氧。粥样硬化斑块破裂和急性冠状动脉血栓形成后可导致相应区域的心肌血液供应锐减，并可立即降低心肌工作性能。若心肌梗死后 1 h 内恢复再灌注，部分心肌细胞功能可以恢复，再灌注时间若超过 2 ~ 6 h，则心肌梗死无法逆转。急性心肌梗死可引起严重心律失常、心源性休克、心力衰竭甚至心室破裂。

（四）临床表现

临床分为隐匿型、心绞痛型、心肌梗死型、心力衰竭型（缺血性心肌病）、猝死型五个类型。其中最常见的是心绞痛型，最严重的是心肌梗死和猝死两种类型。

1.心绞痛

心绞痛是一组由于急性暂时性心肌缺血、缺氧所起的症候群。

（1）胸部有压迫窒息感、闷胀感、剧烈的烧灼样疼痛，一般疼痛持续 1 ~ 5 min，偶长达 15 min，可自行缓解。

（2）疼痛常放射至左肩、左臂前内侧直至小指与无名指。

（3）疼痛在心脏负担加重（例如体力活动增加、过度的精神刺激和受寒）时出现，在休息或舌下含服硝酸甘油数分钟后即可消失。

（4）疼痛发作时，可伴有（也可不伴有）虚脱、出汗、呼吸短促、心悸、恶心或头晕症状。

2.心肌梗死

心肌梗死是冠心病的危急症候，通常多有心绞痛发作频繁和加重作为基础，也有无心绞痛史而突发心肌梗死的病例（此种情况最危险，常因没有防备而造成猝死）。心肌梗死的表现为：

（1）突发胸骨后或心前区剧痛，向左肩、左臂或他处放射，且疼痛持续半小时以上，经休息和含服硝酸甘油不能缓解。

（2）呼吸短促、头晕、恶心、多汗、脉搏细弱。

（3）皮肤湿冷、灰白，呈重病面容。

（4）大约 1/10 患者的唯一表现是晕厥或休克。

二、治疗原则

冠心病患者在行冠状动脉旁路移植术前的术前评估至关重要。现在进入心外科的冠心病患者都是心内科层层筛选过的患者，一般血管条件都比较差，身体状况更令人担忧，所以术前一定要慎重评估风险，确立手术方案，治疗并存疾病，预防并发症。对于血糖、血压、心肝肾功能情况，肺功能情况都要仔细评估，对冠状动脉血管情况更要了如指掌。哪些血管需要搭桥，先搭哪根桥，都应该最优化选择，术中一定要精细，如果是至关重要的血管，即使是 1 mm 也要搭桥。只要精细吻合，保持好的通畅性，术后一般不会早期闭塞，这对维护心功能、改善症状至关重要。心功能对于患者术后恢复太重要了。术后治疗也很关键，特别是对于血管条件不好的患者，要加强抗血小板，同时要密切观察，以免出现严重并发症。

三、护理

（一）常见护理问题及护理目标

常见护理问题及护理目标见表 2-8。

表2-8　冠心病患者常见护理问题及护理目标

	常见护理问题	护理目标
术前	心输出量减少：与心肌供血不足及左室射血不足有关	心功能较之前改善，循环稳定
	活动无耐力：与心输出量减少，氧的供需失调有关	患者卧床休息或者适度活动，活动后无气促、心率过快、疲乏感
	焦虑、恐惧，与患者对疾病的恐惧，认识不足及担心预后有关	患者情绪稳定，能够积极配合治疗和护理
	知识缺乏：与患者缺乏疾病及手术相关知识有关	患者了解危险诱因、疾病、手术、用药知识
	潜在并发症：心肌梗死、猝死	无并发症发生或并发症得到及时治疗
术后	围手术期心肌梗塞：与动脉痉挛、血液重建不完全有关	无围手术期心肌梗塞发生或围手术期心肌梗塞得到及时发现和处理
	心输出量减少：与心脏疾病、心功能减退、容量不足、心律失常有关	呼吸循环及生命体征平稳，心功能得以改善
	不能维持自主呼吸：与体外循环手术有关	顺利脱离呼吸机辅助呼吸
	低效性呼吸形态：与术后伤口疼痛有关	患者维持正常的呼吸频率及节律
	下肢血液回流障碍：与下肢大隐静脉取出有关，心排血量低，下肢静脉血流不畅	下肢血液回流通畅，下肢无水肿
	潜在并发症：心律失常、意识障碍、肾功能不全、低心排血量、下肢静脉血栓	无心律失常发生或心律失常得以控制，意识无障碍，肾功能完好
	皮肤完整性受损：与手术切口及下肢取血管有关	1.住院期间手术切口、取血处血液循环良好，无肿胀、感染，压疮的发生 2.伤口愈合良好

（二）护理措施

1.术前护理措施

（1）常规准备。

1）观察生命体征：监测心率（律）、血压的变化，评估患者疼痛的部位、性质、程度、持续时间。心绞痛发作时立即停止活动，绝对卧床休息，给氧气吸入，必要时遵医嘱给硝酸甘油舌下含服或静脉泵入，监测心肌酶的变化并注意用药后的反应。

2）完善术前检查：包括血液检查，影像学检查，如颈动脉及四肢血管超声、冠状动脉造影等（冠状动脉造影时间需在 6 个月以内，超过 6 个月的建议复查）。

3）用药护理：改善心功能，预防心绞痛、心肌梗死、心力衰竭及心律失常的发生。控制炎症，如口腔、泌尿系统及呼吸道感染，控制血压及血糖，使其达到理想水平。

4）基础护理：认真落实患者的生活护理及基础护理，确保三短六洁，积极预防压疮等并发症的发生；保持大便通畅，必要时应用缓泻剂，切忌用力排便，以免诱发心绞痛。

5）饮食指导：指导患者进食低盐、低脂、低糖、高维生素、高纤维素、易消化的食物，少食多餐，戒烟，戒酒及咖啡等刺激性食物，切忌暴饮暴食。

（2）心理准备：冠状动脉手术患者术前心理准备。

1）知识宣教，稳定情绪：宣传疾病相关知识及诊疗技术和进展，同时组织疗效好的患者与他们进行交流，增加患者治疗的信心，稳定患者情绪。

2）家庭支持：鼓励患者家属和朋友给予患者关心和支持。增加陪伴患者的时间，多与患者沟通。给患者无微不至的关心和照料，使患者积极配合治疗，顺利度过危险期。

3）放松训练：教会患者通过听音乐、深呼吸等方法来放松心情。

4）个性化训练：鼓励患者表达自身感受，了解患者的心理及精神状况，针对个体情况进行针对性心理护理。

（3）术前宣教及访视。

1）病房术前宣教。

准备：生活用物、手术用物等。

深呼吸训练：手术后正确的呼吸方式是腹式呼吸，指导患者经鼻慢慢吸气，使腹部膨起，然后从嘴慢慢呼气。其做法如下：①患者取坐位或仰卧位，屈膝以放松腹部肌肉。②双手放在腹部的外侧。③经鼻吸气使上腹部向外膨胀。④由嘴呼气并收缩腹肌将气体排出。

咳嗽训练：患者取坐位或半卧位，上身稍向前倾，双手手指交叉按在胸壁伤口部位，咳嗽时以手支托伤口。嘴保持微张，快速深呼吸后用力咳嗽 1 ~ 2 次。

腿部运动：①肌肉收缩运动。持续收缩小腿（腓肠肌）和大腿的肌肉几秒钟再放松，如此重复至少做 10 次。②股四头肌训练。膝关节弯曲 90°至足掌平踏床面上，再将小腿部伸直置于床上，至少重复 5 次。

讲解手术的必要性、手术方式、术前的注意事项及介绍术后伤口部位、置管情况，并介绍手术室及监护室的一些情况。

术前一天抽血做交叉配血和药物过敏试验，做好手术区域的皮肤准备，修剪指（趾）甲。术前一晚使用开塞露促进排便。术前 8 h 禁食、禁水，做好心理准备，避免精神过度紧张，保证良好的睡眠。

2）ICU 术前访视。

基础宣教：①了解患者术前疾病，如高血压、吸烟史、糖尿病、高血脂；辅助检查，如心电图、冠脉及左心室造影、超声心动图、胸部 X 线检查、四肢血管超声等。②示范并教会患者深呼吸。

3）用药指导：术前遵医嘱使用降血压药控制血压，做到合理安全用药。保持大便通畅，必要时遵医嘱应用通便治疗，适当给予助睡眠的药物保证充分的休息。焦虑时可使用抗抑郁的药物。

特殊指导：①术前合并糖尿病的应遵医嘱调整降糖药或胰岛素的用量，并把血糖控制在正常水平（空腹为 4.4 ~ 6.7 mmol/L；餐后在 6.7 ~ 8.3 mmol/L）。②活动指导。患者术后清醒后，ICU 护士指导做收手或屈膝运动，拔除气管插管后协助患者在床上做翻身活动，可预防肺部感染和压疮的发生，并能刺激胃肠蠕动，减少肠胀气。③用药指导。术前遵医嘱使用降血压药控制血压，做到合理安全用药。保持大便通畅，必要时遵医嘱应用通便治疗，适当给予助睡眠的药物保证充分的休息。焦虑时可使用抗抑郁的药物。

2. 术中护理

（1）体外循环辅助下冠状动脉旁路移植术。

1）用物准备。

手术器械：常规体外器械及胸骨锯。

另加器械：冠脉器械及大隐静脉包。

常规布类：手术盆、手术衣、手术敷料。

一次性用物：缝线。

2）严格执行手术安全核查制度及手术室清点制度。

3）手术步骤。

消毒铺巾：消毒上至颈部，下至双下肢及足部，两侧腋中线。会阴部塞一对折治疗巾，大腿根部铺一对折桌单，横铺两张完全展开的双层桌单，无菌袜套包裹双脚，身体两侧各铺一对折桌单、治疗巾、桌单、医用护皮膜。

开胸：①切开皮肤。②锯开胸骨。

移植血管准备：①取左乳内动脉，用罂粟碱湿纱布包裹。②取大隐静脉，将获取的大隐静脉放入盛有含肝素的温血中备用。

建立体外循环：游离主动脉→缝主动脉荷包→插主动脉插管→缝腔房管荷包→插腔房插管→缝冷灌荷包→插冷灌转流。

心内操作：①冠状动脉远端吻合的操作步骤为，确定靶血管→切开冠状动脉→做冠状动脉和大隐静脉端 – 侧吻合。②冠状动脉序贯吻合的操作步骤为，确定靶血管→切开冠状动脉→在与上一个桥路预定的位置→做冠状动脉和大隐静脉侧吻合。

心脏复跳：冷灌排气→开放主动脉→通过体外循环辅助，恢复患者体温至正常；主动脉近端吻合：升主动脉夹侧壁钳→修剪主动脉外膜→打孔器打孔→做大隐静脉与主动脉近心端吻合。

停机中和：通过体外循环辅助心脏至血流动力学平稳→拔出腔房管→鱼精蛋白中和→拔出主动脉插管。

止血关胸：放置临时起搏导线→放置引流管→止血→缝合心包→清点手术用物→缝合胸骨→缝合肌层和皮下及皮肤→无菌粘贴敷料覆盖伤口。

（2）不停跳冠状动脉旁路移植术。

1）用物准备。

手术器械：常规体外器械及胸骨锯。

特殊器械：冠脉器械及大隐静脉包。

常规布类：手术盆、手术衣、手术敷料。

一次性用物：①心脏固定器；②冠状动脉阻断带；③缝线。

2）严格执行手术安全核查制度及手术室清点制度。

3）手术步骤。

消毒铺巾：消毒上至颈部，下至双下肢及足部，两侧腋中线。会阴部塞一对折治疗巾，大腿根部铺一对折桌单，横铺两张完全展开的双层桌单，无菌袜套包裹双脚，身体两侧各铺一对折桌单、治疗巾、桌单、医用护皮膜。

开胸：①切开皮肤。②锯开胸骨。

移植血管准备：①取左乳内动脉，用罂粟碱湿纱布包裹。②取大隐静脉，将获取的大隐静脉放入盛有含肝素的温血中备用。

心内操作：①左乳内动脉与前降支吻合的操作步骤为，确定吻合口部位→安装心脏固定器→吻合口的前后两端缝合冠状动脉阻断带阻断→确定靶血管后切开冠状动脉→做左前降支与乳内动脉吻合。②近心端冠脉搭桥的操作步骤为，升主动脉夹侧壁钳→修剪主动脉外膜→切开主动脉→打孔器打孔→做大隐静脉与主动脉近心端吻合。③钝缘支、对角支、右冠、后降支吻合的操作步骤为，将心脏固定器固定在吻合口周围→吻合口的前后两端缝合冠状动脉阻断带→切开冠状动脉→做靶血管和大隐静脉远端连续缝合。④不停跳搭桥除前降支外，其余都是选择做序贯。

中和：等量鱼精蛋白中和。

止血关胸：放置临时起搏导线→放置引流管→止血→缝合心包→清点手术用物→缝合胸骨→缝合肌层和皮下及皮肤→无菌粘贴敷料覆盖伤口。

3. 术后护理

（1）术后常规护理。

1）呼吸系统管理。

呼吸机的应用：①使用呼吸机辅助呼吸，减少呼吸做功，减轻心脏负担，保证全身组织器官供氧，帮助患者度过围手术期。②根据患者的年龄、病情、体重设置呼吸机模式及参数，正压通气，同时利用最小的 PEEP 达到最佳的肺泡容量，防止肺不张。③定时查血气，据血气结果调整呼吸机参数，监测呼吸机各项参数（如 MV、气道压、肺的顺应性等），尤其注意气道压的变化，防止气压性损伤。④术后在病情允许的情况下尽量缩短呼吸机辅助时间，恢复正常的负压通气，减少胸内压，增加静脉回流，从而增加心排血量。⑤术后及早行床旁 X 线检查，了解肺部情况。

呼吸道的管理：①保持呼吸道通畅，按需吸痰，严格无菌操作。②在患者安静状态下吸痰，避免烦躁导致血压过高，吻合口破裂大出血。③定时翻身、拍背、体疗，根据医嘱雾化吸入，鼓励患者有效咳嗽、咳痰、吹气球，若病情允许尽早下床活动，预防肺部并发症。

体位管理：①全身麻醉体外循环带气管插管未清醒者去枕平卧位，清醒后床头抬高 30°~45°，有利于降低呼吸相关性肺炎（VAP）的发生率。②拔管后尽可能给予患者半卧位或者坐位，并鼓励下床活动，减少肺部并发症的发生。

2）循环系统监测。

严密监测血压，维持适量的动脉血压，术前合并高血压患者术后血压不低于术前血压的 20~30 mmHg。

动态监测心率（律）的变化，选择 R 波向上的导联，连续 3 天十二导联心电检查，及时发现 T 波及 ST 段改变，并及时处理围手术期心肌梗死，带有临时起搏器时应妥善固定起搏导线，以便预防或及时处理各类突发心律失常。

保持有效的循环灌注，术后及早保暖及降温，使体温维持在正常范围，降低心肌耗氧量发生低心排血量综合征时及早行主动脉内球囊反搏术（IABP）的应用。

维持正常的 CVP、LVP，血红蛋白（Hb）在 100 g/L 以上，红细胞比容（HCT）>35%，及时补充血浆及蛋白。

监测每小时尿，保证充分的肾灌注及全身灌注，每日复查血尿素氮（BUN）、肌酐（Cr），如有肾功能损伤，慎重补钾，必要时，行连续性肾脏替代治疗（CRRT）。

遵医嘱正确使用血管活性药物，如多巴胺、多巴酚丁胺、肾上腺素、米力农、硝酸甘油等，以改善心功能，增强心肌收缩力。

维持水电解质酸碱平衡，维持血钾在 4.0~5.5 mmol/L，防止低血钾导致的心律失常，维持酸碱平衡、血糖及内环境稳定。

患者行血管吻合术，若术后血压控制不合理，可引起胸腔引流液偏多。加强引流管的挤压并记录引流液的量及性质，如引流液＞2 mL/（kg·h），或突然减少，挤压有大量血凝块，同时心率增快、血压下降、CVP升高等，应怀疑心脏压塞，立即行二次开胸止血。

3）抗凝：术后尽早抗凝治疗。术后引流液连续4 h小于50 mL，遵医嘱给予低分子肝素、拜阿司匹林及硫酸氢氯吡格雷治疗。

4）消化系统管理：全面评估胃肠功能，通过视、触、叩、听了解胃肠情况。看腹部形态，有无腹胀，定时回抽胃液，观察胃液量及性状；触摸腹部柔软度及判断有无包块；叩诊腹部了解腹胀情况；听诊肠鸣音恢复情况。

早期肠内营养：早期行肠内营养，恢复胃肠功能，若出现腹胀、腹肌紧张，则可能有肠胀气或消化不良的情况，给予腹部按摩并加强活动。

5）泌尿系统管理：严密监测并记录每小时尿量、尿色，监测血尿素氮、肌酐等，当出现少尿或无尿时，给予积极处理，必要时行CRRT治疗。

6）神经系统管理：观察瞳孔的变化，如瞳孔的大小、对称，对光反射，眼结膜有无充血、水肿等；观察意识、精神状态，及时发现异常，如嗜睡，意识模糊，表情淡漠等。

7）血糖的监测：冠心病患者常合并糖尿病，血糖过高可导致酮症而昏迷及伤口难愈合，感染及代谢紊乱，过低会引起昏迷，维持空腹血糖在4.4 ~ 6.7 mmol/L，餐后血糖在6.7 ~ 8.3 mmol/L。

8）生活护理：做好口腔、皮肤、会阴的护理。

9）疼痛护理：常用FLACC量表评分，包括表情、肢体动作、行为，根据评分情况遵医嘱使用药物止痛，并观察疗效及不良反应。

10）患肢护理：观察大隐静脉、下肢足背动脉的搏动情况、皮肤颜色、温度，弹力绷带松紧适宜，术后24 h拆除。患肢抬高，预防水肿。

（2）术后并发症预防及护理。见表2–9。

表2-9　冠状动脉手术术后并发症预防及护理

常见并发症	原因	临床表现	护理措施
围手术期心肌梗死	1.术中心肌保护不当 2.术中血流动力学不稳定 3.移植桥血管血栓形成 4.移植血管痉挛	1.ST段压低或抬高，心律失常 2.低血压，心动过速或心动过缓 3.肌酸激酶同工酶MB（CK-MB）、血清肌钙蛋白上升 4.胸骨后疼 5.术后SpO₂下降	1.延长呼吸机辅助时间，充分镇静，保证氧供 2.术后严密心电监测，选择一个Q波向上的导联 3.术后3d连续每天做两次全导心电图，随时观察心电图波情况，如发现T波和ST段改变等心肌缺血表现，立即通知医生，有助于早期发现围手术期心肌梗死、冠状动脉血管痉挛及心肌血运重建不完全等。 4.遵医嘱给予硝酸甘油扩张冠状动脉，改善心肌供血、供氧 5.术后及时抗凝治疗（引流液连续4 h小于50 mL），遵医嘱给予抗凝治疗 6.每天复查CK-MB，血清肌钙蛋白有无成倍上升 7.指导患者如有心前区疼痛立即告知，并给予及时处理
低心排血量综合征	1.术中体外循环时间过长 2.心肌保护不好，心肌水肿 3.术后血容量不足 4.术后引流液多，心脏压塞	心排血量下降，心率增快，脉压变小，中心静脉压增高，血压下降，四肢冷，苍白或发绀，尿量减少，<0.5 mL/（kg·h），中心体温升高	一、呼吸系统护理 1.术后常规使用呼吸机辅助呼吸，合理使用呼吸机模式，并适当延长呼吸机辅助时间 2.给予患者充分镇静，减少呼吸肌做功及减轻心脏负担 3.气道温室化：湿化器温度维持在30～35℃，湿度为100%，并及时倾倒呼吸机冷凝水，患者清醒后抬高床头30°～45°，预防呼吸相关性肺炎（VAP）的发生 4.患者心律、血压稳定，引流液不多，胸片正常，体温、尿量正常后逐减呼吸次数并拔除气管插管，改为面罩10 L/min供氧，并给予患者雾化、拍背、体疗，复查血气，氧分压、二氧化碳分压正常后改为鼻导管吸氧 二、循环系统的护理 1.严格控制血压，如术前合并高血压患者术后血压不低于术前血压的20～30 mmHg，平均动脉压维持在70～80 mmHg，血压过高加重心脏负担，血管阻力增大，心肌耗氧增加 2.观察尿量、尿色，有无血尿及血红蛋白尿，每小时记录尿量一次，保持每小时尿量>1～2 mL/（kg·h） 3.观察四肢末梢温度、色泽 4.定时复查血气，监测血钾、电解质及酸碱、血红蛋白等情况，及时补充血容量，保证心肌灌注，及时纠正电解质紊乱，控制心律失常 5.使用心室辅助装置（IABP），减少心脏做功，保证供氧 6.术后应用左西孟旦改善心功能 7.尽早给予激素治疗，减轻心肌水肿，同时及早抗凝治疗，预防血栓

续表

常见并发症	原因	临床表现	护理措施
恶性心律失常	1.术后体温过低 2.低血钾 3.酸中毒 4.低氧血症 5.心肌缺血	多见室性心律失常；心悸，晕厥，胸痛；呼吸困难；QRS波倒置，Q-T间期缩短，ST段下降，T波高耸	1.术后使用呼吸机辅助呼吸，充分镇静并适当延长呼吸机使用时间，保证充分供氧 2.严密监测心率（律）变化，控制心率在60～80次/分，保证冠状动脉供血、供氧 3.冠状动脉旁路移植术（CABG）后心律失常以室上性心动过速、室性心律失常、心房颤动最为多见，及时观察并纠正引起室性心律失常的病因至关重要。处理时首选静脉注射利多卡因1～2 mg/kg，可持续静脉泵入，以1 mg/（kg·h）泵入，效果不佳时，可同时应用胺碘酮 4.及时查血气，监测血钾、酸碱及氧分压，保证心肌供氧，维持血钾在4.0～5.5 mmol/L 5.有效控制血压，术前合并高血压患者术后血压不低于术前血压的20～30 mmHg 6.严密监测引流液的量并及时补充血容量，保证心肌灌注
肾功能不全	1.高龄 2.合并糖尿病 3.术前肾功能不全 4.术前左心室功能不全 5.体外循环时间过长 6.长期低血压，肾灌注不足 7.二次CABG术	尿量减少；血钾增高；血清肌酐升高，血尿素氮升高；中心静脉压增高，全身水肿	1.术前维护好肾功能，不使用损伤肾功能的药物 2.提高手术技术，缩短术中转流时间，控制好血压，保证肾灌注是预防肾功能不全的关键 3.术后及时复温，积极保暖，保证全身灌注良好 4.严密监测尿量，保证每小时在1～2 mL/（kg·h），及时复查肾功能，对于血肌酐（Cr）保证男性在53～106μmol/L、女性在44～97μmol/L，成人血尿素氮（BUN）为3.2～7.1 mmol/L，血尿酸（UA）为89～357μmol/L 5.监测血钾，>6 mmol/L时，遵医嘱积极处理。当有明显的氮质血症时，及早运用肾功能代替治疗，同时也可以减少心脏负担 6.根据患者心功能、中心静脉压、尿量及体重，严格控制每小时入量，保证每日的负平衡 7.术后合理饮食，低蛋白饮食（蛋白质：总热量的10%～15%；脂肪：总热量的20%～30%；碳水化合物：总热量的55%～65%），限制盐的摄入，不吃腌制食品，远离加工食品，限制使用调味品，适当使用低钠盐 8.术后指导患者准确记录每天的尿量，定时复查肾功能、血清电解质

常见并发症	原因	临床表现	护理措施
下肢静脉血栓形成	1.侧支静脉血流缓慢 2.血液高凝状态 3.侧支静脉壁损伤	下肢水肿，足背动脉搏动弱或不能触及，足趾青紫	1.注意观察并记录患肢的温度、色泽以及有无水肿、渗出，防止深静脉栓塞 2.使用弹力带包扎切口，抬高患肢15°～30°，以利于静脉回流 3.主动或被动轮流抬高、活动下肢，足背伸屈运动，促进静脉回流，以免发生下肢深静脉血栓或血栓性静脉炎，有助于侧支血管的建立 4.保持局部清洁、干燥 5.禁止患肢穿刺或输液干扰观察 6.早期下床活动：术后48h鼓励患者下床活动，促进下肢静脉回流 7.尽早抗凝治疗，若术后连续4 h引流液小于50mL，遵医嘱应用抗凝治疗
血糖紊乱	1.术前合并糖尿病 2.手术时间长 3.内环境紊乱	高血糖，低血糖	1.术前应调整降糖药或胰岛素的用量，将血糖控制在正常水平（空腹为4.4～6.7 mmol/L；餐后血糖在6.7～8.3 mmol/L） 2.术后持续泵入胰岛素，及时监测血糖，随时调整胰岛素的用量 3.血糖难于控制时及时请内分泌科会诊，并给予相应对症处理
纵隔炎	1.术前合并糖尿病 2.再次CABG 3.高龄骨质疏松 4.肥胖	持续高热，血常规高，伤口愈合延迟	1.术前合并糖尿病的应遵医嘱调整降糖药或胰岛素的用量，并把血糖控制在正常水平（空腹为4.4～6.7 mmol/L；餐后在6.7～8.3 mmol/L） 2.术前抗生素的合理应用 3.手术中绝对无菌操作 4.关胸时牢固固定胸骨，避免胸骨活动后裂开

（3）术后康复护理

1）合理饮食

保证充足的营养摄入，低盐、低脂、高蛋白饮食，多进食水果、蔬菜。

少食多餐，食用含纤维素丰富的食物，保持大便通畅，必要时遵医嘱给予缓泻剂，避免用力排便。

卧床期间禁食产气食物（如牛奶、豆类），防止胃肠胀气。指导患者正确记录24 h出入液量。

2）手术切口护理：保持手术切口干燥、清洁。卧床期间，抬高患肢15°，注意观察患肢循环、温度及颜色等情况。间断被动或主动活动患肢，防止血栓形成。下肢取静脉后，静脉回流不畅，下床时穿弹力袜，防止血栓形成及预防水肿的发生。预防切口淤血、感染。指导患者进行下肢活动，防止血栓。

3）咳痰护理：指导患者正确的有效咳嗽排痰的方法，促进肺复张，预防肺部感染。

4）用药指导：指导患者按时正确服药，同时宣教药物相关知识，教会患者进行自我观察，注意药物的不良反应。

5）康复锻炼：量力而行，勿劳累，肥胖者应减肥。术后早期不能下床时需在床上活动。翻身、坐起、拍背、活动手脚等，可以预防肺部、下肢静脉血栓形成等并发症的发生，促进心功能恢复。在病情允许情况下尽早下床活动，可以扶床站立，在病房慢走等，以不感到疲劳为度。

第三章　老年综合征及常见疾病护理

第一节　谵妄

谵妄是一种重要的常见老年综合征，有多种原因，临床表现多样。来医院就诊的老年患者中 10% ～ 30% 患有谵妄（急性意识混乱），住院患者中还会有 10% ～ 30% 新发谵妄。一部分谵妄的病因是致命性的，如果未能及时发现和处理，会增加其发病率和病死率，所以必须得到重视。认知功能受损（包括阿尔茨海默病）患者的脑功能储备差，更容易发生谵妄。低年资医生看到老年患者伴有急性意识混乱、意识水平波动或无法保持注意力时，尤需警惕谵妄的可能。

关于谵妄，以下三个步骤至关重要。

（1）识别

谵妄是内科急症，及时、准确识别至关重要。

（2）明确谵妄原因

一部分原因非常严重。

（3）正确地对因和对症处理

如果不对因处理则患者可能不会好转。

一、概述

（一）识别

在谵妄的诊疗流程中，最为重要的一步是识别。

谵妄的病情具有波动性且临床表现多样，常常导致漏诊。活动减少（如淡漠、嗜睡或精神运动减少）可能会被误诊为阿尔茨海默病或抑郁，或简单地被误认为是入眠而被忽略。

谵妄评定方法（CAM）是一种有效的筛查工具，有以下情况需考虑谵妄：

（1）急性发作，病程波动。

（2）注意力不能集中。

（3）思维混乱。

（4）意识状态改变。

注：具备前两项，只要再加后两项中的任何一项，诊断就可以成立。

（二）评估

评估谵妄时需要采用以问题为导向的方法来采集病史，安排检查。寻找病因尤其重要，尽管有时难以做到。建议从以下方面进行问诊和检查：药物、感染、肠道、膀胱问题，手术后相关医疗问题，代谢及电解质紊乱等，这些是引起谵妄的主要原因。要注意谵妄的原因往往有多种而非单一因素，例如一位患者同时有肺炎、心力衰竭、贫血和便秘，需要全面评估。

（三）病史

谵妄常见于急诊或住院患者，尤其在傍晚时分。尽管时间紧迫，询问病史依然很重要，至少要花费几分钟向能够提供病情的照料者、护理院工作人员或病房护士询问以下重点问题：

第一，本次意识混乱是急性发作还是长期如此？是否为谵妄（伴或不伴有认知功能障碍）？大多数情况下，患者有一定程度的认知功能障碍，近期出现意识混乱加重（急性变化）。然而也有一些患者在本次发病前认知功能尚可。

第二，病情（例如行为表现）是否呈波动性？是否有注意力降低？是否有意识状态改变或清醒、睡眠节律改变？

第三，是否正在服用可能影响精神状态的药物，包括非处方药、中草药和既往用药？

第四，是否有其他疾病的不适表现？特别要询问呼吸道或泌尿系统症状。

第五，是否有近期手术史？术后谵妄很常见。

第六，近几天来是否排便？便秘是常见原因，但常被忽视。

（四）体格检查

急诊医生或值夜班医生，常常会忽略对认知功能的评估，影响谵妄的识别。然而，评估分值低也不能诊断谵妄，因为多种因素，如痴呆、无法交流、不愿合作或精神障碍都会影响评估结果。但是，在简易智能状态检查（MMSE）中，减算"7"或倒拼单词"world"可有效检测注意力这一重要诊断指标。评估认知功能有助于明确诊断，此外，复查有助于判断病情是否有改善。

有效的体格检查条目应包括：

（1）MMSE。特别是要评估注意力。

（2）感染。检查呼吸系统（包括痰液检查）、尿常规（或尿液分析）、感染的压疮及颈强直。注意提示感染的体征，如体温升高、脉率或呼吸频率增快。

（3）腹部。有无腹部感染，例如胆囊炎（右上腹压痛）、膀胱炎或尿潴留（耻骨上方压痛）、肾盂肾炎（腰背部叩痛），怀疑便秘时要做直肠指检以排除外粪便嵌塞。

（4）中枢神经系统（CNS）。任何部位脑卒中均可引起谵妄，枕叶卒中容易漏诊。

（5）心血管系统。心力衰竭或心肌梗死均可引起谵妄。

（6）听力及视力。听力或视力障碍可使谵妄加重。

（7）如果患者处于激惹或攻击状态，无法完成详细的体格检查，只能以观察为主。

（五）辅助检查

撒网式检查对诊治作用有限，应根据病史和体格检查线索安排合理的、相应的检查。流程如下：

（1）首先进行药物核查，如果考虑药物可能与谵妄有关，可采取以下措施：

1）停用可疑药物。

2）处理苯二氮䓬类药品或酒精戒断反应。

之后再决定是否需要进两步评估或检查。

（2）如果需要，可进行下述检查：

1）是否存在电解质和代谢紊乱、贫血。

2）寻找感染证据：胸部X线、血常规（或尿液分析）、选择性病原菌培养。

（3）经上述检查后仍无明显发现，可考虑进行：

1）动脉血气分析。

2）心电图。

3）甲状腺功能试验、血清维生素 B_{12} 和叶酸及药物浓度监测。

4）脑脊液检查、脑部影像、脑电图。

（六）常见原因

如前所述，谵妄最常见的原因是药物、感染、代谢／电解质紊乱、手术后状态和肠道／膀胱问题；此外，中枢神经系统（颅内）和心血管系统疾病也是引起谵妄的重要原因；其他原因还包括环境变化和疼痛（表3-1）。

表3-1　谵妄常见原因

1.最常见的可致谵妄的药物：具有镇静或精神性作用的中枢神经药物，例如抗胆碱能药物（三环类抗抑郁药、抗感冒药）；麻醉性镇痛剂（吗啡、可待因）；催眠镇静剂（苯二氮䓬类）
2.最常见的感染。肺部感染、泌尿系统感染
3.最常见的代谢/电解质紊乱：低钠血症、贫血、低血糖、甲状腺功能低下或功能亢进、脱水
4.其他重要原因 （1）便秘 （2）无症状心肌梗死 （3）脑梗死（枕叶、额叶或难于查出的微小梗死灶）；中枢神经病变（若患者不能配合临床或影像检查，可能较难以检出） （4）肠道和膀胱问题常并存且相互影响，如便秘可导致尿潴留及尿路感染。培养常规进行便秘和尿潴留排查的好习惯

二、治疗原则

对于谵妄的治疗主要包括病因治疗、支持治疗和对症治疗。

（一）病因治疗

病因治疗是指针对原发脑部器质性疾病或躯体疾病的治疗，这是最重要的治疗环节，但由于病因往往难以明确或不容易解决，病因治疗变得困难。

（二）支持治疗

一般包括维持水电解质平衡，适当补充营养。在整个患者精神状态改变期间，建议进行适当的环境控制以给患者充分的支持。应当给予患者强烈的白天或黑夜的线索提示。在白天，应当保持灯亮着，并营造一个活动的环境；在晚上，灯光应暗淡一些，居室应安静柔和。

（三）对症治疗

对症治疗是指针对患者的精神症状给予精神药物治疗。为避免药物加深意识障碍，应尽量给予小剂量的短期治疗。抗精神病药如氟哌啶醇，因其嗜睡、低血压等副作用较轻，可首先考虑。其他新型抗精神病药物，如利培酮、奥氮平、喹硫平，也可以考虑使用。但所有的镇静类药物，包括苯二氮䓬类药物，都应慎用。因为这类药物会加重意识障碍，甚至抑制呼吸，并加重认知损害。建议与患者家属充分沟通，在告知药物风险的情况下使用。

三、护理

（一）护理诊断

（1）思维过程紊乱：与谵妄有关。

（2）自理缺陷：与意识障碍有关。

（3）语言沟通障碍：与认知障碍有关。

（4）潜在性暴力行为：与精神运动障碍有关。

（5）睡眠形态紊乱：与谵妄有关。

（二）护理措施

治疗和护理的总体目标：

第一，谵妄症状减轻或消失，受损的功能恢复到正常状态。

第二，生活需要得到满足，保持良好的个人卫生习惯。

第三，能与他人进行有效的沟通。

第四，不发生自伤或伤人行为。

具体措施如下：

（1）一般护理。绝对卧床休息，协助全面的生活护理，要注意加强皮肤和口腔护理，预防并发症的发生。因老年人兴奋躁动，体力消耗增多，要保证饮食摄入，多次补充营养与水分，并注意饮食要清淡、易消化。

（2）密切观察病情。科学评估老年人的意识、认知、精神运动和睡眠觉醒周期的异常情况及自我照顾能力，密切观察老年人的意识及生命体征，夜间尤应注意。意识障碍程度加深，常是病情加重的标志，应及早发现，及时报告医生，并迅速配合各种医疗措施，加强护理。

（3）加强沟通。善于运用沟通技巧，通过语言、非语言的方式，以耐心、温和的态度与老年人沟通，使其了解护理人员的意愿。取得患者的配合，降低其焦虑不安的情绪。使用直接简单的语句与其交谈，内容可以是日常生活中熟悉的事，如"现在是下午5时，你可以去洗澡"，以此降低老年人的混乱感。当老年人出现错觉和幻觉，不要求其详述，可用委婉方式指出现实情况。

（4）提供舒适安全的环境。尽量减少可能造成压力或混乱的刺激，如过多的访客或噪声。提供安静、单独、简单的环境，室内光线柔和但不暗淡，集中进行治疗与护理，避免干扰老年人休息与睡眠。白天睡眠时间尽可能减少，避免晚上兴奋和刺激，努力纠正睡眠周期颠倒的情况。同时注意安全，专人看护，要高度警惕某些老年人在幻觉、错觉和妄想的支配下，发生自伤或跳楼等意外事件。对于精神运动性兴奋者，允许老年人用语言表达烦躁不安的情绪，并消除老年人周围环境中的危险物品。护理人员应加强巡视，必要时使用床栏，尽可能避免身体约束，如需使用，应注意约束带的松紧度。一旦症状好转，尽早解除约束。

（5）积极治疗原发病。在明确病因前，应遵医嘱给予药物治疗，如停止一切非必需药物，尤其是镇静与抗精神失常药。但对于兴奋、躁动不安者，为避免其自伤及其他意外，可谨慎使用对症性镇静剂治疗，并随时调整剂量。

（6）健康指导。向老年人及其家属介绍有关疾病知识、诱发因素。老年人应经常进行健康检查，早发现、早治疗各种躯体疾病，如控制高血压，预防并治疗肺部、泌尿系统的感染。尽量减轻疾病对身心健康的损害。注意劳逸结合，避免过度劳累，保持良好的环境及心情。

第二节　尿失禁

尿失禁是指尿液的不自主性漏出。尿液不自主性漏出并非是正常老化的结果。尿失禁在老年人群中很常见，15%～30%的社区老年人、30%的住院老年人以及50%生活在养老机构中的老年人都会发生尿失禁。患病率随着年龄、失能和制动的增加而增加。尿失禁往往被忽视，75%的女性尿失禁患者未就诊。尿失禁是导致患者生活质量下降、抑郁、卫生状况差和社会隔离的主要因素之一，并且也是跌倒及形成压疮的重要风险因素，是仅次于阿尔茨海默病，第二大需患者住照护机构的疾病。然而尿失禁往往是可以治疗的。

膀胱壁的肌层由精细的平滑肌网构成，称为膀胱逼尿肌，年轻人最大储尿量为 600 mL，80 岁老人储尿量下降约 50%。四组神经系统参与调控膀胱功能。

大脑皮质高级中枢在排尿不方便的情况下抑制排尿，参与协调和促进排尿过程。

交感神经系统通过腹下神经的交感神经纤维（$L_1 \sim L_3$）使膀胱颈括约肌收缩。控制或延迟排尿的能力受到大脑皮质高级中枢的影响，抑制逼尿肌收缩、膀胱颈括约肌（交感神经 $L_1 \sim L_3$）收缩以及通过阴部神经控制前尿道括约肌收缩。

大脑皮质中枢与以下（L_4，L_5）两组神经系统共同协调排尿。副交感神经胆碱能系统（$S_2 \sim S_4$）通过盆腔神经使膀胱逼尿肌收缩。阴部神经使尿道前括约肌松弛。

正常解剖关系破坏可导致尿失禁，例如经尿道前列腺切除术、阴道分娩创伤或其他造成控尿通路病理改变的疾病（如大脑皮层高级中枢损害的疾病——阿尔茨海默病）。

老年患者常常对尿失禁感到羞愧，故避而不谈。所以详细询问有关病史非常重要，询问失禁是暂时性还是慢性或明确性的，并进一步寻找病因。老年人尿失禁往往为多因素所致。

一、概述

（一）病史

1. 暂时性尿失禁

鉴别其病因非常重要（表 3-2）。

表3-2　暂时性尿失禁的病因和问诊要点

病因	问诊
谵妄	患者是否有谵妄并引起了尿失禁（详见本章第一节"谵妄"）
制动	是否有暂时性的活动受限导致肢体无力而不能及时如厕。例如去适应状态、关节炎发作和直立性低血压
感染	有无尿路感染。老年患者可能缺乏典型的尿急、排尿困难等尿路刺激症状，尿失禁有时是尿路感染的唯一症状，特别是痴呆或谵妄不能沟通的患者

续表

病因	问诊
药物	是否近期在服用诱发或加重尿失禁的药物，包括：①利尿剂；②含抗胆碱能活性的药物，如抗抑郁药或抗精神病药（可致尿潴留和充溢性尿失禁）；③钙通道阻滞剂（可增加残余尿及充溢性尿失禁）；④α-受体阻滞剂（可引起压力性尿失禁）
多尿症	是否合并糖尿病或高钙血症
粪便嵌塞	是否有便秘或粪便嵌塞表现，粪便嵌塞患者有时并不表现为便秘，甚至腹泻

2. 已确诊的尿失禁的原因

逼尿肌痉挛（膀胱不自主收缩）；逼尿肌松弛；尿道口松弛；尿道口梗阻；功能性尿失禁。

3. 按照临床表现 / 特征分类

（1）急迫性尿失禁。

（2）压力性尿失禁。

（3）充溢性尿失禁。

（4）功能性尿失禁。

临床分型常常可以提示尿失禁的病因，但也有个别例外情况，排尿记录有助于确定病因。

4. 问诊要点

（1）是否有急迫性尿失禁症状（当有尿意时难以控尿而漏尿）。急迫性尿失禁的主要原因（但不是唯一的）是逼尿肌痉挛，占老年人尿失禁所有病因的2/3。造成逼尿肌痉挛的常见疾病有脑卒中、帕金森病及阿尔茨海默病，也是精神错乱患者的尿失禁的最常见原因。

（2）是否有压力性尿失禁的症状（咳嗽、大笑、弯腰、打喷嚏导致尿液不自主溢出）。女性的压力性尿失禁常为盆底肌松弛导致尿道口松弛所致。

（3）是否有下尿路梗阻的症状。下尿路梗阻症状，如尿频、尿等待（开始排尿困难）、尿线变细、尿后滴尿等，可见于前列腺增生、前列腺癌以及下尿道梗阻的老年男性患者，还可见于膀胱神经受损（盆腔或肿瘤压迫）、逼尿肌松弛，以及各种原因引起的自主神经紊乱患者。然而，如果继发逼尿肌痉挛，也可导致急迫性尿失禁的发生（在 2/3 的病例中，梗阻性与急迫性尿失禁可并存）。

（4）是否有充溢性尿失禁的症状。尿道口梗阻严重的病例会出现梗阻性尿滞留，并有充溢性尿失禁的症状。逼尿肌收缩无力是充溢性尿失禁的少见病因（＜10%），如膀胱支配神经受损（椎间盘或肿瘤压迫）和一些疾病造成的自主神经病。

（5）是否有功能性尿失禁。是否有活动障碍及如厕缓慢的问题（如脑卒中、关节炎或帕金森病），或认知功能障碍（如阿尔茨海默病）导致不能在合适的地点排尿。

（6）核查其他相关病史。包括神经系统疾病、前列腺或妇科、产科手术史以及慢性咳嗽史。

（二）体格检查

（1）认知功能、神经系统及运动系统。检查谵妄、痴呆、脑卒中、帕金森病以及关节炎。

（2）腹部。检查有无胀大膀胱导致充溢性尿失禁。

（3）直肠。检查有无前列腺增生、粪便嵌塞，以及肛门括约肌张力（$S_2 \sim S_4$）情况。

（4）压力性尿失禁的检测以及阴道检查（女性）。检查在膀胱充盈、会阴部松弛情况下，有无咳嗽时漏尿。患者取仰卧位，检查有无膀胱膨出、尿道黏膜脱垂及萎缩性阴道炎。

（三）辅助检查

（1）排尿记录。此法最有用。了解排尿量、排尿次数以及尿失禁的情况，有助于查明尿失禁的原因。要求患者或其照料者纪录每次尿失禁（排尿）的尿量及排尿周期，尿失禁发生在早上可能为利尿剂所致，发生在夜间可能由心力衰竭导致；压力性尿失禁通常由咳嗽引起。排尿记录也可作为疗效的监测。

（2）尿液分析及培养。尿液中大量内细胞及尿亚硝酸盐阳性说明发生尿路感染的概率极大，可行尿液培养进一步明确。

（3）尿素、肌酐及电解质。年龄、性别、体重校正后粗略评估肾功能的指标。对于一个肌肉萎缩的老年人，正常的肌酐值并不能说明其肾功能正常。

（4）血糖和血清钙。有多尿时尤为重要。

（5）残余尿量。排尿后通过膀胱超声或导尿管测定。残余尿量随年龄而增加，但一般不会超过 100 mL，超过 200 mL 为异常。

（6）尿动力学。要求患者认知功能良好并能够配合，不作为常规检查。指征是：

1）尿失禁的病因和诊断不明确，影响到治疗。

2）已进行经验性治疗，但是无效。

3）准备进行外科手术。

例如：鉴别急迫性尿失禁（如脑卒中）与梗阻性尿失禁的病因，鉴别弛缓性膀胱与梗阻性尿失禁。

二、治疗原则

治疗的主要原则是尽可能减少不必要的卧床以纠正诱因。

阴道炎或尿道炎、急性尿路感染时用抗生素。停用或替换致尿失禁的药物，纠正代谢紊乱。一般措施有限制液体摄入（尤其是夜间），白天定时排尿，限制黄嘌呤，如含黄嘌呤的咖啡或茶的摄入，注意会阴部卫生及皮肤护理，避免压疮及局部皮肤感染。治疗尿失禁除药物疗法外，有些患者宜手术治疗，如前列腺切除术、压力性尿失禁的修复术等，能收到较好效果。有些患者可用行为疗法、生物反馈疗法或单纯的理疗。

三、护理

（一）常见护理问题

（1）压力性尿失禁：与老年退行性变化（尿道括约肌松弛）、手术、肥胖等因素有关。

（2）急迫性尿失禁：与老年退行性变化、创伤、腹部手术、留置导尿管、液体（酒精、咖啡因、饮料）摄入过多，以及患有尿路感染、中枢或周围神经病变、帕金森病等疾病有关。

（3）反射性尿失禁：与老年退行性变化、脊髓损伤、肿瘤或感染引起的对反射弧水平以上的冲动的传输障碍有关。

（4）社会交往障碍：与尿频、异味引起的不适、困窘和担心等有关。

（5）知识缺乏：缺乏尿失禁治疗、护理及预防等知识。

（6）有皮肤完整性受损的危险：与尿液刺激局部皮肤、辅助用具使用不当等有关。

（二）护理措施

老年人尿失禁常是多种因素共同作用的结果，故治疗尿失禁应遵循个体化的原则，针对不同的情况采取治疗措施。治疗与护理的总目标：

第一，患者日常生活需求得到满足。

第二，行为训练及药物治疗有效，患者信心增强，能正确使用外引流和护垫，做到饮食控制及规律的康复锻炼等。

第三，患者接受现状，积极配合治疗护理，恢复参与社交活动。

1.尿失禁护理用具的选择及护理

（1）失禁护垫、纸尿裤。这是最为普遍且安全的方法，可以有效处理尿失禁的问题，既不影响患者翻身及外出，又不会造成尿道及膀胱的损害，也不影响膀胱的生理活动。注意每次更换时，用温水清洗会阴和臀部，防止尿湿疹及压疮的发生。

（2）高级透气接尿器。适用于老弱病残、骨折、瘫痪及卧床不起、不能自理的患者。类型：BT-1型（男）或BT-2型（女）接尿器。使用方法：先用水和空气将尿袋冲开，防止尿袋粘连。再将腰带系在腰上，将阴茎放入尿斗中（男性患者）或接尿斗紧贴会阴（女性患者），并把下面的2条纱带从两腿根部中间左右分开向上，与三角布上的两个短纱带连接在一起即可使用。这种方法可以避免生殖器糜烂、皮肤瘙痒、湿疹等问题。

（3）避孕套式接尿袋。其优点是不影响患者翻身及外出。主要适用于男性老年人。选择适合患者阴茎大小的避孕套式尿袋，勿过紧。在患者腰间扎一松紧绳，再用较细松紧绳在避孕套口两侧妥善固定，另一头固定在腰间松紧绳上，尿袋固定高度适宜，防止尿液反流入膀胱。

（4）保鲜膜袋接尿法。其优点是透气性好，价格低廉，引起泌尿系统感染及皮肤改变小，适用于男性尿失禁患者。使用方法：将保鲜膜袋口打开，将阴茎全部套入其中，取袋口对折系一个活口，系时注意不要过紧，以留有一指的空隙为佳。使用时注意选择标有卫生许可证、生产日期、保质期的保鲜袋。

（5）一次性导尿管和密闭引流袋。适用于躁动不安及尿潴留的患者，优点在于为患者翻身按摩、更换床单时不易脱落；缺点是护理不当易造成泌尿系统感染，长期使用会影响膀胱的反射性排尿功能。因此，护理上必须严格遵守无菌操作，尽量缩短导尿管留置的时间。

2. 行为治疗

行为治疗包括干预生活方式、盆底肌训练、膀胱训练。

（1）干预生活方式。如合理膳食、减轻体重、停止吸烟、规律运动等。

（2）盆底肌训练。可分别在不同姿势和卧位时进行训练。

1）站立：双脚分开与肩同宽，尽量收缩盆底肌并保持 10 s，然后放松 10 s，重复收缩与放松 15 次。

2）坐位：双脚平放于地面，双膝微微分开，与肩同宽，双手放于大腿上，身体微微前倾，尽量收缩盆底肌并保持 10 s，然后放松 10 s，重复收缩与放松 15 次。

3）仰卧位：双膝微屈约 45°，尽量收缩盆底肉并保持 10 s，然后放松 10 s，重复收缩与放松 15 次。

4）膀胱训练。可增加膀胱容量，以应对急迫性的感觉，并延长排尿间隔时间。具体步骤如下：

让患者在白天每小时饮水 150 ～ 200 mL，并记录饮水量及饮水时间。

根据患者平常的排尿间隔，鼓励患者在急迫性尿意感发生之前如厕排尿。

若能自行控制排尿，且 2 h 没有尿失禁现象，则可将排尿间隔再延长 30 min，直到将排尿时间逐渐延长至 3 ～ 4 h。

3. 用药护理

（1）了解治疗尿失禁的药物。一线药物包括托特罗定、曲司氯铵和索利那新等。其他药物包括：

1）其他 M 受体拮抗剂，如奥昔布宁。

2）镇静抗焦虑药，如地西泮、氯丙嗪。

3）钙通道阻滞剂，如维拉帕米、硝苯地平。

4）前列腺素合成抑制剂，如吲哚美辛。

（2）护理措施。指导老年人遵医嘱正确用药，讲解药物的作用及注意事项，并告知患者不要依赖药物而要配合功能锻炼的重要性。

4. 手术护理

各种非手术治疗失败者，或伴有盆腔脏器脱垂、尿失禁严重影响生活质量者可采用手术治疗。手术方法不断更新，例如，经阴道前壁韧带筋膜吊带术、经阴道无张力尿道中段悬吊术、经阴道尿道－耻骨悬吊术、内镜下注射胶原物、急迫性尿失禁的微创式骶神经调控术、人工尿道括约肌置入术、尿道球部/阴茎海绵体间置术等。根据患者具体情况选择不同手术方法。对需要手术治疗的患者，做好相应的术前、术后护理和术后康复指导。

5. 心理护理

从患者的角度思考及处理问题，建立互相信任的护患关系。注意患者的感受，进行尿失禁护理操作时用屏风等遮挡保护其隐私。尊重患者的保密意愿，先征求患者同意后，才可以就其健康问题与其亲友或照护者交谈。讲解尿失禁问题，增强患者应对尿失禁的信心，减轻患者的焦虑情绪，同时顾及患者的尊严，用心聆听患者抒发的困扰及愤怒情绪，帮助其舒缓压力。

6. 健康指导

（1）皮肤护理。指导患者及其照护者及时更换尿失禁护理用具，注意会阴部清洁，每日用温水擦洗，保持会阴部皮肤清洁、干燥；变换体位、减轻局部受压、加强营养等，预防压疮等皮肤问题的发生。

（2）饮水。向患者解释尿液对排尿反射刺激的必要性，保持每日摄入的液体量在 2000 ～ 2500 mL，适当调整饮水时间和量，睡前限制饮水，以减少夜间尿量。避免饮用有利尿作用的咖啡、浓茶、可乐、酒类等饮料。

（3）饮食与大便管理。告诉患者选择均衡饮食，保证足量热量和蛋白质供给；摄取足够的纤维素，必要时用药物或灌肠等方法保持大便通畅。

（4）康复活动。鼓励患者坚持做盆底肌训练与膀胱训练、健身操等活动，减缓肌肉松弛，促进尿失禁的康复。

第三节　便秘

便秘是老年人常见的胃肠道问题，通常定义为每周排便少于 3 次。据报道，便秘在社区老年居民中的患病率是 15% ～ 20%，在养老机构的老年居民中可高达 50%，也是住院老年患者的常见问题。新西兰的社区调查显示，在 70 岁及以上的老年人中约 1/3 存在排便障碍，如便次减少、排便费力或经常使用通便药。

尽管便秘在老年人中更常见，但年龄并未成为便秘的独立风险因素。慢性便秘对老年人影响显著，可引起腹部不适并可能导致并发症，包括粪便嵌塞、粪便嵌塞溃疡、肠梗阻、乙状结肠扭转、大便失禁、直肠脱垂、尿潴留、谵妄甚至昏厥，对生活质量造成负面影响。此外，慢性便秘也预示着更严重的潜在疾病，如结肠麻痹或梗阻性病变。

一、概述

（一）病史

便秘作为老年问题，因人而异，因此，询问病史很重要。便秘常被描述为排便费力、便次减少或排便不尽，常伴有硬便或排便较少。然而对一些患者，便秘的含义是新近没有排便，导致这种情况的原因可能是绞窄性疝、肠粘连等外科急症。另外，也有一部分患者尽管存在上述临床情况，但却否认自己有便秘。

1. 询问便秘的具体表现

患者通常会描述症状的程度，如大便干硬、排便费力和便次减少等。

2. 询问其他的相关信息

（1）便秘是慢性的还是近期发生的，是否为外科急症。

老年患者近期发生的、进行性加重的便秘，往往提示需要排除结肠癌引起的机械性肠梗阻。此外，肠粘连或肠绞窄通常也是急性的。

（2）出现相关症状如体重下降、腹痛、腹胀、气胀或呕吐都要引起重视。需要提及的是，溢出性大便失禁，即粪便从阻塞粪块周围溢出而出现的大便失禁，容易与腹泻混淆。一些低年资医生往往会对症治疗，而实际上，腹泻表现是由于粪块阻塞导致的溢出性大便失禁。粪便嵌塞或者其他肠梗阻都会引起恶心和呕吐，临床经验不太丰富的医生也会开错处方，如止吐药。

询问是否大便带血十分重要。卫生纸上有鲜血可能是痔出血，排便中混有出血可能是肿瘤等恶性病变。

表3-3　便秘的原因小结

引起便秘的常用药物（记忆方式：ACID）　（*重要）
止痛剂——阿片类*、非甾体抗炎药（NSAIDs） 抗酸剂——硫糖铝类 抗胆碱能药* 抗抑郁药* 抗精神病药* 抗癫痫药 钙通道阻滞剂* 含钙补充品* 铁剂* 多巴胺受体激动剂* 左旋多巴* 利尿药
与便秘有关的疾病（*重要）
自主神经病变* 结肠肿瘤或机械性肠梗阻* 脱水* 痴呆* 糖尿病 高钙血症* 甲状腺功能减退症* 低钾血症 帕金森病* 脊髓损伤* 脑卒中* 尿毒症
饮食、活动和社会心理状态（*重要）
低纤维摄入* 不动（卧床）* 抑郁

3. 询问下列问题有助于明确病因

（1）用药史。许多药物能够引起便秘，从钙片或铁剂到阿片类镇痛药和抗精神病药，后两类药常常会引起便秘。

（2）其他病史。脱水是便秘的常见病因，帕金森病、脑卒中和甲状腺功能减退等神经系统或内分泌疾病也常会引起便秘。

（3）饮食、活动和社会心理状态。询问有关饮食、纤维含量和水分的摄入情况。询问患者的生活方式有无改变，或是否近期活动量减少。

便秘是老年住院患者的常见并发症，尤其是那些卧床或摄入水分不足的患者。因此，要在便秘加重导致出现粪便嵌塞等并发症之前，就患者的排便习惯（频次）询问患者或护理员。

抑郁与便秘相关，应牢记要去询问患者是否有失眠，缺乏精力、生活兴趣，是否有无望的心情。

（二）体格检查

根据病史做有针对性的体格检查，以发现引起便秘的潜在疾病。

第一，患者的一般表现可以为临床诊断提供线索，如甲状腺功能减退和抑郁。

第二，发现患者是否存在脱水。如果患者身体干燥则大便亦会干燥。脱水经常发生在夏季，尤其是在食欲减退或服用利尿药的衰弱老人中。

第三，通过仔细检查以排除其他神经－肌肉疾病，特别是帕金森病。

第四，全面检查腹部。腹部包块可能提示存在肠道肿瘤或憩室。由于粪便嵌塞、肠粘连或者嵌顿性疝而出现腹部紧张、膨隆或触痛。疝囊口部位有压痛，可能是嵌顿性疝，属于外科急症。直肠检查对于鉴别粪便嵌塞、直肠下段或肛门肿物很重要，但是要记住，直肠空虚并不能排除存在较高部位粪便嵌塞的可能性。

（三）辅助检查

检查项目取决于临床实际情况。

1. 实验室检查

（1）全血细胞计数和大便隐血试验。怀疑肿瘤时有一定帮助。

（2）电解质、尿素和肌酐。患者可能存在脱水时血清尿素水平升高超过肌酐升高。虽然不太常见，但高钙血症也是便秘病因之一。

（3）甲状腺功能测定。甲状腺功能减退可以引起便秘。

2. 腹部 X 线片

常发现粪便淤积但不具特异性。高位粪便嵌塞（如右半结肠）只能够通过 X 线被发现，而直肠检查阴性。腹部站立（或者卧位）和仰卧位 X 线片可以显示液平面和胀气肠袢，有助于诊断肠梗阻（疝气、肠扭转、肿物）。

3.纤维乙状结肠镜、结肠镜或钡灌肠检查

用于需要排除结肠癌或憩室病的患者。

二、治疗原则

（一）坚持参加锻炼

对 60 岁以上老年人的调查表明，因年老体弱极少行走者便秘的发生率占 15.4%，而坚持锻炼者便秘的发生率为 0.21%，因此鼓励患者参加力所能及的运动，如散步、走路或每日双手按摩腹部肌肉数次，以增强胃肠蠕动能力。对长期卧床患者应勤翻身，并进行环形按摩腹部或热敷。

（二）培养良好的排便习惯

进行健康教育，帮助患者建立正常的排便行为。可练习每晨排便一次，即使无便意，亦可稍等，以形成条件反射。同时，要营造安静、舒适的环境及选择坐式便器。

（三）合理饮食

老年人应多吃含粗纤维的粮食和蔬菜、瓜果、豆类食物，多饮水，每日至少饮水 1500 mL，尤其是每日晨起或饭前饮一杯温开水，可有效预防便秘。此外，应食用一些具有润肠通便作用的食物，如黑芝麻、蜂蜜、香蕉等。

（四）其他

防止或避免使用引起便秘的药品，不滥用泻药，积极治疗全身性及肛周疾病。调整心理状态，良好的心理状态有助于建立正常排便反射。

三、护理

（一）常见护理问题

（1）便秘：与老化、活动减少、不合理饮食、药物不良反应等有关。

（2）焦虑：与患者担心便秘并发症及其预后有关。

（3）舒适度减弱：与排便时间延长、排便困难、便后无舒畅感等有关。

（4）知识缺乏：缺乏合理饮食、健康生活方式及缓解便秘等相关知识。

（二）护理措施

老年人便秘的治疗、护理应针对引起便秘的原因进行。治疗和护理的总体目标：

第一，患者便秘缓解或消失。

第二，患者形成良好习惯，定时排便。

第三，患者掌握便秘护理知识，能描述引起便秘的原因。

第四，保证每日含纤维素食品和水分的摄入。

第五，坚持每日活动锻炼，预防便秘。

1. 排便护理

（1）指导老年人养成良好的排便习惯

1）定时排便，早餐后或临睡前按时蹲厕，培养便意；有便意则立即排便；排便时取坐位，勿用力过猛；注意力集中，避免便时看书看报。

2）勿长期服用泻药，防止药物依赖性的发生。

3）保证良好的排便环境，便器应清洁而温暖。

（2）指导使用辅助器：为体质虚弱的老年人提供便器椅或在老年人面前放置椅背，提供排便坐姿的依托，减轻排便不适感，并保证安全。

（3）人工取便法：老年便秘者易发生粪便嵌顿，无法自行排出时，需采取人工取便法。向患者解释清楚，嘱患者左侧卧位，戴手套，用涂上皂液的示指伸入肛门，慢慢将粪便掏出，取便完毕后清洁肛门。

（4）排便注意事项：指导患者勿忽视任何一次便意，尽量不留宿便；注意排便技巧，如身体前倾，心情放松，先深呼吸后闭住声门，向肛门部位用力等。

2. 一般护理

（1）调整饮食结构。饮食调整是治疗便秘的基础。增加水和膳食纤维的摄入是目前公认的便秘治疗方法之一，多饮水，尤其每天清晨1杯温开水或盐水能够更好地刺激胃－结肠反射而达到促进缓解便秘的作用，摄取富含膳食纤维的食物能促进肠蠕动。

1）多饮水：如无限制饮水的疾病，则应保证每天的饮水量在2000~2500 mL。早晨空腹饮一杯温开水，以刺激肠蠕动。对体重正常、血脂不高、无糖尿病的患者，可早晨空腹饮一杯蜂蜜水等。

2）摄取足够的膳食纤维：指导老年人酌情食用粗制面粉、玉米粉、豆制品、芹菜及韭菜等，有利于保证更全面的营养，减少水分的重吸收，使粪便柔软利于排出。同时膳食纤维具有亲水性，能使食物残渣膨胀并形成润滑凝胶，达到增加粪便容积，刺激肠蠕动的作用。

3）多食产气食物及含维生素 B 丰富的食物，如白薯、香蕉、生蒜、生葱、木耳、银耳、黄豆、玉米及瘦肉等，利用其发酵产气，促进肠蠕动。

4）少饮浓茶或含咖啡因的饮料，禁食生冷、辛辣及煎炸的刺激性食物。

（2）调整生活方式：改变静止的生活方式，每天保持 30 ~ 60 min 活动时间，卧床或坐轮椅的患者可通过转动身体、挥动手臂等方式进行锻炼。同时养成在固定时间（早晨或饭后）排便的习惯。

（3）满足患者私人空间需求：房间内居住 2 人以上者，可在床单位间设置屏风或窗帘，便于患者的排泄等。照顾患者排泄时，只协助其无力完成部分，不要一直在旁守候，以免患者紧张而影响排便，更不要催促，以免令患者精神紧张、不愿麻烦照顾者而憋便。

3. 用药护理

（1）口服泻药：原则是指导患者勿长期服用泻药，防止药物依赖性的发生。

1）宜用液状石蜡、麻仁丸等作用温和的药物，因其不易引起剧烈腹泻，适用于年老体弱、高血压、心力衰竭、痔、疝、肛瘘等患者。

2）必要时根据医嘱使用刺激性泻药，如大黄、番泻叶、果导等，由于作用强，易引起剧烈腹泻，尽量少用，并在使用过程中注意观察。

3）指导患者避免长期服用泻药，长期服用泻药可能造成依赖性，减弱肠道自行排便功能而加重便秘；同时还可能造成蛋白质、铁和维生素损失，从而导致营养缺乏症。

（2）外用简易通便剂。老年患者常用简易通便剂，如开塞露、甘油栓、肥皂栓等，经肛门插入使用，通过刺激肠蠕动，软化粪便，达到通便效果。此方法简单有效，易教会患者及其家属掌握。

（3）灌肠法。严重便秘者必要时给予灌肠。可遵医嘱选用"1、2、3"溶液（按 50% 硫酸镁 30 mL，甘油灌肠剂 60 mL，温开水 90 mL 配制）、植物油或肥皂水行小量不保留灌肠。

4. 心理护理

耐心听取患者的倾诉，取得患者的信任，反复强调便秘的可治性，增加患者的信心。讲解便秘出现的原因，调节患者情绪，使其放松精神，避免因精神紧张刺激而引发便秘。鼓励患者参加集体活动，提高患者的家庭支持和社会支持水平。

5. 健康指导

（1）适当运动和锻炼。

1）参加一般运动。老年人根据自身情况参加运动，若身体条件允许可适当参加体育锻炼，如散步、慢跑、打太极拳等。

2）避免久坐久卧。避免长期卧床或坐轮椅等，如果不能自行活动，可以借助辅助器械，帮助其站立或进行被动活动。

3）腹部按摩。取仰卧位，用手掌从右下腹开始沿顺时针方向向上、向左、再向下至左下腹按摩，至左下腹时应加强力度，每天 2 ~ 3 次，每次 5 ~ 15 回，站立时亦可进行此项活动。

4）收腹运动和提肛运动。收缩腹部与肛门肌肉 10 s 后放松，重复训练数次，以提高排便辅助肌的收缩力，增强排便能力。

5）卧床锻炼方法。躺在床上，将一条腿屈膝抬高到胸前，每条腿练习 10 ~ 20 次，每天 3 ~ 4 次；或从一侧翻身到另一侧（10 ~ 20 次），每天 4 ~ 10 次。

（2）建立健康的生活方式。

1）培养良好的排便行为。患者在晨起或早餐前排便，即使无便意，也要坚持蹲厕 3 ~ 5 min 或在用餐后 1 h 如厕。

2）纠正不良饮食习惯，多食粗纤维含量高的食物，多饮水。

3）高血压、冠心病、脑血管意外患者应避免用力排便，若排便困难，要及时告知医务人员，采取相应措施，以免发生意外。

（3）正确使用通便药物。

1）容积性泻药服药的同时需饮水 250 mL。

2）润滑性泻药也不宜长期服用，以免影响脂溶性维生素的吸收。

3）温和的口服泻药多在服后 6 ~ 10 h 发挥作用，故宜在睡前 1 h 服用。

4）简易通便剂的使用方法：患者取左侧卧位，放松肛门括约肌，将药挤入肛门，保留 5 ~ 10 min 后进行排便。

第四节　压疮

压疮多发生于 70 岁以上老年人群，尤其是在护理院的居民，患病率可达 20%。制动和高龄是压疮两个最主要的诱因。制动增加了皮肤暴露于压力中的概率。老年人制动的因素包括步态异常，衰弱，意识障碍，多种疾病，股骨颈、腰椎或骨盆的骨折及脑卒中等。

股骨颈骨折会延长患者的制动期，带来不良结局，尤其是对于那些不能承重的患者。其他可能的压疮危险因素包括尿失禁、大便失禁（比尿失禁更重要）、营养不良、维生素 C 或锌缺乏、糖尿病、周围血管病以及痴呆等。

在压疮的致病机制中，有四个重要的物理因素：①压力；②摩擦力；③剪切；④潮湿。

压力是导致压疮的基本因素，其通过扭曲毛细血管限制血液供应，从而造成损伤。正常小动脉末梢处的平均毛细血管压为 32 mmHg，但是在骨突点处的平均毛细血管压在坐位和卧位受压情况下增加，分别是正常压力的 10 倍和 5 倍。由于肌肉及皮下组织比表皮更容易受到压力的损害，压疮可以发展至深部组织而表皮却完好。

剪切力通常发生在皮肤的两层相向滑动的时候，进一步增加了毛细管的扭曲程度。此时，剪切作用降低了毛细血管阻塞所需要的压力。相比压力，剪切力对于深层组织的作用更为明显。

摩擦力发生于皮肤与其他物质表面相互摩擦时，而潮湿能使皮肤变软并降低抵抗力。因此，摩擦和潮湿是导致浅表伤口发生的重要原因。

一、概述

（一）病史

病史采集要点如下：

第一，伤口是单纯压疮，还是动脉疾病、静脉疾病、外伤或血管炎的并发症。

第二，是否有其他延缓伤口愈合的潜在因素，如感染、糖尿病控制不佳或营养不良。

第三，伤口已经存在了多久。

第四，伤口有多深。

第五，伤口有无肉芽、腐肉或坏死。

第六，清创术是否获益。

第七，正在采取哪些预防措施，如可调节压力床垫或其他减轻压力的措施。

（二）辅助检查

拍照片并记录文档作为基线对比是必要的。

大多数开放性伤口存在细菌污染，不需要常规培养检测。然而，当出现发热、伤口周围蜂窝织炎或有恶臭味等感染表现，或伤口很深、可能是伴有骨髓炎的瘘管时，应该考虑做细菌培养。

如果怀疑有骨髓炎，X片检查和（或）骨扫描、血常规中白细胞计数有助于诊断。红细胞沉降率（ESR）和C-反应蛋白（CRP）有助于监测治疗反应。

如果怀疑有动脉或静脉疾病，可行动脉或静脉多普勒检查。

（三）其他伤口

压疮应与下列伤口进行鉴别诊断：

第一，静脉性溃疡。

第二，癌溃疡。

第三，动脉性溃疡。

第四，脉管炎性溃疡。

第五，创伤性溃疡。

第六，神经病源性溃疡。

（1）静脉性溃疡。通常是由静脉血栓、静脉曲张或静脉瓣功能不全引发的静脉压升高所致。常表现为下肢肿胀、由铁血黄素沉积造成的皮肤色素沉着。外部加压抗衡产生静脉高压和水肿形成的内部压力是防治静脉性溃疡的关键。可使用不同长度的弹力袜（网状绷带），每四至六个月更换型号以保持预期的压力。当患者站立时都要穿弹力袜。需要提醒的是，如果同时伴有动脉供血不足，弹力袜是相对禁忌的。

（2）动脉性溃疡。通常由外周血管疾病引起。外周血管疾病病程长，起病隐匿。随着缺血程度的加重，皮肤会出现发冷、体毛消失、苍白，甚至变成深紫色。病情严重时，可表现出跛行、疼痛和远端脉搏消失。在病情更加严重时，会发生足部或足趾的坏疽，典型的溃疡呈穿凿样，容易识别。修复动脉供血不足是保持组织活性的主要办法。溃疡愈合需要足够的动脉灌注，对于具有适应证的患者，转诊血管外科医生进行血管再造是非常重要的。鼓励患者穿合适的鞋，使足部得到充分支持，避免产生受压点。也可考虑将患者转诊给足疗师。

二、治疗原则

（一）预防

识别高危人群。压疮基本的预防策略包括使用合适的床垫和采用正确的方法帮助患者翻身和摆位。高危患者避免使用普通床垫，应选择泡沫垫、凝胶垫、可调节压力床垫和水垫，能够降低压疮发生的风险。至于选择哪一种床垫，则要根据患者的活动情况来决定。对于不能活动的患者，体位变换至少为 2 小时 1 次。有些老年照护单位甚至全部用特制床垫替换了原有的标准床垫。

应保持患者的皮肤干燥，对于伴有较大范围表皮脱落的尿失禁患者，应留置导尿管作为制动期的一种临时性措施。

其他预防措施包括营养支持、补充维生素 C 和锌。

（二）伤口管理（提供促进愈合的微环境）

（1）控制细菌。全身性抗菌药物仅在出现伤口周围蜂窝织炎、脓毒血症或骨髓炎的情况下使用。抗菌剂具有细胞毒性，会影响伤口愈合。在伤口没有化脓的情况下，可以短期使用外用抗菌药物，如磺胺嘧啶银乳膏，以减少伤口带菌量。

（2）清创。当坏死组织广泛时，行清创术。

（3）敷料。水凝胶有助于需要清创的伤口愈合，因为水凝胶可以提供一个潮湿环境，利于细胞自溶。水凝胶与密闭性和吸收性的敷料联合，如多爱肤，其优点是不需要每天更换。其他吸收剂，如泡沫和藻酸盐，用于有较多分泌物的伤口。

（4）负压引流。真空或负压治疗用于深腔伤口，可以刺激肉芽组织生长，减轻水肿和控制伤口引流。

（5）随诊。定期观察伤口愈合进度，记录伤口外观和处理措施。

三、护理

（一）常见护理问题

（1）皮肤完整性受损：与局部组织长期受压、营养不良、愈合困难等有关。

（2）潜在并发症：感染，与局部组织破损坏死、老年人机体抵抗力下降、营养不良等因素有关。

（二）护理措施

绝大多数压疮是可以预防的。预防的关键在于消除外源性因素、减少局部压力和潮湿、改善全身营养状况。

老年人一旦发生压疮，应立即治疗。原则上以局部治疗为主，辅以全身治疗，主要包括解除压迫、局部物理治疗、药物治疗和手术治疗以及全身营养支持。

预防和护理的总体目标：①患者及其家属掌握预防压疮的知识和技能，未发生压疮；②已发生压疮的老年患者能积极配合治疗和护理，压疮得到控制，创面愈合未并发感染。其具体的护理措施如下：

（1）去除危险因素。如采取措施解除局部压迫、积极治疗原发病。

（2）改善全身营养，促进压疮的愈合。良好的营养是压疮愈合的重要条件。应加强患者的营养，增加优质蛋白质的摄入，纠正负氮平衡，补充富含维生素和微量元素的食物，遵医嘱使用药物，促进创口的愈合。对于水肿者，应限制水、钠摄入。

（3）积极防治并发症。压疮若处理不当或不及时可并发全身感染，引起败血症。护理人员应协助医生及时、正确地处理创面，全面提高老年人的机体抵抗力，加强外源性感染的预防。严密观察压疮局部，动态监测生命体征，警惕感染的发生。一旦发生感染，遵医嘱给予敏感抗生素。

（4）健康指导。向患者、家属及照顾者讲解压疮的形成机制、预防措施、临床表现、各期进展规律和治疗、护理要点，指导老年人做到以下几点。

1）定时变换体位，借助海绵垫等辅助物保护易受压部位，避免局部组织长期受压，一般每两小时翻身1次，必要时每小时1次，同时建立翻身记录卡，翻身时要注意方法，最好从仰卧位转至左侧斜或右侧斜30°，避免置于侧位90°。

2）保持皮肤清洁干燥，避免摩擦力、剪切力、局部潮湿等不良刺激。

3）调整饮食结构，增强营养，适当运动，保持良好心情。

4）学会进行自我护理。

第五节　老年肺炎

老年肺炎是指发生于老年人终末气道、肺泡和间质的炎症，是老年人的常见病，其发病率随年龄的增长而升高。因老年肺炎患者肺功能基础差，常合并多种基础疾病，易出现多器官功能损害，病死率高。老年人肺炎的临床表现常不典型，起病急骤，发展迅速，常有受凉、淋雨、劳累、病毒感染等诱因，开始可无发热、咳嗽、咳痰、胸痛、寒战等肺炎常见症状，而是以恶心、呕吐、食欲缺乏、腹泻、乏力、意识状态改变等消化系统和神经系统症状出现，因此易漏诊而延误治疗。

一、概述

（一）病史

1.病因和既往史

老年肺炎绝大多数由感染所致，细菌是主要病原体。相关病因主要有：

（1）年龄＞65岁：随着年龄的增长，老年人肺脏的结构、功能和横膈位置会发生变化，气道净化能力下降，影响肺的天然防御机制。

（2）合并基础疾病：慢性基础疾病是老年肺炎最重要的危险因素，如合并慢性阻塞性肺疾病（COPD）、糖尿病、充血性心力衰竭、恶性肿瘤、神经系统疾病等。

（3）不显性吸入咽喉部的定植菌：不显性吸入在老年人，尤其是存在中枢神经系统疾病的老年人中很常见，发生原因主要是咽喉功能减退或受抑制，表现为咳嗽和吞咽反射障碍，当进食和睡眠时将咽喉部的定植菌吸入下气道而导致肺炎发生。

（4）其他：如纤毛黏液装置功能下降、宿主防御功能减退、营养不良、集体居住、近期住院、气管插管或留置胃管、健康状态较差、吸烟和近期手术等。

2.分类

按肺炎患病的环境分成两类：

（1）社区获得性肺炎（CAP）。是指在医院外罹患的感染性肺实质炎症，包括具有明确潜伏期的病原体感染在入院后平均潜伏期内发病的肺炎。传播途径为吸入飞沫、空气或血源传播，耐药菌普遍。

（2）医院获得性肺炎（HAP）。指患者在入院时既不存在、也不处于潜伏期，而在入院48小时以后发生的肺部感染，也包括出院后48小时内发生的肺炎。其中以呼吸机相关性肺炎最为多见，治疗和预防较困难。

除了在医院，在老年护理院生活的人群的肺炎易感性亦高，临床特征和病因学分布介于CAP和HAP之间，可按HAP处理。

3.病原菌评估

CAP中以肺炎链球菌为最主要的致病菌。HAP以革兰阴性杆菌最常见，其中又以克雷伯杆菌及铜绿假单胞菌最常见，金黄色葡萄球菌、肺炎链球菌和厌氧菌也多见。

（二）身体状况

（1）一般评估。评估患者精神状态，有无急性病容，有无面颊绯红、口唇发绀、皮肤黏膜出血、浅表淋巴结肿大等，有无食欲减退、乏力、精神萎靡、恶心、呕吐。

（2）生命体征与意识状况评估。评估有无生命体征异常，如呼吸频率加快和节律异常、心动过速、血压下降、体温升高或下降等；判断患者意识是否清楚，有无烦躁、嗜睡、惊厥和表情淡漠等意识障碍。

（3）咳嗽和吞咽功能评估。评估患者有无咳嗽和吞咽反射障碍。可采用洼田饮水试验量表进行评估。让患者端坐，喝下30 mL温开水，观察其喝水所需时间及呛咳情况（表3-4）。

表3-4 洼田饮水试验量表进行评估

1级（优）	能顺利地1次将水咽下
2级（良）	分2次以上，能不呛咳地咽下
3级（中）	能1次咽下，但有呛咳
4级（可）	分2次以上咽下，但有呛咳
5级（差）	频繁呛咳，不能全部咽下
评级	正常：1级，5 s之内；可疑：1级，5 s以上，或2级；异常：3～5级

（4）临床表现。起病缓慢，多数患者无高热、咳嗽、咳痰、胸痛等典型呼吸

道症状，首发症状常表现为呼吸加快及呼吸困难。与呼吸道症状轻微或缺如相反，老年肺炎患者全身中毒症状常表现明显，主要有食欲减退、乏力、精神萎靡、恶心呕吐、心率增快、心律失常、谵妄、意识模糊，重症者血压下降，甚至昏迷。因可能有潜在的器官功能不全，易并发呼吸衰竭、心力衰竭、休克、弥散性血管内凝血（DIC）、电解质紊乱和酸碱平衡紊乱等严重并发症。体征上可出现脉速、呼吸快，胸部听诊可闻及湿啰音，或伴有呼吸音减弱及支气管肺泡呼吸音。

（5）日常自理能力评估。采用日常生活活动能力评定表（Barthel）评估患者的生活自理情况，对中、重度依赖患者及时提供日常生活帮助。

（三）实验室及其他检查

（1）炎症标志物。外周血白细胞和中性粒细胞升高不明显，需要借助其他血液炎症指标如 C 反应蛋白、红细胞沉降率、降钙素原等进行综合判断。

（2）影像学检查。胸部影像异常是诊断肺炎的重要标志。胸部 X 线检查显示片状、斑片状浸润性阴影或间质性改变，伴或不伴有胸腔积液。胸部 CT 检查出现新的或进展性肺部浸润影。

（3）痰标本检测。最常见的病原学检查方法是痰涂片镜检及痰培养，具有简便、无创等优点，但由于口咽部存在大量定殖菌，经口中咳出的痰标本易受污染，必要时可经人工气道吸引或经纤维支气管镜通过防污染样本毛刷获取标本。

（四）心理 – 社会状况

老年肺炎患者因病程长而可能引起烦躁或抑郁等负性情绪，应注意评估患者家属对患者病情和预后的态度，以及家庭的照顾和支持能力。

二、治疗原则

（一）一般治疗

老年肺炎一旦确诊，应住院治疗。卧床休息，室内保持空气新鲜和适宜的温度和湿度，以利于气道的湿化和痰的稀释排出。环境应保持安静，以利于患者的睡眠和休息。发热和呼吸急促的患者不显性失水增加，应予以补液并维持水电解质和酸碱平衡以减少并发症。如伴有胸痛可用少量镇痛药，体温过高者应予以降温，以免诱发或加剧心律失常、心力衰竭或急性冠状动脉供血不足，但要避免大量给予解热镇痛药致使患者大汗淋漓而虚脱。止咳平喘和祛痰剂的应用，一般有利于解除支气管痉挛和痰液的稀释排出，但应避免应用强效镇咳剂，以防止咳嗽中枢受抑制，痰液不能有效咳出，导致气道阻塞和感染加重。原来应用免疫抑制剂（如大剂量激素、化疗药物等）者应尽可能减量或停用，以便恢复患者的宿主防御功能。应尽量避免麻醉剂、大量镇静安定剂或中枢神经系统抑制剂的应用，以避免药物对呼吸中枢、咳嗽和呕吐反射的抑制。痰液黏稠、咳痰困难者可给予湿化治疗、翻身叩背和体位引流，保持呼吸道通畅。低氧血症者给予氧疗。改善患者的营养，保证每天摄入足够的热量，保证足量蛋白质和维生素的摄入，纠正贫血和低蛋白血症，不仅可增强机体的防御功能，也有利于损伤组织的修复和感染的控制。鼓励适当的活动，卧床不起和衰弱者予以肢体按摩和被动活动，可减少肢体静脉血栓形成或肺栓塞的发生。注意通便并避免过度用力。伴发的基础疾病如糖尿病、心力衰竭、冠心病、心绞痛和心律失常等也应同时积极治疗。

（二）抗菌药物的应用

正确选用抗生素是治疗老年细菌性肺炎的关键，一旦确诊肺炎，宜尽早应用足量抗生素，必要时联合用药，并适当延长疗程。开始时可进行经验性治疗，经验性选药的思路主要是分析患者是社区获得性还是医院获得性感染肺炎，根据当地的流行病学资料、患者的临床象、血常规和胸部 X 线估测主要致病原，并综合考虑本地区和本医院各种抗生素及细菌耐药情况的调查、患者既往应用抗菌药物的资料及单位药源供应情况。社区获得性肺炎的经验性选药，抗菌谱应包括肺炎链球菌、流感嗜血杆菌和革兰阴性杆菌。有地区性流行性感冒、军团菌或支原体流行时，抗菌谱还应包括金黄色葡萄球菌、军团菌或支原体。大多数医院获得性肺炎是由吸入口咽部的定植菌引起的，选用抗菌药物的抗菌谱应包括革兰阴性杆菌、嗜氧革兰阳性菌和某些厌氧菌。气管切开和应用机械通气的患者应包括铜绿假单胞菌。

经过痰涂片、培养或各种免疫学检查，在明确肺炎致病原以后，可有针对性地来选择抗菌药物。可根据细菌的药物敏感试验结果和经验性治疗的初始反应来决定是否更换或调整抗生素。

老年肺炎抗生素的选择还需根据患者的病情，个体化用药。若患者不是高龄，平时的健康状态尚好，没有严重的慢性疾病和重要脏器功能不全，则可选用较一般的抗生素，在体温、血常规正常和痰液变白以后 3 ~ 5 d 停药观察。若患者高龄、基础状况差，伴有严重慢性病和肺炎并发症或肺炎中毒症状很严重，则可选用强效广谱抗生素或联合用药，力争尽早控制感染。一般认为，青霉素加氨基糖苷类药物或头孢菌素加氨基糖苷类药物有协同抗菌作用，而青霉素加头孢菌素有扩大抗菌谱和药效相加作用。治疗这类老年肺炎疗程应适当延长，在体温、血常规和痰液正常 5 ~ 7d 后再考虑停药。肺炎治疗过程中应复查胸片，原则上抗菌药物应用到肺阴影基本或完全吸收，至少应大部分吸收。但部分老年人，尤其是患有 COPD 或长期卧床者，两肺底常可听到细湿啰音，不必为此而长期应用抗生素。

（三）老年人用药的特殊考虑

抗菌药物和呼吸系统常用药物的药理学性质、药物剂量和用药方法可参见相关书籍。需要强调的是，临床医生为治疗老年肺炎选用药物时，应充分考虑老年人的以下特点：由与年龄相关的生物学和生理学改变而引起的药物代谢动力学改变，可导致对肺炎疗效不佳和增加药物的不安全性。发生药物不良反应的危险性随年龄增长而增加，老年人往往同时患有多系统或多种慢性疾病，自身稳定和调节功能受损，常应用多种药物，这些因素共同作用，常增加了药物对器官功能的易损性和药物间相互作用的复杂性。应详细了解老年肺炎患者伴存的所有疾病和所用药物的相互影响，以确保药物治疗的安全和有效。

肝脏是药物代谢的主要场所，肝脏血流是肝脏药物清除的主要限速因素之一。研究表明，年龄从 25 岁至 65 岁，肝脏血流减少 40% ~ 45%。不少药物通过肝微粒体氧化来代谢，肝微粒体酶随着年龄的增长而减少，因此老年人对某些药物的清除能力降低。然而其对一些代谢方式相似的药物并未显示清除力降低，说明老化对药物代谢的真正影响机制尚不完全清楚。当然，无论什么年龄都存在显著的个体差异，有很多其他药理学和内外环境的因素（如饮酒、吸烟、喝咖啡等）可能影响药物代谢。

正常的老化过程明显影响肾功能，减少肾脏对药物的排出，肾小球滤过率（GFR）、肾小管的分泌和重吸收功能均随年龄的增加逐渐减低。因此，有赖于肾小管滤过率（如氨基糖苷类）和肾小管分泌（如青霉素）来排出的药物将随着年龄的增长，排出率降低。某些疾病如高血压、动脉硬化、糖尿病等对肾功能有严重危害。因此，在选择抗生素种类和剂量前，应详细了解和评价患者的肾功能情况。仅凭血肌酐来评估老年人的肾功能是不可靠的，因为老年人瘦肉肌群和肌酐产量减少，可以不使肾功能减低者的血肌酐增高，而实际上 GFR 已显著减低。

最好根据实际测量患者的 GFR 来确定药物剂量，但这在临床上并不方便和实用。Cockroft 和 Gault 推导了一个公式，可根据患者的年龄和血清肌酐来推算肌酐清除率（CL_{cr}）的近似值。其公式为：

男性 $CL_{cr} = [（140 - 年龄）\times 体重]/72 \times 血肌酐$

女性 $CL_{cr} = 0.85 \times$ 男性 CL_{cr}

药物剂量一般可根据以上计算的 CL_{cr} 值来调整。主要由肾脏排泄，具有较大肾毒性的药物（如氨基糖苷类、万古霉素）应通过监测血药浓度来调整剂量和给药方案。

已有研究表明，药物不良反应的发生率随年龄增长而增加，增加药物不良反应的危险因素有低治疗比率（有效剂量和中毒量相近）药物（如氨基糖苷类、茶碱）、应用多种药物、同时罹患多种慢性疾病和改变药物的排出。尤其是应用多种药物，可使药物不良反应呈指数而不是线性的增加。病理性疾病状态和老年人的生理学变化可改变老年肺炎患者体内药物的代谢和排出。老年人系统性疾病的发生率高，因此老年肺炎患者对抗菌药物的选择，应尽量避免对已受损器官有不良影响，如慢性肾损害者应禁用氨基糖苷类药物。

三、护理

（一）一般护理

（1）环境与休息。保持室内空气新鲜，温度控制在 18 ~ 25 ℃为宜。住院早期应卧床休息，并发休克者取仰卧中凹位，头胸部抬高约 20%，下肢抬高约 30°，以利于呼吸和静脉血回流。同时给予高流量吸氧，协助患者翻身，拍背，必要时予以机械吸痰。

（2）饮食护理。提供足够热量、蛋白质和维生素的流质或半流质食物，以补充高热引起的营养物质消耗，饮食宜清淡易消化。鼓励患者多饮水，每日 1500 ~ 2000 mL，以保证足够的摄入量，并利于稀释痰液。忌烟酒，少食辛辣刺激性食物，以免产生过度咳嗽。可多食雪梨、百合、银耳等润肺的食物。

（二）病情观察

（1）意识与生命体征观察。观察患者精神和意识状态，有无精神萎靡、表情淡漠、烦躁不安、神志模糊等。老年肺炎并发症严重，应严密观察患者的神志、呼吸、血压、心率及心律等变化，有无心率加快、脉搏细速、血压下降、脉压变小、体温不升或高热、呼吸困难等，警惕呼吸衰竭、心力衰竭、休克等并发症的发生，必要时予以心电监护。

（2）血氧饱和度观察。观察血氧饱和度有无下降、血气分析有无 PaO_2 减低和（或）$PaCO_2$ 升高。

（3）水电解质及 24 h 出入液量的观察。观察有无水电解质紊乱、酸碱失衡及出入液量不平衡以及少尿无尿的发生。

（4）痰液的观察。观察痰液的性状、黏稠度，有无特殊的气味。

（三）用药护理

遵医嘱使用抗生素，观察疗效和不良反应。应用头孢唑林钠（先锋Ⅴ）可出现发热、皮疹、胃肠道不适等不良反应；喹诺酮类药物（氧氟沙星、环丙沙星）偶见皮疹、恶心等不良反应；氨基糖苷类抗生素有肾、耳毒性，老年人或肾功能减退者应特别注意有无耳鸣、头晕、唇舌发麻等不良反应。患者一旦出现严重不良反应，应及时与医生沟通并做相应处理。

（四）基础与生活护理

（1）做好口腔、会阴护理。鼓励患者经常漱口，口唇疱疹者局部涂抗病毒软膏，防止继发感染。生活不能自理者做好口腔护理。留置导尿者加强会阴护理，及时留取中段尿培养。

（2）卧床休息，注意保暖。高热患者应卧床休息，以减少氧耗量，缓解头痛、肌肉酸痛等症状。病室应尽可能保持安静并维持适宜的温度、湿度。

（3）床头抬高，防止发生误吸。保持呼吸道通畅，床头抬高。鼓励患者自主咳嗽，咳出痰液，并给予祛痰药。经常改变体位、叩背排痰，必要时雾化吸入稀释痰液的药物以利于排痰。除非干咳剧烈者，否则一般不用镇静药和少用止咳剂。

（4）做好高热护理。可采用温水擦浴、冰袋、冰帽等物理降温措施，以逐渐降温为宜，防止虚脱发生。当患者大汗时需及时协助擦拭和更换衣裤，避免受凉。必要时遵医嘱使用退烧药，静脉补充因发热而丢失的水分和盐，加快毒素排出和热量散发。控制补液速度，避免速度过快导致急性肺水肿发生。

（五）专科护理

（1）氧疗护理。低流量吸氧的流量是 1 ~ 2 L/min、中流量吸氧的流量是 2 ~ 4 L/min、高流量吸氧流量是 4 ~ 6 L/min，对急性期患者给予中高流量吸氧，

维持 $PaO_2 > 60$ mmHg，$SpO_2 > 90\%$，及时添加湿化水并做好吸氧装置的消毒。

（2）气道护理。指导患者进行有效咳嗽，协助叩背以促进痰液排出。无效者可以采用负压吸引器吸痰。

痰液黏稠者可以予以雾化吸入稀释痰液。机械通气患者吸痰需严格遵循无菌操作，评估痰液黏稠度，按需湿化。

（3）抗生素使用护理。老年肺炎患者使用抗生素时间一般较长，用药品种多，不良反应发生率高，要重视长期使用广谱抗生素而导致的二重感染，观察患者口腔黏膜有无霉菌生长、有无腹泻发生，及时留取大便培养。

（4）痰液标本采集。痰标本采集方法主要有两种：

1）自然咳痰法：最常用，留取方法简便。其要点是：患者晨起后首先以清水漱口数次，以减少口腔杂菌污染；之后用力咳出深部第一口痰，并留于加盖的无菌容器中；标本留好后尽快送检，一般不超过 2 h；若患者无痰，可用高渗盐水（3% ～ 10%）雾化吸入导痰。

2）经环甲膜穿刺气管吸引或经纤维支气管镜使用防污染样本毛刷留取痰标本：可防止咽喉部定植菌污染痰液标本，对肺部感染的病因判断和药物选用有重要价值。

（六）心理护理

关心、安慰患者，认真倾听其主诉，耐心细致地解释治疗情况及取得的成效，及时采取措施缓解患者不适，使患者能够积极配合治疗。

（七）康复护理

1.肺功能训练

（1）缩唇呼气：通过缩唇形成的微弱阻力来延长呼气时间，增加气道压力，延缓气道塌陷。操作要领：闭嘴经鼻吸气，然后通过缩唇（吹口哨样）缓慢呼气，同时收缩腹部。

吸气与呼气时间比为 1 ∶ 2 或 1 ∶ 3。缩唇的程度与呼气流量：以能使距口唇 15 ～ 20 cm 处、与口唇等高水平的蜡烛火焰随气流倾斜又不至于熄灭为宜。

（2）膈式或腹式呼吸：患者可取立位、平卧位或半卧位，两手分别放于前胸部和上腹部。用鼻缓慢吸气时，膈肌最大程度下降，腹肌松弛，腹部凸出，手感到腹部向上抬起。呼气时经口呼出，腹肌收缩，膈肌松弛，膈肌随腹腔内压增加而上抬，推动肺部气体排出，手感到腹部下降。另外，可以在腹部放置小枕头、杂志或书帮助训练腹式呼吸。如果吸气时物体上升，证明是腹式呼吸。

缩唇呼气和腹式呼吸每天训练3～4次，每次重复8～10次。

2.其他运动训练

如有氧运动、配合步行、爬楼梯、做体操等全身运动，以提高通气功能。

（八）出院指导

（1）疾病指导。避免上呼吸道感染、淋雨受寒、过度疲劳、醉酒等诱因。加强体育锻炼，增加营养。长期卧床者应注意经常改变体位、翻身叩背，随时咳出气道内痰液。易感人群如年老体弱者、慢性病患者可接种流感疫苗、肺炎疫苗等，以预防发病。

（2）用药指导。指导患者遵医嘱、按疗程用药，出院后定期随访。出现高热、心率增快、咳嗽、咳痰、胸痛等症状及时就诊。

（3）饮食指导。饮食宜清淡、易消化，含高热量、高蛋白、高维生素的流质或半流质饮食，注意少量多餐，补充足够的水分。

（4）运动训练指导。指导患者坚持有氧运动、配合步行、爬楼梯、做体操等全身运动，以提高通气功能。

（5）健康行为指导。饮食营养均衡、戒烟忌酒、加强体育锻炼，增强体质，提高机体抵抗力。

第六节　慢性阻塞性肺疾病

慢性阻塞性肺疾病（COPD）是指由于慢性气道阻塞引起肺通气功能障碍的一组疾病。是严重危害老年人健康的常见病、多发病。在中国，40岁以上人群COPD患病率为8.2%，且男性多于女性，给患者及其家庭、社会带来沉重的经济负担。慢性支气管炎和肺气肿是导致COPD的最常见疾病。

一、概述

（一）病史

1. 病因和既往史

确切的病因不清楚，目前认为与肺部对香烟、烟雾等有害气体或有害颗粒的异常炎症反应有关。COPD 多由慢性支气管炎（简称慢支）和慢性阻塞性肺气肿（简称肺气肿）发展而来。当慢支或肺气肿患者病情严重到一定程度，肺功能检查出现气流受限，并且气流受限不能完全可逆时，则诊断 COPD。慢支是指支气管壁的慢性非特异性炎症，其诊断标准是除其他原因引起的慢性咳嗽外，每年咳嗽、咳痰（或伴喘息）至少 3 个月，并连续 2 年或更长。肺气肿系指终末细支气管远端气腔出现异常持久的扩张，并伴有肺泡壁和细支气管壁的破坏而无明显肺纤维化。肺气肿典型的临床表现是逐渐加重的呼吸困难和肺气肿体征。

2. 危险因素评估

COPD 发病是遗传因素与环境因素共同作用的结果。

（1）遗传因素：某些遗传因素可增加 COPD 发病的危险性，已知的遗传因素为 α_1- 抗胰蛋白酶（α_1-AT）缺乏。蛋白水解酶对组织有损伤、破坏作用，能分解弹力纤维，引起肺气肿病变。抗胰蛋白酶对弹性蛋白等多种蛋白酶有抑制作用，其中 α_1- 抗胰蛋白酶是功能最强的一种。蛋白酶和抗蛋白酶维持平衡是保证肺组织正常结构免受损伤和破坏的主要因素。蛋白酶增多或抗蛋白酶不足均可导致肺气肿。

（2）环境因素。

1）吸烟和被动吸烟：吸烟是发生 COPD 最常见的危险因素。吸烟者呼吸道症状、肺功能受损程度以及患病后病死率均明显高于非吸烟者。吸烟时间愈长，吸烟量愈大，患病率愈高，戒烟后可使病情减轻。

2）生产性粉尘和化学物质：当吸入各种粉尘和其他有害烟雾，浓度过大或接触时间过长可引起 COPD 的发生。

3）室内外空气污染：刺激性烟雾、粉尘、大气污染的慢性刺激，常为本病的诱发因素之一。室内使用生物燃料烹饪和取暖所致的室内空气污染是 COPD 发生的危险因素之一。

4）感染：病毒和细菌感染也是 COPD 急性加重、发生、发展的重要原因之一，儿童期严重的下呼吸道感染与成年后肺功能的下降及呼吸道症状有关。

3.病原菌评估

病毒、支原体、细菌等感染是慢性支气管炎发生发展的重要原因之一。病毒感染以流感病毒、鼻病毒、腺病毒和呼吸道合胞病毒较为常见。细菌感染常继发于病毒感染，常见病原体为肺炎链球菌、流感嗜血杆菌、卡他莫拉菌和葡萄球菌等。

（二）身体状况

（1）生命体征及意识状态评估。做好生命体征监测，发热时定时测量体温。观察评估患者有无缺氧及二氧化碳潴留的相关症状和体征：有无气短、气喘及呼吸费力，有无烦躁不安、神志恍惚、谵妄或昏迷等意识状态的改变。观察咳嗽、咳痰情况，痰液的性质及量。

（2）呼吸困难程度。采用改良版英国医学研究委员会呼吸问卷，对呼吸困难严重程度进行评估（表3-5）。

表3-5　改良版英国医学研究委员会呼吸问卷

呼吸困难评价等级	呼吸困难严重程度
0级	只有在剧烈运动时感到呼吸困难
1级	在平地快步行走或步行爬小坡时出现气短
2级	由于气短，平地行走时比同龄人慢或者需要停下来休息
3级	在平地行走约100 m或数分钟后需要停下来喘气
4级	因严重呼吸困难而不能离开家，或在穿脱衣服时出现呼吸困难

（3）心肺功能评估。根据 FEV_1（第一秒用力呼气量）/FVC（用力肺活量）、预计值下降的幅度，对 COPD 的严重程度分级，见表 3-6。6 min 步行距离测试，行走距离 < 150 m 提示重度心功能不全。

表3-6 慢性阻塞性肺疾病的严重程度分级

分级	分级标准
Ⅰ级：轻度	$FEV_1/FVC<70\%$，$FEV_1≥80\%$预计值
Ⅱ级：中度	$FEV_1/FVC<70\%$，$50\%≤FEV_1<80\%$预计值
Ⅲ级：重度	$FEV_1/FVC<70\%$，$30\%≤FEV_1<50\%$预计值
Ⅳ级：极重度	$FEV_1/FVC<70\%$，$FEV_1<30\%$预计值或$FEV_1<50\%$预计值，伴慢性呼吸衰竭

（4）营养状况评估。当 BMI < 21 kg/m² 时患者的病死率增加。虽然 FEV_1 占预计值的百分数对反映 COPD 严重程度、患者的健康状况及病死率有一定价值，但不能完全反映 COPD 复杂的严重情况。研究证明体重指数（BMI）和呼吸困难分级对 COPD 的生存率具有较好的预测价值。

因此，目前认为将 FEV_1、呼吸困难分级、BMI 和 6min 步行距离组成一个综合的多因素分级系统，分别从气流受限程度、症状、患者的营养状况和运动耐力四个方面对 COPD 的严重程度进行综合评价，比单纯 FEV_1 能更好地反映 COPD 的预后。

（5）症状与生活质量评估。采用 COPD 评估测试（CAT）问卷进行评估，见表 3-7。

表3-7 COPD评估测试（CAT）问卷

测试因子	程度评估（0分）	评分					程度评估（5分）
咳嗽	从不咳嗽	0	1	2	3	4	5	总在咳嗽
咳痰	一点痰也没有	0	1	2	3	4	5	有很多很多痰
胸闷	没有任何胸闷的感觉	0	1	2	3	4	5	有很严重的胸闷感觉
运动	爬坡或上1层楼梯时，没有气喘的感觉	0	1	2	3	4	5	爬坡或上1层楼梯时，严重喘不过气来
日常活动影响	在家里能够做任何事情	0	1	2	3	4	5	在家里做任何事情都很受影响
情绪	尽管有肺部疾病，但对外出很有信心	0	1	2	3	4	5	由于有肺部疾病，对外出一点信心都没有

续表

测试因子	程度评估（0分）	评分						程度评估（5分）
睡眠	睡眠非常好	0	1	2	3	4	5	由于有肺部疾病，睡眠相当差
精力	精力旺盛	0	1	2	3	4	5	一点精力都没有
总分								

注：数字 0～5 表示严重程度，请标记最能反映你当前情况的选项，在数字上打"×"，每个问题只能标记 1 个选项。

（三）实验室及其他检查

1.肺功能检查

是判断气流受限的主要客观指标，对 COPD 诊断、严重程度评价、疾病进展、预后及治疗反应等有重要意义。

（1）FEV_1（第一秒用力呼气量）/FVC（用力肺活量）占预计值的百分数：分别为评价气流受限的敏感指标和评估 COPD 严重程度的良好指标，吸入支气管舒张药后 FEV_1/FVC ＜ 70% 及 FEV_1 ＜ 80% 预计值者，可确定患者存在不能完全可逆的气流受限。

（2）肺总量（TLC）、功能残气量（FRC）和残气量（RV）增高，肺活量（VC）减低，表明肺过度充气，有参考价值。

（3）肺一氧化碳弥散量（DLCO）及其肺泡通气量（AVV）比值下降，对诊断有参考价值。

2.X 线检查

X 线片改变对 COPD 诊断特异性不高，主要用于肺部并发症及其他肺疾病鉴别之用。患者早期胸片可无变化，以后可出现肺纹理增粗、紊乱等非特异性改变，也可出现肺气肿改变。

3.痰标本检测

痰培养可能检出病原菌。常见病原菌为肺炎链球菌、流感嗜血杆菌、卡他莫拉菌、肺炎克雷伯杆菌等。

4.其他

COPD 并发细菌感染时，外周血白细胞增高，核左移。中性粒细胞增多，血红蛋白、红细胞计数和血细胞比容可增高。血气分析中 $PaO_2 < 60$ mmHg，伴或不伴有 $PaCO_2 > 50$ mmHg，提示呼吸衰竭。如 pH < 7.30，$PaO_2 < 50$ mmHg，$PaCO_2 > 70$ mmHg，提示病情危重。

（四）心理－社会状况

有无焦虑、孤独、失眠及忧郁等，评估家庭成员及社会对患者的照顾能力和支持以及经济状况。

二、治疗原则

治疗目的是为了减轻症状，阻止病情发展；缓解或阻止肺功能下降；改善活动能力，提高生活质量；降低病死率。

教育与督促患者戒烟（迄今被证明可有效延缓肺功能进行性下降的措施仅有戒烟）；使患者了解 COPD 的病理、生理与临床基础知识；掌握一般和某些特殊的治疗方法；学会自我控制病情的技巧，如腹式呼气及缩唇呼气锻炼等；了解赴医院就诊的时机；社区医生定期随访。

控制职业性或环境污染：避免或防止粉尘、烟雾及有害气体吸入。

（一）药物治疗

药物治疗用于预防和控制症状，减少急性加重的频率和严重程度，提高运动耐力和生活质量。根据疾病的严重程度，逐步增加治疗，如果没有出现明显的药物不良反应或病情的恶化，应在同一水平维持长期的规律治疗。根据患者对治疗的反应及时调整治疗方案。

1. 支气管舒张剂

可松弛支气管平滑肌、扩张支气管、缓解气流受限，是控制 COPD 症状的主要治疗措施。短期按需应用可缓解症状，长期规律应用可预防和减轻症状，增加运动耐力，但不能使所有患者的 FEV_1 都得到改善。与口服药物相比，吸入剂不良反应小，因此多首选吸入治疗。

主要的支气管舒张剂有 β_2 受体激动药、抗胆碱药及甲基黄嘌呤类，根据药物的作用及患者的治疗反应选用。不同作用机制与作用时间的药物联合可增强支气管舒张作用、减少不良反应。β_2 受体激动药、抗胆碱药物和（或）茶碱联合应用，肺功能与健康状况可获进一步改善。

（1）β_2 受体激动药：主要有沙丁胺醇、特布他林等，为短效定量雾化吸入剂，数分钟内开始起效，15 ～ 30 min 达到峰值，持续疗效 4 ～ 5 h，每次剂量 100 ～ 200 μg，24 h 内不超过 8 ～ 12 μg。主要用于缓解症状，按需使用。福莫特罗为长效定量吸入剂，作用持续 12 h 以上，与短效 β_2 受体激动药相比，维持作用时间更长。福莫特罗吸入后 1 ～ 3 min 起效，常用剂量为 4.5 ～ 9 g，每日 2 次。

（2）抗胆碱药：主要品种有异丙托溴铵气雾剂，可阻断 M 胆碱受体。定量吸入时，开始作用的时间比沙丁胺醇等短效 β_2 受体激动药慢，但持续时间长，30 ～ 90 min 达最大效果，维持 6 ～ 8 h，每次剂量为 40 ～ 80 μg，每天 3 ～ 4 次。该药不良反应小，长期吸入可改善 COPD 患者的健康状况。噻托溴铵选择性作用于 M3 受体，为长效抗胆碱药，作用长达 24 h 以上，吸入剂量为 18 μg，每天 1 次。长期吸入可增加深吸气量，减低呼气末肺容积，进而改善呼吸困难，提高运动耐力和生活质量，也可减少急性加重频率。

（3）茶碱类药物：可解除气道平滑肌痉挛，广泛用于 COPD 的治疗。另外，还有改善心搏血量、舒张全身和肺血管，增加水盐排出，兴奋中枢神经系统、改善呼吸肌功能以及某些抗感染等作用。但总的来看，在一般治疗量的血药浓度下，茶碱其他多方面的作用不是很突出。缓释型或控释型茶碱每天 1 次或 2 次口服可达稳定的血浆浓度，对 COPD 有一定效果。茶碱血药浓度监测对估计疗效和不良反应有一定意义。血茶碱浓度大于 > 5 mg/L 即有治疗作用；> 15 mg/L 时不良反应明显增加。吸烟，饮酒，服用抗惊厥药、利福平等可引起肝脏酶受损并缩短茶碱半衰期；老年人、持续发热、心力衰竭和肝功能明显障碍者，同时应用西咪替丁、大环内酯类药物（红霉素等）、氟喹诺酮类药物（环丙沙星等）和口服避孕药等都可能使茶碱血药浓度增加。

2. 糖皮质激素

COPD 稳定期内长期应用糖皮质激素吸入治疗并不能阻止其 FEV_1 的降低趋势。长期规律的吸入糖皮质激素较适用于 FEV_1 < 50% 预计值（Ⅲ级和Ⅳ级）并且有临床症状以及反复加重的 COPD 患者。这一治疗可降低急性加重频率，改善生活质量。联合吸入糖皮质激素和 β_2 受体激动药，比各自的单用效果好，如布地奈德 / 福莫特罗、氟替卡松 / 沙美特罗两种联合制剂。对 COPD 患者不推荐长期口服糖皮质激素治疗。

3.其他药物

（1）祛痰药：COPD患者气道内可产生大量黏液分泌物，可促使继发感染，并影响气道通畅。应用祛痰药有利于气道引流通畅，改善通气，但除少数有黏痰患者获效外，总的来说效果并不十分确切。常用药物有盐酸氨溴索、乙酰半胱氨酸等。

（2）抗氧化剂：COPD气道炎症使氧化负荷加重，加重COPD的病理、生理变化。应用抗氧化剂如N-乙酰半胱氨酸可降低疾病反复加重的频率。

（3）免疫调节剂：可能对降低COPD急性加重严重程度具有一定的作用。但尚未得到确证，不推荐做常规使用。

（4）疫苗：流感疫苗可减少COPD的严重程度和死亡率，可每年给予1次（秋季）或2次（秋、冬）。它含有灭活的或活的、无活性的病毒，应每年根据预测的病毒种类制备。肺炎球菌疫苗含有23种肺炎球菌荚膜多糖，已在COPD患者中应用，但尚缺乏有力的临床观察资料。

（5）中医治疗：辨证施治是中医治疗的原则，对COPD的治疗亦应据此原则进行。

（二）氧疗

长期家庭氧疗（LTOT）对具有慢性呼吸衰竭的患者可提高生存率。对血流动力学、血液学特征、运动能力、肺生理和精神状态都会产生有益的影响。长期家庭氧疗应在Ⅳ级即极重度COPD患者应用，具体指征：$PaO_2 \leq 55$ mmHg或$SaO_2 \leq 88\%$，可伴有高碳酸血症；PaO_2 55～60 mmHg，或$SaO_2 < 89\%$，并有肺动脉高压、心力衰竭、水肿或红细胞增多症（血细胞比容＞0.55）。一般用鼻导管吸氧，氧流量为1.0～2.0 L/min，吸氧时间10～15 h/d。长期氧疗的目的是使患者在海平面水平，静息状态下，达到$PaO_2 \geq 60$ mmHg和（或）使SaO_2升至90%，这样才可维持重要器官的功能，保证周围组织的氧供。

（三）康复治疗

可使进行性气流受限、严重呼吸困难而很少活动的患者改善活动能力，提高生活质量，是COPD患者一项重要的治疗措施。它包括呼吸生理治疗、肌肉训练、营养支持、精神治疗与教育等多方面措施。在呼吸生理治疗方面包括帮助患者咳嗽，用力呼气以促进分泌物清除；使患者放松，进行缩唇呼气，以及避免快速浅表的呼吸，帮助克服急性呼吸困难等措施。在肌肉训练方面有全身性运动与呼吸肌锻炼，前者包括步行、登楼梯、踏车等，后者有腹式呼吸锻炼等。在营养支持方面，应要求达到理想的体重，同时避免糖类过高类饮食和过高热量摄入，以免产生过多二氧化碳。

三、护理

（一）一般护理

1. 环境与休息

（1）环境：COPD患者居住的房间室温保持在18 ～ 24℃，相对湿度以50%～70%为宜。房间通风良好、阳光充足，避免或防止粉尘、烟雾及有害气体。

（2）休息与活动：病情较轻者可适当活动，循序渐进地增加活动量，以活动后不感到明显的胸闷气急为宜，重症者应卧床休息。

2. 卧位护理

协助患者采取舒适体位，中度以上COPD急性加重期患者应卧床休息，对于因呼吸困难不能平卧者采取半卧位或坐位，身体前倾，并使用枕头、靠背架或床边桌等支撑物增加患者舒适度。

3. 饮食护理

应制订高热量、高蛋白质、高维生素的饮食计划。正餐进食量不足时，应安排少量多餐，避免在餐前和进餐时过多饮水。腹胀患者应进软食，避免进食产气食物，如汽水、啤酒、豆类、马铃薯和胡萝卜等；避免易引起便秘的食物，如油煎食物、干果、坚果等。

（二）病情观察

（1）意识及生命体征观察。定期监测动脉血气，密切观察患者有无头痛、烦躁不安、表情淡漠、神志恍惚、精神错乱、嗜睡和昏迷等表现，判断呼吸困难类型并动态评估患者呼吸困难的严重程度。

（2）缺氧的观察。轻度缺氧主要表现为气短加重，伴有喘息、胸闷、咳嗽加剧、痰量增加、痰呈脓性，以及有发热等，也可伴有全身不适症状。中重度缺氧可以出现静息状态下呼吸困难，新出现发绀、外周水肿、咳嗽、咳痰、呼吸困难症状加重，可以出现慢性心力衰竭等比较严重的症状。动脉血气分析对确定低氧血症、高碳酸血症和酸碱失衡，判断呼吸衰竭的类型有重要价值。

（3）电解质及出入液量观察。严密观察有无水电解质紊乱、酸碱失衡，有无出入液量不平衡、少尿无尿的发生。

（4）活动耐力观察。早期在劳力时出现气短或呼吸困难，以后逐渐加重，以至在日常活动甚至休息时也感到气短。慢支患者如在慢性咳嗽、咳痰基础上出现了逐渐加重的呼吸困难常提示已发生了肺气肿。

（5）痰液观察。患者平时痰液多为白色黏液或浆液性泡沫痰，合并感染时，痰量增多，转为黏液脓性痰，偶有血丝痰。

（三）用药护理

（1）平喘药使用护理。短期按需应用以缓解症状，长期规律应用以减轻症状。

1）β_2肾上腺素受体激动剂：可通过吸入或口服应用。沙丁胺醇气雾剂，每次 100 ~ 200 μg（1 ~ 2 揿），定量吸入，疗效持续 4 ~ 5 h。长效制剂如沙美特罗等，每天仅需吸入 2 次。

2）抗胆碱能药：异丙托溴铵气雾剂，定量吸入，每次 40 ~ 80 μg（2 ~ 4 揿），每天 3 ~ 4 次。

3）茶碱类：茶碱缓（控）释片 0.2 g，每 12 小时 1 次；氨茶碱 0.1 g，每天 3 次。

教会患者正确吸入平喘药物：打开盖子，均匀摇晃药液；深呼气至不能再呼出时张口将吸入器喷嘴置于口中，双唇包住咬口，以深而慢的方式进行吸气，吸气的同时以手指按压喷药；吸气末屏气 10 ~ 15 s，然后缓慢呼气；休息 3 min 后可重复使用一次。如吸入药物中含有糖皮质激素，一定要充分漱口。观察患者有无心悸、骨骼肌震颤、低血钾等不良反应。

（2）糖皮质激素使用护理。目前认为 FEV_1 < 50%预计值并有并发症或反复加重的 COPD 患者可规律性吸入糖皮质激素治疗，有助于降低急性发作频率，提高生活质量。吸入糖皮质激素药物治疗的全身反应小，少数患者可出现声音嘶哑、咽部不适和口腔念珠菌感染，指导患者吸药后及时用清水充分漱口。口服用药宜在饭后服用，以减少对胃肠道黏膜的刺激。静脉使用糖皮质激素需注意观察有无消化道出血等相关并发症的发生。

（3）镇静止咳药使用护理。止咳药物可选择复方甘草合剂 10 mL，每天 3 次；宜在其他药物之后服用，服用后短时间内勿饮水。高血压、糖尿病、心脏病及消化性溃疡患者慎用。喷托维林是非麻醉性中枢镇咳药，注意观察有无口干、恶心、腹胀等不良反应。对二氧化碳潴留、呼吸道分泌物多的重症患者要慎用镇静类药物，如需使用，一定要加强观察是否有呼吸抑制和咳嗽反射减弱等情况发生。

（4）抗生素使用护理。COPD 症状加重，特别是痰量增加并呈脓性时，应给予抗生素治疗。抗生素的选用需依据患者所在地常见病原菌类型及药敏情况决定，给予 β‑内酰胺类抗生素、大环内酯类或喹诺酮类抗生素治疗。β‑内酰胺类抗生素包括临床最常用的青霉素与头孢菌素，此类抗生素具有杀菌活性强、毒性低、适应证广及临床疗效好的优点。使用青霉素类药物一定要认真询问患者用药史、本人是否有相关药物过敏史和家族是否有相关药物过敏史，并进行青霉素皮试，皮试时备好青霉素急救盒，一旦发生过敏反应及时救治。大环内酯类抗生素使用时注意观察患者有无腹胀、腹痛、恶心、呕吐及腹泻等消化系统不良反应发生。因其对胃肠道刺激较大，需指导患者在饭后服用。定期复查肝功能，注意有无肝功能的改变。观察有无药物性皮疹及药物热等变态反应发生。喹诺酮类抗生素药物使用时要注意观察有无恶心、呕吐等胃肠道反应，头痛、头晕、睡眠不良等中枢神经系统反应；大剂量或长期应用该类药物需定期复查肝功能，防止肝功能损坏的发生。在使用抗生素的过程中，要注意观察药物疗效及有无口腔内真菌感染、腹泻等菌群失调的发生。

（5）祛痰药使用护理。祛痰药物可选择溴己新 8 ~ 16 mg，每天 3 次；服用该药物偶有恶心、胃部不适，减药或停药后症状可消失。该药物宜在饭后服用，有胃溃疡的患者慎用。也可选择盐酸氨溴索 30 mg，每天 3 次；桃金娘油 0.3g，每天 3 次；盐酸氨溴索及桃金娘油不良反应较少，偶有轻微的胃部不适。

（6）呼吸兴奋剂使用护理。常用药物有尼可刹米、洛贝林等，其通过刺激呼吸中枢或外周化学感受器，增加呼吸频率和潮气量，改善通气，以尼可刹米最常用，常规以 0.375 ~ 0.75 g 静注。使用原则：

1）必须在保持气道通畅的前提下使用，否则会促发呼吸肌疲劳，并进而加重 CO_2 潴留。

2）脑缺氧、脑水肿未纠正而出现频繁抽搐者慎用。

3）患者的呼吸肌功能应基本正常。

4）不可突然停药。呼吸兴奋剂主要用于以中枢抑制为主所致的呼吸衰竭，不宜用于以换气功能障碍为主所致的呼吸衰竭。

（四）基础与生活护理

第一，做好口腔、会阴护理。

第二，评估自理能力，协助患者生活护理，提高其自护能力。

第三，床头抬高，减轻呼吸困难。

第四，加强皮肤护理：保持床单位清洁整齐，督促并协助患者翻身，骨隆突处予以保护。

（五）专科护理

1. 氧疗护理

持续低浓度吸氧，氧疗的指征是 $PaO_2 < 60$ mmHg，常用鼻导管或可调气通气面罩吸氧。一般吸氧浓度为 25% ~ 35%，应避免吸入氧浓度过高而加重二氧化碳潴留。氧疗的目标为 PaO_2 维持在 60 ~ 65 mmHg，并且二氧化碳潴留无明显加重。

2. 气道护理

及时清除呼吸道分泌物，保持呼吸道通畅，是改善通气、防止和纠正缺氧与二氧化碳潴留的前提。根据患者的情况选择适合排痰的护理措施，必要时协助医生建立人工气道。

（1）深呼吸和咳嗽：患者取坐位，双肩放松，上体稍前倾，双臂可以支撑在膝上。卧床患者则应抬高床头，双膝屈曲，双肢支撑在床上。护士指导患者进行数次随意的深呼吸（腹式呼吸），吸气终了屏气片刻，然后进行咳嗽、咳痰。

（2）胸部叩击方法：患者取坐位或侧卧位，护士站在患者的后方或侧后方，两手手指并拢拱成杯状，用手腕的力量自下而上、由外向内，力量均匀地叩击胸背部，叩击时发出空而深的叩击音表示叩击手法正确。

（3）机械吸痰：适用于痰液黏稠、无力咳出、咳嗽反射减弱或消失及意识不清的患者。可经鼻、气管插管或气管切开处进行负压吸引。

（4）气道的湿化和雾化：适用于痰液黏稠不易咳出者。湿化治疗法是通过湿化装置，将水或溶液蒸发成水蒸气或小液滴，以提高吸入气体的湿度，达到湿润气道黏膜、稀释痰液的目的。雾化治疗又称气溶胶吸入疗法，应用特制的气溶胶装置将水分和药物形成气溶胶的液体微滴或固体颗粒，吸入并沉积于呼吸道和肺泡靶器官，达到治疗疾病、改善症状的目的。并且吸入同时也具有一定的湿化稀释气道分泌物的作用。注意事项：

1）防止窒息：干结的分泌物湿化后膨胀易阻塞支气管，操作后应帮助患者翻身拍背，及时排痰，尤其是体弱、无力咳嗽者。

2）避免湿化过度：过度湿化可引起黏膜水肿、气道狭窄，呼吸道阻力增加，甚至诱发支气管痉挛，还可导致体内水潴留，加重心脏负荷。因而，湿化时间不宜过长，一般以 10 ~ 20 min 为宜。

3）控制湿化温度：温度过高可引起呼吸道灼伤；温度过低可诱发哮喘、寒战，一般应控制湿化温度在 35 ~ 37℃。

4）防止感染：定期进行吸入装置、病房环境消毒，注意无菌操作，加强口腔护理。

3.功能训练护理

鼓励 COPD 患者进行腹式呼吸和缩唇呼气，即做缓慢的深吸气动作，胸腹动作要协调，深呼气时要缩唇，以提高呼气相支气管内压，防止小气道过早陷闭，利于肺内气体排出。

（六）并发症的护理

（1）自发性气胸。为肺大疱破裂所致。患者表现为呼吸困难突然加剧并伴有一侧剧烈胸痛。当患者出现原因不明的气急、发绀加剧，亦应警惕气胸的发生。体征为一侧呼吸音显著降低。需予以 X 线检查以明确诊断及肺压缩程度。当肺压缩低于 30%，予以卧床休息，持续中流量吸氧。压缩大于 30%，需予以胸腔穿刺抽气。

（2）慢性肺源性心脏病。简称肺心病，主要由于患者存在支气管阻塞和肺实质破坏，从而继发肺气肿及肺纤维化，侵犯肺血管，使肺循环阻力增加，最终导致肺动脉高压及右心室肥大。功能失代偿期患者出现呼吸衰竭及右心衰竭的相关临床表现。呼吸衰竭患者主要表现为气短、胸闷、心悸、乏力，在 $PaO_2 <$ 40 mmHg 或 $SPO_2 < 75\%$ 时，患者可出现明显发绀。严重时由于脑细胞缺氧及水肿，可表现为头痛、烦躁不安、无意识动作，甚至谵妄、抽搐、昏迷等肺性脑病症状，需加强病情观察。右心衰竭时患者主要表现为气急、发绀、心悸、尿少、上腹胀满。体检可见颈静脉怒张、剑突下有明显心尖搏动、心率加速、面部及双下肢凹陷性水肿。肺心病患者一般在感染控制后可缓解其心衰症状，如未缓解，可遵医嘱适当选用小剂量的强心、利尿及血管扩张剂。

（七）心理护理

患者因患病时间长、无法预知病情的发展及预后情况、担忧医疗经费来源，易产生焦虑、抑郁、恐惧、绝望等负面情绪，应根据患者心理特点给予帮助和支持。护理要点如下：

第一，帮助患者正确理解病情，保持良好心态。

第二，加强急性加重期患者的心理疏导。

第三，推荐日常松弛的方法，建议多种渠道参与社交活动，协调家庭、朋友、医患间的和谐关系，以获得更多的理解和支持。

第四，指导患者或其家属认识各种宣泄坏情绪的途径和方法。鼓励患者多与外界交流、沟通，防止焦虑、抑郁、失眠等；鼓励患者进行适当的自我照顾，提升个人成就感。

（八）康复护理

制订个体化的训练计划，加强呼吸功能及肢体运动训练。指导患者进行缩唇呼气、膈式或腹式呼吸、使用呼吸阻力器等呼吸训练以加强胸、膈呼吸肌的肌力和耐力，改善呼吸功能，以及进行步行、慢跑、气功等体育锻炼，以逐步提高肺活量和活动耐力。使患者理解康复锻炼的意义，发挥患者的主观能动性。

（九）出院指导

（1）疾病指导。本病虽然难以治愈，但如积极参与 COPD 的长期管理可减少急性发作，及时控制症状，延缓疾病进程，提高生活质量。教会患者和家属依据呼吸困难与活动之间的关系，判断呼吸困难的严重程度，以便合理安排工作和生活。指导患者识别使病情恶化的因素。吸烟者戒烟能有效延缓肺功能出现进行性下降。在呼吸道传染病流行期间，尽量避免到人群密集的公共场所。潮湿、大风、严寒气候时避免室外活动，根据气候变化及时增添衣物，避免受凉感冒。指导患者或其家属做好吸氧日记，指导患者自我监测病情变化，嘱咐患者每月或三个月到门诊随访 1 次。根据其肺功能和动脉血气等指标判断氧疗的效果，并结合血氧饱和度，指导患者调整吸氧流量和时间。

（2）用药指导。注意观察药物疗效和不良反应。

1）止咳药。喷托维林是非麻醉性中枢镇咳药，不良反应有口干、恶心、腹胀、头痛等。

2）祛痰药。溴己新偶见恶心、转氨酶增高，消化性溃疡者慎用。盐酸氨溴索是润滑性祛痰药，不良反应较轻。

（3）饮食指导。宜选择高热量、高蛋白、高维生素、易消化的饮食，少食多餐，避免辛辣刺激、产气的食物，如汽水、啤酒、豆类、马铃薯和胡萝卜等，避免易引起便秘的食物，如油煎食物、干果、坚果等。

（4）训练指导。

1）腹式呼吸。要领为胸廓保持不动，用腹部的起落显示，即吸气时腹部隆起、呼气时腹部下陷。

注意事项：

第一，训练时用鼻吸气、用嘴呼气；呼吸慢而深；吸气时间短、呼气时间长。

第二，选用何种体位进行呼吸练习，须请示医生根据病情而定。训练时呼吸次数应控制在 8 次 / 分左右。

第三，每次训练以 5 ~ 7 次为宜，休息后再练。

2）缩唇呼气。又称噘嘴呼吸。技巧是通过缩唇形成的微弱阻力来延长呼气时间，增加气道压力，延缓气道塌陷。患者闭嘴，经鼻吸气，然后通过缩唇缓慢呼气，同时收缩腹部。吸呼气时间比为 1 : 2 或 1 : 3。缩唇的程度与呼气流量：以能使距口唇 15 ~ 20 cm 处、与口唇等高水平的蜡烛火焰顺气流倾斜又不至于熄灭为宜。（见本章第五节"老年肺炎"）

注意事项：

第一，训练时用鼻吸气，同时关闭嘴巴；强调缩唇时呼气；吸呼比率为 1 :（2 ~ 3）；呼吸频率 < 20 次 / 分。

第二，训练的重点在于缓慢，即延长呼气时间、改善呼吸的深度，使二氧化碳有效地呼出体外。

第三，去除呼吸道分泌物技术：深呼吸和有效咳嗽，有助于气道远端分泌物的排出，保持呼吸道通畅。先深吸气，然后屏住呼吸数秒，在呼气时咳嗽。具体步骤为深吸气、暂停、放松呼气；重复以上程序；深吸气、腹肌收缩、连续两次咳嗽；结束。可重复多次，直到将痰排出。

3）居家松弛运动与体能锻炼指导

①松弛运动：松弛运动可以减低患者的肌肉紧张程度，肌肉松弛后降低耗氧量、二氧化碳以及呼吸速率。

②体能锻炼：患者长期不活动使肌肉不同程度地萎缩，因此要逐渐恢复活动项目。可早期下床活动，逐渐在家中走动，之后上下楼梯，最后到户外活动。

耐力训练又称有氧训练，如行走、健身跑、自行车、游泳、划船等。开始进行 5 min 活动，适应后逐渐增加活动时间，当患者能耐受 20 分 / 次的活动后即可增加活动。提高上肢活动能力的训练：可用体操棒做高度超过肩部的各个方向的练习或高过头的上肢套圈练习，还可手持重物（0.5 ~ 3 kg）做高于肩部的活动，每活动 1 ~ 2 min，休息 2 ~ 3 min，每日 2 次。

（5）戒烟控酒指导。戒烟是预防 COPD 的重要措施，吸烟患者戒烟能有效延缓肺功能进行性下降。对吸烟者采取多种宣教措施令其戒烟。避免或减少有害粉尘、烟雾或气体的吸入。避免过度饮酒。

（6）居家氧疗指导。COPD 患者家庭氧疗的原则：

第一，低流量持续给氧，氧流量在 1.5 ~ 2.5 L/min，低浓度（＜ 30%）。

第二，长期持续氧疗，即每天＞ 15 h，对于 COPD 患者，特别是慢性 II 型呼吸衰竭伴有肺心病者，必须长期持续氧疗，包括夜间，有利于降低肺动脉压，减轻右心负荷，切不可根据症状自行缩短吸氧时间。

第七节　慢性支气管炎

慢性支气管炎简称慢支，是气管、支气管黏膜及其周围组织的慢性非特异性炎症，是老年人的常见病，临床上以咳嗽、咳痰为主要症状，每年发病累积达 3 个月或以上，持续 2 年或 2 年以上，需排除具有咳嗽、咳痰、喘息症状的其他疾病。我国已经进入老龄化社会，在全国庞大的老年人口基数中，慢性支气管炎的患病率始终居高不下，这与近年来工业发展过快有关，大量的工业废气加重了慢性呼吸系统疾病的发病率。其病程分为急性加重期和缓解期，如急性加重期不能得到有效控制，反复发作，可发展成慢性阻塞性肺疾病，甚至肺心病，预后不良。对于老年人来说，长久的疾病困扰给生活带来了极大的负担。

一、概述

（一）病史

1.病因和既往史

目前尚不清楚病因，可能是多种因素长期相互作用的结果。相关病因有：

（1）有害气体和有害颗粒：如香烟、烟雾、粉尘、刺激性气体（二氧化硫、二氧化氮、氯气、臭氧等）。

（2）感染因素：病毒、支原体、细菌等感染是慢性支气管炎发生、发展的重要原因之一，可造成气管、支气管黏膜的损伤和慢性炎症。病毒感染以流感病毒、鼻病毒、腺病毒和呼吸道合胞病毒为常见。细菌感染常继发于病毒感染。常见病原体为肺炎链球菌、流感嗜血杆菌、卡他莫拉菌和葡萄球菌等。

（3）其他因素：免疫、年龄和气候等因素均与慢性支气管炎有关。老年人肾上腺皮质功能减退，细胞免疫功能下降，溶菌酶活性降低，从而容易造成呼吸道的反复感染。

2.发病情况

发病的起始时间，咳嗽、咳痰的持续时间，连续的时间情况。

3.用药史

既往发病的用药情况，服药的种类和时间，用药后疾病控制的情况。

（二）身体状况评估

1.一般评估

评估患者精神状态，有无急性病容，有无面颊绯红、口唇发绀、皮肤黏膜出血、食欲减退、乏力、精神萎靡、恶心呕吐等情况。评估患者睡眠、食欲、大小便情况。

2.生命体征与意识状况评估

评估体温、脉搏、呼吸、血压和疼痛；评估有无生命体征异常，如呼吸频率加快、心率过快及节律异常、血压下降、体温升高等；判断患者意识是否清楚，有无烦躁、嗜睡和表情淡漠等意识障碍。

3.体格检查

早期多无异常体征。急性发作期有异常。听诊时于背部或双肺底听到干、湿啰音，痰液咳出后啰音减少或消失，如合并哮喘可闻及哮鸣音。

4. 咳嗽咳痰评估

（1）咳嗽积分表：是一种分栏式评分法，该量表根据咳嗽发生时间分为日间和夜间两部分，每部分均按照不同的严重程度划分为 0 ~ 3 分值等 4 个等级。该评分体系反映了咳嗽频率、强度和对睡眠及日常活动的影响程度（表 3-8）。

表3-8 咳嗽积分表

分值	日间咳嗽症状积分	夜间咳嗽症状积分
0	无咳嗽	无咳嗽
1	偶有短暂咳嗽	入睡时短暂咳嗽或夜间咳嗽
2	频繁咳嗽，轻度影响日常活动	因咳嗽轻度影响睡眠
3	频繁咳嗽，严重影响日常活动	因咳嗽严重影响睡眠

（2）视觉模拟量表：由一条长度 100 mm 的直线构成，0 mm 表示从不咳嗽，100 mm 表示最严重的咳嗽。先由患者根据自我感觉的咳嗽严重程度在线上相应的位置标记，再测出直线起始点至标记点的距离，即为评分数值。比法不仅主观性强，在体现变化方面也很灵敏，因而常用作疗效对比研究的指标。患者完成本量表时不受语言措辞影响，但要求一定的抽象概念理解能力。

（3）痰液的评估：评估痰液的色、质、量，判断病情的严重程度及好转情况。

5. 临床表现

起病缓慢，因老年人免疫力下降等原因，病程长，反复急性发作而病情加重。

（1）咳嗽：一般晨间咳嗽为主，睡眠时有阵咳或排痰。

（2）咳痰：一般为白色黏液和浆液泡沫性痰，偶见痰中带血。清晨排痰较多，起床或体位变动可刺激排痰。

（3）喘息或气急：喘息症状明显者称为喘息性支气管炎，部分可能合并支气管哮喘。若伴有肺气肿，则表现为劳动或活动后气急症状明显加重。

（4）并发症观察：观察有无阻塞性肺气肿、支气管肺炎、支气管扩张症等症状。

（三）实验室及其他检查

（1）炎症标志物。细菌感染时外周血白细胞和中性粒细胞升高，其他血液炎症指标，如 C 反应蛋白、血沉、血清降钙素原等，可予以综合判断。

（2）影像学检查。胸部 X 线检查早期无异常。反复发作可引起支气管壁增厚，细支气管或肺泡间质炎症细胞浸润或纤维化，表现为肺纹理增粗、紊乱，呈网状或条索状、斑点状阴影，以双下肺野明显。

（3）痰标本检测。最常见的病原学检查方法是痰涂片镜检及痰培养，但由于口咽部存在大量定植菌，经口中咳出的痰标本易受污染，必要时可经人工气道吸引或经纤维支气管镜通过防污染样本毛刷获取标本。

（4）呼吸功能检查。早期无异常。如有小气道阻塞时，最大呼气流速－容量曲线在 75% 和 50% 肺容量时，流量明显降低。

（四）心理－社会状况

患者因病程长而可能引起焦虑、恐惧、抑郁等负性情绪，应注意评估患者的心理状况，了解患者家属对患者病情和预后的态度，以及家庭的照顾和支持能力。

二、治疗原则

（一）祛除病因和诱因

戒烟是治疗慢性支气管炎反复发作的主要环节。避开可能诱发的环境因素；加强个人卫生；避免受凉；适宜锻炼增强体质，预防感冒。

（二）急性加重期治疗

（1）控制感染。抗菌药物依病情轻重选用：病情较轻选用喹诺酮类、大环内酯类、β－内酰胺类或磺胺类口服，如左氧氟沙星 0.4 g，每日 1 次；罗红霉素 0.3 g，每日 2 次；阿莫西林 2 ~ 4 g/d，分 2 ~ 4 次口服；头孢呋辛 0.5 g，每日 2 次；复方磺胺甲噁唑（SMZ_{CO}），每次 2 片，每日 2 次；病情严重时静脉给药。如果能培养致病菌，可按药敏试验结果选用抗菌药。

（2）祛痰、镇咳。复方氯化铵合剂 10 毫升/次，每日 3 次；也可加用祛痰药溴己新（必嗽平）8 ~ 16 毫克/次，每日 3 次；盐酸氨溴索（沐舒坦）30 mg，每日 3 次；桃金娘油（吉诺通）0.3 克/次，每天 3 次。

（3）平喘。气喘可加用解痉平喘药，如氨茶碱 0.1 g，每日 3 次，或用茶碱控释剂（葆乐辉）200 ~ 400 mg/d，或长效 β_2－受体激动剂加糖皮质激素吸入。

（三）缓解期治疗

加强体质锻炼，预防感冒；避免有害气体和其他有害颗粒吸入；试用免疫调节剂如百令（冬虫夏草）胶囊 2 粒，每天 3 次；刺五加黄芪片 4 片，每天 3 次；咔介多糖核酸注射剂（唯尔本、斯奇康）0.7 mg，肌内注射，每周 2~3 次，连用 3 个月。冬、春季可预防接种流感疫苗、肺炎链球菌疫苗等。

三、护理

（一）一般护理

（1）环境与休息。保持室内空气新鲜，温度控制在 18 ~ 25℃为宜。急性发作期多卧床休息，根据自身情况适当活动，量力而行，可增加耐寒训练，如冷水洗脸、冬泳等，增加肺功能，从而减少发病频率。

（2）饮食护理。提供高热量、高蛋白和高维生素的饮食，以补充高热引起的营养物质消耗，饮食宜清淡易消化。鼓励患者多饮水，每日 1500 ~ 2000 mL，以保证足够的摄入量并利于稀释痰液。忌烟酒，少食辛辣刺激性食物，少食高糖的食物，以免产生过度咳嗽。

（二）病情观察

（1）意识与生命体征观察。观察患者精神和意识状态、体温、呼吸、血压、心率及心律等变化，有无心率加快、脉搏细速、血压下降、脉压变小、体温不升或高热、呼吸困难等。

（2）咳嗽咳痰的观察。观察咳嗽的严重程度，观察痰液的色、质、量。

（3）并发症的观察。有无呼吸困难、胸闷气急加重、咯血等症状，观察血氧饱和度情况及血气分析结果。

（三）用药护理

（1）抗生素。遵医嘱使用抗生素，观察疗效和不良反应。可选用喹诺酮类、大环内酯类、β - 内酰胺类或磺胺类。应用喹诺酮类药物（氧氟沙星、环丙沙星等）偶见皮疹、恶心、头晕、头痛等不良反应；大环内酯类（红霉素、阿奇霉素等）可出现腹痛、腹胀、皮疹、心律失常等不良反应；β - 内酰胺类有过敏反应、恶心呕吐等胃肠道反应等；磺胺类药物有皮疹等过敏反应，肝损伤、贫血等不良反应，老年人或肝功能减退者应慎用。患者一旦出现严重不良反应，应及时与医生沟通并做相应处理。

（2）祛痰止咳药。止咳药物可选择复方甘草合剂 10 mL，每天 3 次；宜在其他药物之后服用，服用后短时间内勿饮水，高血压、糖尿病、心脏病及消化性溃疡患者慎用。咳嗽严重者可选择阿桔片，注意观察有无眩晕、嗜睡、表情淡漠、注意力分散、思维减弱、视力减退、呼吸减慢、恶心、呕吐、便秘、排尿困难等不良反应，遵医嘱用量，避免过量，引起急性中毒。喷托维林是非麻醉性中枢止咳药，注意观察有无口干、恶心、腹胀等不良反应。对二氧化碳潴留、呼吸道分泌物多的重症患者要慎用镇静类药物，如需使用一定要加强观察是否有呼吸抑制和咳嗽反射减弱情况发生。祛痰药物可选择溴己新 8 ～ 16 mg，每天 3 次。该药物服用偶有恶心、胃部不适，减药或停药后症状可消失。该药物宜在饭后服用，有胃溃疡的患者慎用。盐酸氨溴索 30 mg，每天 3 次；桃金娘油 0.3 g，每天 3 次；盐酸氨溴索及桃金娘油不良反应较少，偶有轻微的胃部不适。

（3）平喘药。有气喘者可加用解痉平喘药，如氨茶碱 0.1 g，每日 3 次；或用茶碱控释剂；或长效 β_2 肾上腺素受体激动剂，如糖皮质激素。

（四）基础与生活护理

（1）鼓励患者经常漱口，保持口腔卫生，防止继发感染。生活不能自理者做好口腔护理。留置导尿者加强会阴护理，及时留取中段尿培养。

（2）评估自理能力，协助患者生活护理，提高自护能力。

（3）加强皮肤护理，保持床单位清洁整齐，督促协助翻身，骨隆突处予以保护。

（五）专科护理

1. 氧疗护理

对急性期喘息、气急明显的患者根据氧饱和度、血气结果情况给予合适的流量的吸氧，可分为低流量、中流量、高流量吸氧，低流量吸氧流量是 1 ～ 2 L/min、中流量吸氧流量是 2 ～ 4 L/min，高流量吸氧流量是 4 ～ 6 L/min。一般情况下，患者氧饱和度在 90% 以上，氧分压在 70 mmHg 以上予以低流量吸氧；氧饱和度在 85% ～ 90%，氧分压在 60 ～ 70 mmHg 予以中流量吸氧；氧饱和度低于 85%，氧分压低于 60 mmHg 予以高流量吸氧。特殊情况还需要结合其他情况具体处理，尽可能维持 $PaO_2 > 60$ mmHg，氧饱和度 $> 90\%$。注意做好家属和患者的宣教，不随意调节氧流量，不使用明火，做好用氧安全；鼻导管消毒每日 2 次；及时添加湿化水；观察生命体征及血气结果变化；观察鼻腔黏膜的情况，如有无破溃。

2.气道护理

及时评估患者的气道状况，指导患者进行有效咳嗽、协助叩背以促进痰液排出。

痰液黏稠、排痰无效的患者可以予以雾化吸入稀释痰液，或采用吸引器辅助吸痰。具体方法：

（1）深呼吸和咳嗽：患者取坐位，双肩放松，上体稍前倾，双臂可以支撑在膝上。卧床患者则应抬高床头，双膝屈曲，双肢支撑在床上。护士指导患者进行数次随意的深呼吸（腹式呼吸），吸气终了屏气片刻，然后进行咳嗽、咳痰。

（2）胸部叩击方法：患者取坐位或侧卧位，护士站在患者的后方或侧后方，两手手指并拢拱成杯状，用手腕的力量自下而上、由外向内，力量均匀地叩击胸背部，叩击时发出空而深的拍击音表示叩击手法正确。（见本章第三节"慢性阻塞性肺疾病"）

（六）心理护理

关心、安慰患者，认真倾听其主诉，耐心细致地沟通，进行及时、有效、针对性的健康宣教，增加患者治疗的信心，缓解其焦虑、恐惧、抑郁的心理，与患者家属有效沟通，取得支持。

第八节　阿尔茨海默病

阿尔茨海默病（AD）是痴呆最常见的类型，约占痴呆患者的70%。AD是一种脑退行性病变，患者的智能、记忆、感觉、定向、推理和判断能力呈进行性不可逆性的退化，AD的临床特点是隐性起病的、持续进行性的智能衰退而无缓解。记忆障碍，尤其近记忆遗忘是最突出的早期症状，以后可出现失语、失用、失认、失算，判断力和概括力下降直至智能严重衰退、运动障碍。

AD是老年期痴呆的主要类型，占痴呆患者的60% ~ 70%，欧洲65 ~ 69岁居民AD的患病率为0.6%，≥ 90岁为22.2%，年龄标化患病率为4.4%。北京≥ 55岁的城市居民AD患病率及年龄标化患病率，分别为2.2%和2.0%，年龄标化患病率随年龄的增长而升高，年龄每增加 5 岁患病率增高 1 倍，城乡差异不明显；≥ 55 岁人群中女性患病率高于男性（分别为 2.1% 和 1.7%）。上海地区 ≥ 55 岁人群 AD 年龄总标化患病率为 1.37%，城市和农村标化患病率分别为 1.27% 和 1.64%；≥ 75 岁人群发病率呈倍数上升，女性患病率是男性的 2 倍。

一、概述

（一）AD 的病因

AD 的病因和发病机制复杂，目前并不十分清楚。通常认为与遗传因素、淀粉样蛋白的沉积、神经递质功能缺陷、tau 蛋白过度磷酸化、神经细胞凋亡、氧化应激、自由基损伤及感染、中毒、脑外伤和低血糖等多种因素有关。

遗传因素：痴呆患者的一级亲属患本病的风险较高。双生子为单卵双生的一方患痴呆，另一方患病率为 90%，双卵双生的一方患痴呆，另一方患病率为 45%，较普通人显著增高。家族性痴呆为常染色体显性遗传，为多基因遗传病，具有遗传异质性，目前发现 1、14、19、21 号染色体与本病有关，染色体的基因突变引起 AD 的易感性，如淀粉样前体蛋白基因、早老素 1 基因、早老素 2 基因、载脂蛋白 E4 等。

脑外伤、铝中毒、吸烟、受教育水平低下、一级亲属中有唐氏综合征患者等环境因素都可增加患病风险。

由于痴呆患者的脑内存在广泛的神经递质水平下降，可累及与学习和记忆相关的神经递质系统，包括乙酰胆碱、氨基酸类、单胺系统、神经肽类等。

痴呆还可能与炎症反应、神经毒性损伤、氧化应激、自由基损伤、血小板活化、雌激素水平低下和免疫功能缺陷等有关。

（二）AD 的危险因素

（1）年龄和性别。是 AD 公认的危险因素，AD 的患病率和发病率均随年龄增长而升高，本病最早 50 岁可发生，随着年龄的增长，发病率逐步上升。在 60 ~ 90 岁的年龄段，每增加 5 岁，发病率增加 1 倍；80 岁以上老人的发病率最高，达 20% ~ 30%；女性显著高于男性。

（2）AD 具有家族聚集性。遗传是 AD 比较肯定的危险因素，目前研究证明多种遗传基因与 AD 的发病有关。一级亲属有痴呆或重症精神病史者，AD 的患病风险显著高于对照人群，比值比（OR）值为 6.25，调整混杂因素的影响后，

OR 值仍为 2.07。与对照组相比，AD 患者一级亲属的患病风险增加，相对危险度（RR 值）为 1.5，患者的同胞较其父母的发病风险更高（RR 值分别为 1.8 和 1.2）；不同种族中，白种人及西班牙 AD 患者一级亲属的患病风险显著增高（RR 值分别为 2.0 和 1.5）；与男性相比，女性亲属的患病风险更高（RR 值为 1.5）。因此，痴呆的家族史可用于对 AD 患者的家庭成员进行患病风险的评估。

（3）多数研究结果显示受教育程度与 AD 有关。受教育程度低是 AD 的危险因素。国内调查资料表明，文化教育程度越低，本病发病率越高，文盲组发病率（2.2%）远远高于小学组（0.84%）和中学组（0.81%）。但也有学者认为，受教育水平低并非 AD 的主要危险因素，而更可能是儿童期不良社会经济状况和环境因素（如居住于农村）的伴随现象，两种因素同时存在与 AD 的患病风险增高有关。

（4）头部外伤是 AD 的致病因素，也是危险因素。头部外伤对 AD 的作用与外伤的严重程度相关，有明确头部创伤的患者患阿尔茨海默病的危险性大大增加。如载脂蛋白（APOE4）基因的携带者一旦受到头部创伤，患阿尔茨海默病的危险性更大。

（5）血管性因素。其不仅与认知损害和血管性痴呆（VD）有关，也参与 AD 的发生、发展，一次血管性事件可促使 AD 从临床前期进入临床期或加重其临床表现。各种血管性因素，包括高血压、低血压、糖尿病、高脂血症、高胰岛素血症、短暂性脑缺血发作以及吸烟等，均可促进脑组织的变性改变、认知损害和痴呆发。研究显示，30.3% 的 AD 患者伴有肾动脉性高血压，23.6% 伴有低血压，64.8% 伴有冠状动脉疾病，21.6% 伴有 2 型糖尿病；AD 变性病变出现前脑组织局部可见与 VD 相似的微血管病变。与 AD 有关的多种因素均可降低脑血流灌注，因此，防治血管性危险因素可以通过增加 AD 患者的脑血流量，从而降低 AD 的发病危险并改善预后，例如抗高血压药物可显著降低老年人的认知损害（OR 值为 0.56，$P < 0.01$），提示积极防治血管性疾病对老年人群心脑系统有益处。

（6）吸烟与 AD 的关系。起初认为 AD 患者脑皮质中烟碱受体数量减少，而烟中的尼古丁成分能增加脑内此受体的数量，并由此推测，吸烟可以预防和治疗AD。而近年来一些较大样本的调查证实，吸烟人群与不吸烟人群比较，本病的发病率可高出 2 ～ 3 倍，而且以血管性痴呆为多见。长期大量饮酒可产生酒精依赖、慢性酒精中毒，引起脑细胞过早地退化死亡，最终出现不可逆的痴呆——酒精性痴呆。有调查发现，长期饮用少量的红葡萄酒，可减少本病的发生，但此结果与酒精无关，而与红葡萄酒的抗氧化作用有关。在富含抗氧化的食物，如维生素 C、维生素 E 和 β-胡萝卜等，有利于抗衰老及预防本病的发生。药物临床试验证实，维生素 E 对本病的轻度患者有治疗作用。

（7）铝元素。可能与阿尔茨海默病的发生有关。1973 年就有人首先发现阿尔茨海默病患者脑组织内铝的含量较正常人高 10 ~ 30 倍（正常人 1 g 脑组织含铝 1.9 μg）。在动物实验中，将可溶性铝盐注入兔的脑内，兔的脑组织会产生具阿尔茨海默病特征的神经纤维变化——神经纤维缠结。

（8）复杂工作及职业。其所要求的智能和认知能力增加了脑的认知储备，对 AD 具有保护作用。有规律地参加旅游、编织及园艺活动可能降低痴呆的发生（RR 值分别为 0.48、0.46 和 0.53）。20 多种心理社会因素与本病发病有关，其中大多数属于对老人心身健康不利的负性生活事件，如紧张、焦虑、抑郁、少活动等。这些生活事件对人体来说是一种应激，使人体内的神经、内分泌系统功能失调，引起肾上腺皮质激素的大量分泌，导致情绪紧张、焦虑和血管的收缩改变，易造成心血管疾病和其他躯体疾病，促使 AD 的发生。

（三）AD 的病理生理学

有一个共识正在逐渐形成：即 β-淀粉样蛋白（Aβ）肽的生成和蓄积是阿尔茨海默病发病机制的中心环节。支持 Aβ 有关键性作用的证据如下：淀粉样蛋白前体的突变导致早发性阿尔茨海默病；当前所有已知与阿尔茨海默病相关的突变都增加了 Aβ 的生成；在有 3 个淀粉样蛋白前体基因拷贝的 21- 三体综合征（唐氏综合征）患者中，阿尔茨海默病的神经病理学特征发生于中年期；Aβ 在体外具有神经毒性，并导致细胞死亡；在阿尔茨海默病的转基因小鼠模型中，人淀粉样蛋白前体的过度表达，可引起类似于阿尔茨海默病患者中所见的神经斑块；过度表达人淀粉样蛋白前体的转基因小鼠，出现与淀粉样蛋白蓄积相符的学习和记忆功能缺陷；载脂蛋白 E ε4 基因型，是阿尔茨海默病的一种重要危险因素，可导致淀粉样蛋白的迅速沉积；在阿尔茨海默病患者中，抗淀粉样蛋白抗体的生成似乎可减轻病变。神经纤维缠结的形成、氧化和脂质过氧化、谷氨酸兴奋性毒性反应、炎症和凋亡细胞死亡级联反应的激活，都被视为是继发于 Aβ 生成和聚积的后果。这个假设的淀粉样蛋白的级联反应是进行下列尝试的基础：通过发现抗淀粉样蛋白的药物、抗氧化药、抗感染药物、减少 tau 蛋白磷酸化的化合物、抗细胞凋亡药物和谷氨酸能 N– 甲基 –D– 天冬氨酸 – 受体拮抗药，改变阿尔茨海默病的发病和病程。

在神经核团中负责维持特殊神经递质系统的细胞发生功能障碍和死亡，可导致乙酰胆碱、去甲肾上腺素和 5– 羟色胺的缺乏。有关阿尔茨海默病病理生理学的其他假设，更强调 tau 蛋白异常、重金属、血管因子或病毒感染的潜在作用。

（四）AD 的临床表现

AD 通常起病隐匿，为特点性、进行性病程，无缓解，由发病至死亡的平行病程为 8 ~ 10 年，但也有些患者病程可持续 15 年或 15 年以上。AD 的临床症状分为两方面，即认知功能减退症状和非认知性精神症状。认知功能障常伴有高级皮层功能受损，如失语、失认或失用。非认知性精神症状主要表现为妄想、幻觉、情感异常。AD 的临床表现根据疾病的发展和认知功能缺损的严重程度，可分为轻度、中度和重度。

（1）轻度 AD 的临床表现。近记忆障碍常为首发及最明显的症状，如经常失落物品，忘记重要的约会及许诺的事，记不住新来同事的姓名；学习新事物困难，看书读报后不能回忆其中的内容。常有时间定向障碍，患者记不清具体的年月日。计算能力减退，很难完成简单的计算，如 100 减 7、再减 7 的连续运算。思维迟缓，思考问题困难，特别是对新的事物表现出茫然难解。早期患者对自己记忆问题有一定的自知力，并力求弥补和掩饰，例如经常做记录，避免因记忆缺陷给工作和生活带来不良影响，例如，妥善地管理钱财和为家人准备膳食。尚能完成已熟悉的日常事务。患者的个人生活基本能自理。

人格改变往往出现在疾病的早期，患者变得缺乏主动性，活动减少，孤独，自私，对周围环境兴趣减少，对周围人较为冷淡，甚至对亲人漠不关心，情绪不稳，易激惹。对新的环境难以适应。

（2）中度 AD 的临床表现。到此阶段，患者不能独立生活。表现为日益严重的记忆障碍，用过的物品随手即忘，日常用品丢三落四，甚至贵重物品。刚发生的事情也遗忘。忘记自己的家庭住址及亲友的姓名，但尚能记住自己的名字。有时因记忆减退而出现错构和虚构。远记忆力也受损，不能回忆自己的工作经历，甚至不知道自己的出生年月。除有时间定向障碍外，地点定向也出现障碍，容易迷路走失，甚至不能分辨地点，如学校或医院。言语功能障碍明显，讲话无序，内容空洞，不能列出同类物品的名称；继之，出现命名不能，在命名检测中对少见物品的命名能力丧失，随后亦难于对常见物品命名。失认以面容认识不能最常见，不认识自己的亲人和朋友，甚至不认识镜子中自己的影像。失用表现为不能正确地以手势表达，无法做出连续的动作，如刷牙动作。患者已不能工作，难以完成家务劳动，甚至洗漱、穿衣等基础的生活料理也需家人督促或帮助。患者的精神和行为也比较突出，情绪波动不稳，或因找不到自己放置的物品，而怀疑被他人偷窃，或因强烈的妒忌心而怀疑配偶不贞，可伴有片断的幻觉。出现睡眠障碍，部分患者白天思睡、夜间不宁。行为紊乱，常捡拾破烂，乱拿他人之物；亦可表现为本能活动亢进，当众裸体，有时出现攻击行为。

（3）重度 AD 的临床表现。记忆力、思维及其他认知功能皆因此受损。忘记自己的姓名和年龄，不认识亲人。语言表达能力进一步退化的患者只有自发言语，内容单调或反复发出不可理解的声音，最终丧失语言功能。患者活动逐渐减少，并逐渐丧失行走能力，甚至不能站立，最终只能终日卧床，大、小便失禁，晚期患者可原始反射等。最为明显的神经系统体征是肌张力增高，肢体屈曲。病程呈进行性，一般经历 8 ~ 10 年，罕见自发缓解或自愈，最后可发展为严重痴呆，常因压疮、骨折、肺炎、营养不良等继发躯体疾病或衰竭而死亡。

（五）AD 的诊断方法

1.病理学诊断

AD 的病理学改变包括额叶、顶叶和前颞叶的萎缩；大脑皮质海马等部位广泛出现神经元丧失、神经原纤维缠结（NFT）、老年斑（SPs）、神经元内颗粒空泡变性和血管淀粉样变性等组织学变化。在电子显微镜下，神经细胞内外均有蛋白的异常聚集：细胞内过度磷酸化的 tau 蛋白形成成对螺旋细丝进而形成 NFT；细胞外变性的神经元突起围绕 β 淀粉样蛋白（Aβ）形成 SPs。目前，脑组织病理学检查仍然是 AD 诊断的金标准，但是其不容易被患者接受，普遍实施存在一定的困难。研究表明，当患者表现出 AD 的认知功能障碍或 AD 前期的轻度认知障碍时，患者大脑内已经出现了不可逆的神经病理学方面的改变。AD 病理过程的开始可能要早于出现临床症状的前几十年。在 AD 患者大脑海马 CA1 区、内嗅区的Ⅱ、Ⅳ层可见严重神经元脱失，即使轻症 AD 患者，Ⅳ层神经元亦可丧失 50%。Meynert 核团亦可出现神经元减少，轻度认知功能损害（MCI）患者的神经病理学改变介于正常老龄者与 AD 患者之间。

2. 分子生物学标志物监测

寻找 AD 的生物学指标均围绕 AD 的基本病理过程（如 SPs、NFT 的形成、炎症、氧化应激、脂质代谢异常、血管病变）等进行。

（1）脑脊液（CSF）生物学测定。CSF 与脑细胞外间隙直接接触，可以反映脑的生化改变，AD 的 CSF 生物标记可以反映其重要的病理过程。t-tau（总体 tau 蛋白）、p-tau（磷酸化 tau 蛋白）和 Aβ$_{1-42}$ 是用于 AD 辅助诊断的 CSF 三种重要生物学标志物。已经有很多关于上述三种 CSF 生物学标志物及它们的亚型（P-tau231、P-tau181、P-tau404、P-tau396 等）的研究。Kaj Blennow 指出，在区别 AD 与健康老年人时，这 3 种 CSF 生物学标志物的平均敏感性和特异性分别为 81% ~ 89% 和 89% ~ 91%。t-tau 联合 p-tau396/404 的敏感性和特异性能达到 96% 和 100%。最近的研究特别指出了联合脑脊液生物学标志物在前驱期 AD 辅助诊断中的价值。Lucilla Parnetti 等的研究表明，2 种以上的 CSF 生物学改变可以正确预测 MCI 向 AD 的转变。OskarHansson 等对 180 例 MCI 患者进行的研究表明，在基线状态筛选进展为 AD 的 MCI 患者时，t-tau 联合 Aβ$_{1-42}$ 的敏感性和特异性分别为 95% 和 83%。在轻度认知功能障碍阶段，脑脊液标志物较高的诊断效能支持其在诊断中具有比记忆障碍更高的诊断价值。也有研究显示，脑脊液 t-tau 蛋白水平在与其他类型痴呆性疾病相鉴别时，其敏感性约为 80%，但特异性低于 60%。

对于另外一些 CSF 生物标志物的研究相对较少，还没有广泛开展，如泛素、神经丝蛋白、生长相关蛋白 -43 等。有研究表明，神经元内 AD7c-NTP 的累积要早于 NFT 的形成。AD7c-NTP 是神经丝蛋白（NFP）家族的一个新成员，在 AD 患者脑中选择性增高。序列分析预测 AD7c-NTP 可能是分泌性蛋白。由此，可以推测在早期或者较严重 AD 患者的脑脊液和尿液中可能检测到 AD7c-NTP 水平的增高。Munzar 等的研究表明，AD 和早期 AD 患者尿样中该蛋白的含量与对照组比较有着明显的增高，结果显示尿液中的 AD7c-NTP 是一种诊断 AD 的生化标记，但这方面的临床研究较少。

（2）血浆或血清生物学标志物测定。血浆或者血清生物学标志物包括总胆固醇、APOE、24-SOH- 胆固醇等脂质代谢产物，与血管疾病有关的同型半胱氨酸、脂蛋白质 a，与老年斑形成有关的 Aβ、Aβ 自身抗体及血小板 APP 亚型，与氧化应激损伤有关的异前列烷、维生素 E，与炎症反应等有关的细胞因子等。

血浆 $A\beta_{1-42}$ 水平在早期诊断 AD 方面并不是敏感性和特异性指标。此外，在对血浆中的其他蛋白质或代谢产物进行检测的结果显示，单项检测对 AD 的诊断或疗效追踪缺乏敏感性或特异性，须多种指标联合检测才可能有益。

（3）遗传学标志物。约有 10% 的 AD 患者有肯定的家族遗传史。目前，已经发现家族性早发 AD 与 21 号染色体淀粉样前体蛋白（APP）基因突变、14 号染色体早老蛋白 –1（PS–1）基因突变、1 号染色体早老蛋白 –2（PS–2）基因突变有关，其基因型和表型之间有很高的相关性，检测这些基因突变有助于家族性早发性 AD 的诊断。散发性 AD 和晚发家族性 AD 与位于 19 号染色体的载脂蛋白 E（APOE）$\varepsilon 4$ 等位基因的携带有关，但特异度仅有 55%。因此，$\varepsilon 4$ 是 AD 的危险因子，而非遗传标志。最近关于 SORL1 基因的研究表明，AD 患者的血细胞中含有较低水平的 SORL1，而且实验显示，降低培养液中 SORL1 的水平能够促进 $A\beta$ 的产量，推测 SORL1 变异可能增加迟发性 AD 的风险。

多数研究表明，生物标志物对于预测 MCI 患者是否转化为 AD 有一定的价值，但是较低的特异性有可能限制其在早期诊断 AD 的临床应用。

3. 认知心理学评估

目前对于认知功能的检查有多种量表，包括简易精神状态检查（MMSE），用于全面的认知功能筛查；评定痴呆的严重程度的临床痴呆评定量表（CDR）；检测患者的日常生活活动的日常生活能力评定量表（ADL）；检测智力和记忆力的韦克斯勒记忆量表（WMS）和韦克斯勒成人智力量表（WAIS）；检测认知功能的阿尔茨海默病认知评估量表（ADAS–Cog）以及改良长谷川痴呆量表、神经行为认知状况测试（NCSE）等。AD 最早出现的是情景记忆缺损，其他认知功能如语言、空间结构能力亦可受到损害。Almkvist 总结了 1996 年之前有关临床前期及早期阶段 AD 患者认知功能的资料，认为情景记忆缺损可由 CVLT、WMS–R 等评定；临床早期阶段认知损害评定除了这 2 个测验，还有反映语言、视觉空间能力和执行功能的相似性测验、类聚流畅性测验、Boston 命名测验、词汇和理解测验、Rey–Osterrieth 复杂图形测验、积木测验、迷宫测验、连线测验、Raven 推理测验和 Wisconsin 卡片分类测验等；反映程序记忆的旋转追踪学习测验、镜像阅读测验、不完整图片理解测验在 AD 早期阶段无损害；反映注意力的数字符号测验、连线测验、Stroop 测验、反应时间测验、数字广度测验、Corsi 积木叩击测验等在 AD 早期阶段有可疑损害。CVLT 延迟记忆得分、WMS 的图片即刻回忆、连线测验 B 的完成时间是 AD 认知损害最有意义的预测因子。

认知心理学测验对于痴呆的早期诊断是有限的，单独进行认知功能检查并不足以诊断 AD，目前多用于 AD 或者 MCI 的筛查。据报道，补充了 5 分钟回忆三个单词实验的 MMSE 在筛选 MCI 敏感性和特异性分别为 79% 和 92%，MMSE 结合认知能力筛查测验，在发现痴呆方面的敏感性和特异性分别为 83%、80%。除了筛查以外，认知心理学测验也具有一定预测和诊断 MCI 的功能。大量的横向研究和前瞻性研究表明，认知心理学测验可以从正常老年人中区别 MCI 者，并可以预测哪一部分的 MCI 将转变为痴呆。这些研究一致认为情节记忆障碍是一种异常的与临床有关的认知功能障碍，是患者将来是否发展为痴呆的预测因素。语言功能障碍的鉴别力和预测力也很重要，执行能力、注意力、处理能力速度、视觉构造均与之有关，但各研究结果不具有一致性。

4.影像学诊断

影像学技术作为 AD 诊断的重要辅助手段，目前已经取得了很大的进展，神经影像学的发展及其无创性、操作简单易行的优点使其在 AD 早期诊断中的应用越来越受到重视。影像学检查方法主要包括两方面，即结构影像学与功能影像学检查。

（1）结构影像学。有助于 AD 诊断的结构神经影像学主要是 MRI 检查。从 1990 年起就有报道，轻度到重度 AD 患者内侧颞叶（MTL）结构萎缩，MRI 上 MTL 的萎缩在 AD 患者中的出现率为 71% ~ 96%，取决于疾病的严重度，也常见于轻度认知功能障碍患者（59% ~ 78%），但在正常老年人中较少见（29%）。依靠测量 MTL 萎缩鉴别前期 AD 的准确性普遍较低，敏感性与特异性分别为 51% ~ 70% 和 68% ~ 69%，这样就限制了它们的应用。对于海马结构亚区的测量可能要比对于整个结构的测量更有效，海马容积的萎缩预示着认知功能的下降。内嗅区体积的测量相对于海马体积，在鉴别前驱期 AD 方面更准确，敏感性 83%，特异性 73%。但必须要解决测量这一区域的技术困难。关于 MCI 整个脑容积减少的证据在横向研究中并不是很多。MCI 内嗅区、海马、MTL 和扣带回前部的萎缩为痴呆的危险因素。在反映 AD 或 MCI 的疾病进展方面，队列研究相对横向研究更有意义。MRI 的队列研究表明，MCI 最早受累的区域为 MTL，随后为扣带回后部和颞顶的皮质联合区。MRI 通过颞叶测量预测 MCI 向 AD 转化率的正确性在 75% ~ 96%。Killiany 等的研究发现，海马和内嗅区容积的减少有助于鉴别记忆力降低者是否在 3 年内进展为 AD。

（2）功能影像学。功能影像学技术在 AD 早期或 MCI 的诊断方面具有更大的优势。功能影像学技术包括功能磁共振成像（fMRI）、磁共振波谱（MRS）以及单光子发射计算机体层摄影（SPECT）、正电子发射体层摄影（PET）等。

fMRI 以磁对比剂或以血氧水平依赖对比增强成像的敏感效应为基础，检测大脑在接受各种刺激和任务时脑功能区的活动引起的脑灌注变化。对于 AD 患者的大多数研究结果显示，患者在执行学习和回忆任务时，额叶前区和颞叶内侧皮质的被激活区域缩小，信号强度降低。对 AD 早期或极早期人群的研究发现了与之相反的现象，在接受任务后，被激活脑区范围扩大，信号强度增大。Dickerson等的研究表明，在 AD 早期或 MCI 者内侧颞叶激活区的范围有代偿性的增加，而 AD 患者该区的范围缩小。由于 fMRI 具有较好的时间、空间分辨力，具有无创性、无放射性和可重复性的特点，且可以与认知功能检查同时进行，是评价记忆障碍患者的一种极具潜力的方法。

MRS 是利用磁共振现象和化学位移作用，无创地测量活体脑组织中的某些化学物质，提供相关代谢信息的功能性成像技术。目前通过 1H-MRS 或 31P-MRS 对 MCI 或 AD 患者脑组织特定区域的氮 – 乙酰天门冬氨酸（NAA）、肌酸（Cr）、胆碱（Cho）和肌醇（MI）等代谢产物进行定量分析，研究表明，AD 最早期的波谱变化为患者颞叶皮质、扣带回后部或枕叶皮质 NAA 波和 NAA/Cr 比值降低，Cho 波和 Cho/Cr 比值升高，MI 波升高。Modrego 等的研究表明，MRS 在预测 MCI 向 AD 转化中也是一种有价值的方法，但该项技术的特异性和敏感性尚未确定。

SPECT 和 PET 都是通过静脉注射示踪剂来观测相关的脑血流灌注、代谢等情况。与 PET 相比，SPECT 的空间分辨率较低，早期诊断 AD 的敏感性和特异性比较低。最早报道 PET 时，发现 AD 脑部颞顶叶及其相关皮质的代谢减低，脑代谢有明显的半球不对称性。用容积对比方法，发现在早期病程中扣带回后部和楔前叶有明显的代谢减低，但是这些改变很难在 FDO-PET 上发现，因为该区域比正常的代谢要高，所以这个重要的诊断指标很容易被忽视。另一个有趣的研究是颞叶内侧包括内嗅区的代谢减低，FDG-PET 发现向痴呆转化者右侧颞顶皮质及内嗅区的局部葡萄糖代谢降低，血流灌注也降低，这种神经功能影像的改变可以预测 MCI 向痴呆转化，其正确率为 56% ~ 75%，将其与神经心理评估（如视觉空间能力）相结合预测的准确率为 90%。

最具有前景的 PET 技术能够对 AD 患者脑组织内的淀粉样蛋白和神经纤维缠结进行在体显像。应用 ^{11}C–PIB 和 ^{18}F–FDDNP 作为放射性分子探针的 PET 成像研究表明，AD 患者在与健康对照组个体比较时，显示出放射性配体滞留增多，并与 AD 病理学一致。有研究亦表明，皮质 ^{11}C–PIB 的阳性结合与 AD 患者脑脊液低浓度的 Aβ$_{1-42}$ 相关联。该技术初步显示了其在 AD 诊断方面的潜力，有证据表明与 AD 相似的 ^{11}C–PIB 滞留也可以见于部分健康和轻度认知功能障碍者。健康人中类似 AD 患者的脑部 ^{11}C–PIB 滞留可能是 AD 临床前期的一个标志，这些个体可能会在以后的随访中符合目前认可的 AD 诊断标准。轻度认知功能障碍者中的阳性表现可能提示其为前驱期 AD，但还有待进一步的随访研究。

（六）AD 诊断标准及进展

本病的诊断主要依靠典型的临床资料和精神状态检查，根据发病年龄、缓慢进行性智能减退和人格改变等临床症状、脑脊液检查、CT 和 MRI 影像学检查所显示的辅助证据，排除与此相似的疾病。

美国国立神经病语言障碍卒中研究所和阿尔茨海默病及相关疾病协会（NINCDS–ADRDA）成立了一个工作组，提出一个内容详尽具体的诊断标准，根据诊断方法和结果的可靠性将阿尔茨海默病的诊断分为：

第一，确诊的阿尔茨海默病。

第二，可能的阿尔茨海默病。

第三，可疑的阿尔茨海默病。

其中 NINCDS–ADRDA 专题组推荐的阿尔茨海默病临床可能的诊断标准是：

第一，临床检查确认痴呆，并以简易精神状态检查（MMSE），Blessed 行为量表或其他精神心理测试加以确定。

第二，有两种或两种以上的认知功能缺损。

第三，进行性加重的记忆障碍和其他认知功能障碍。

第四，无意识障碍。

第五，发病年龄在 40 ~ 90 岁，大部分在 65 岁以后。

第六，除可导致记忆和认知功能进行性缺损的躯体疾病或其他脑部疾病。

这些被认可的标准通过两步诊断过程：首先有痴呆症状的确证，然后要符合基于 AD 临床表现特点的一些标准。DSM–Ⅳ–TR 标准需要患者同时存在记忆障碍及至少一项认知功能的损害，并且以上两者影响了患者的社会功能或日常生活能力。日常生活能力的损害成为认知功能异常中诊断痴呆的界限点。NINCDS-ADRDA 关于很可能为 AD 的临床标准，不需要具有社会或职业功能损害的证据，但指出 AD 发病需是隐匿性的，并排除患者具有可能引起进展性记忆或认知功能下降的其他系统或脑部疾病。当前认可的标准是对于很可能为 AD 在临床范围内的诊断，没有决定诊断的生物学标志物。AD 的确诊根据 NINCDS-ADRDA 标准，只在组织病理学证实的情况下建立。

（七）鉴别诊断

（1）血管性痴呆。血管性疾病是痴呆的第二大原因，脑影像学检查和 Hachinski 缺血指数评分，有助于鉴别血管性痴呆和 AD。Hachinski 缺血评分总分为 18 分，≥ 7 分很可能为血管性痴呆；≤ 4 分很可能为非血管性痴呆，主要是 AD；5 ~ 6 分很可能为混合性痴呆。头颅 CT 检查发现多发性脑梗死病灶，更有助于明确诊断。

（2）皮克病。临床上与 AD 常常难以区别。但皮克病远比 AD 少见，例如在美国痴呆患者中只有 1% ~ 2% 的人是皮克病，而 AD 占痴呆总人数的一半以上。典型情况下皮克病的早期表现主要是行为和情绪改变，而记忆障碍通常是 AD 的首发症状。额叶和颞叶萎缩是皮克病的特征，而脑广泛性萎缩和脑室对称性扩大多见于 AD，皮克病脑室扩大多为不对称性。

（3）进行性核上性麻痹。进行性麻痹以眼球运动障碍、皮质下痴呆，通常伴有锥体外系症状为临床特征。据此可与 AD 相鉴别。

（4）重性抑郁。老年性抑郁症可表现为假性痴呆而易与 AD 混淆，但是抑郁性假性痴呆患者过去常有情感性疾病的病史。有明确的发病时间，抑郁症状明显，认知缺陷也不像 AD 那样呈进展性全面性恶化态势。定向力、理解力通常是完整的。除精神运动较迟钝外，没有明显的行为缺陷。病前智能和人格完好，深入检查可显露抑郁情绪，虽应答缓慢，但内容切题正确。抗抑郁治疗疗效良好。

（5）帕金森病。AD 的首发症状为认知功能减退，而帕金森病的最早表现是锥体外系症状。AD 患者即使合并有锥体外系症状，也很少有震颤（只占 4%），但在帕金森病患者中震颤者高达 96%。

（6）正常压力脑积水。本病除痴呆外常伴有小便失禁和共济失调性步态障碍，脑压不高。CT 可见脑室扩大，但无明显的脑皮质萎缩征象。核素池扫描可见从基底池到大脑凸面所需时间延迟至 72 h 以上。

（7）脑瘤。以痴呆为突出临床表现的脑瘤主要见于额叶、颞叶或胼胝体肿瘤，除痴呆表现外常可见颅内压增高征象，脑血管造影或 CT 检查可明显看出脑瘤部位。

二、AD 的治疗原则

AD 目前尚缺乏肯定有效的治疗手段，随着 MCI 的提出，目前认为有效的药物应该在 AD 的病理改变之前起效。治疗药物方面，20 世纪 80 年代，主要是研究胆碱酯酶抑制药（AchE 抑制药）对 AD 的影响；20 世纪 90 年代，研究对象不仅有乙酰胆碱受体激动药，还包括了雌激素、消炎镇痛药、影响自由基代谢的药物及抑制淀粉样蛋白沉积的药物。有的研究结果仅限于动物试验；有的药物虽然临床试验有效，但半衰期短，不良反应明显，不宜临床应用；有的缺乏大样本多中心的临床试验，结论不肯定。故目前 AD 的临床治疗仍然是一个待攻破的世界性难题。

（一）药物治疗

1. 改善胆碱能神经传递的药物。该类药物的理论基础是基于 AD 的胆碱能缺乏学说。胆碱能神经元突触间乙酰胆碱的下降导致了乙酰胆碱酯酶水平的降低，并以此来降低乙酰胆碱的分解而补偿乙酰胆碱的丢失，同时另一种胆碱酯酶（丁酰胆碱酯酶）升高，大部分的乙酰胆碱靠此酶来活化降解，最终造成神经元的损伤。因此，很多治疗措施在于增加乙酰胆碱的浓度，如乙酰胆碱前体、胆碱酯酶抑制药、乙酰胆碱受体激动药、乙酰胆碱释放调节药等。用于替代性药物进行试验性治疗的有胆碱、卵磷脂、槟榔碱、氨甲酰胆碱和 oxo-tremorine 等，但临床试验没有得出一致的结论。胆碱酯酶抑制药是目前唯一通过美国食品与药品管理局（FDA）批准的用来治疗 AD 的药物，包括：

（1）他克林：商品名 Cognex，该药是美国华纳－兰伯特公司开发并第一个上市的中枢系统的 AchE 抑制药。1993 年获得 FDA 批准后首先在美国上市，是改善阿尔茨海默病认知障碍的新药和老年益智药物。他克林尤其对阿尔茨海默症女性患者具有显著的疗效，与卵磷脂合用可获得理想的效果，能明显改善患者的记忆力。常用剂量为每日 20 ～ 80 mg，最大剂量为每日 160 mg。他克林的不足之处是对肝功能及转氨酶指数有较大影响，由于患者需经常检测肝功能，其应用受到了限制。肝脏转氨酶升高的比例约是 50%，一般停药 4 ~ 6 周后恢复正常。目前被新一代乙酰胆碱酯酶抑制药替代。

（2）多奈哌齐：该药是具有高度选择性的、可逆性治疗 AD 的药物，为第二代中枢性 AchE 抑制药。1996 年 11 月 25 日获得美国 FDA 的特许批准用于临床，商品名为安理申。1997 年初首先在美国上市，1999 年 10 月在中国上市。多奈哌齐的最大优势是治疗剂量小、毒副反应低、耐受性好，是唯一能达到美国 FDA 痴呆症治疗指南标准的药物。专家普遍认为，该药在阿尔茨海默症治疗药物中处于领先地位。常规剂量为每日 1 次，每次 5 mg，晚饭后服用，1 个月后可以增加剂量至 10 mg/d。

（3）利斯的明：该药是氨基甲酸类脑选择性胆碱酯酶抑制药，属于该类 AchE 抑制药的第二代产品，由瑞士诺华制药英国公司开发，商品名为艾斯能。研究结果显示，该药虽然半衰期相对较短，但对胆碱酯酶抑制作用可达 10 h，该药不经肝脏及细胞色素 P450 代谢，对轻、中度早老性痴呆耐受性较好，同时具有抑制脑内丁酰胆碱酯酶的作用。在西班牙马德里举行的第 10 届阿尔茨海默病国际研讨会上，出现了新的剂型——皮肤贴剂 Exelon。其起始剂量为 1.5 mg，每日 2 次。如果能够耐受，在至少 2 周之后可以将剂量加至 3 mg，每日 2 次；同样，可以逐渐加量至 4.5 mg 和 6.0 mg。当出现药物不良反应时，可考虑减量至前一个可以耐受的剂量。

（4）加兰他敏：该药属于第二代 AchE 抑制药，用于逆转神经肌肉阻滞、治疗重症肌无力和幼儿脑性麻痹症等。该药具有双重作用机制，能较好地刺激和抑制乙酰胆碱酯酶，并且能够调节脑内的烟碱受体位点，可显著改善轻、中度早老性痴呆患者的认知功能，延缓脑细胞功能减退的进程。加兰他敏于 2000 年 7 月被欧盟批准后在英国、爱尔兰首先上市，现已在 25 个国家上市。1998 年上海申兴制药厂已生产加兰他敏原料药，1999 年国家药品监督管理局批准苏州第六制药厂生产四类新药氢溴酸加兰他敏胶囊，2000 年该药已在我国主要城市重点医院抗痴呆药品中崭露头角。常规剂量为 10 mg，每日 4 次。

AchE 抑制药不良反应：AchE 抑制药对外周神经系统最常见的胃肠道不良反应症状有恶心、呕吐、腹泻及眩晕、头痛等。这些症状多发生于剂量调整阶段，通常为轻到中度，持续时间有限，一般继续服药症状即可消失。采用食物和药物同服的方法，或先减少剂量对症治疗即可控制此类不良反应的发生。胆碱酯酶抑制药治疗的最佳疗程尚不清楚。大多数盲法临床试验的持续时间都为 6 个月。持续 1 年的临床试验显示，接受活性药物治疗与接受安慰剂治疗的患者之间存在差异。一些对安慰剂组中患者的恶化速度进行推择，并与继续接受胆碱酯酶抑制药治疗的患者的功能水平进行比较的研究提示，患者从治疗中的获益可以延续 2～3 年。

至今尚未明确是否有患者对一种药物的疗效反应好于对另外一种药物的反应。在采用胆碱酰酶抑制药治疗时由一种药物转为另一种的指征包括过敏反应、无法处理的不良反应、患者家属的意愿和至少在 6 个月的试验治疗后认知功能继续衰退。有关换用药物的特殊策略尚未在足够的患者中接受检验。尽管有人认为，中断治疗 ≥ 1 个月可能是有害的。在经过 3 周的洗脱期（期间服用安慰剂）后服用多奈哌齐治疗的患者，获得的功能水平高于那些接受 6 周安慰剂洗脱的患者。至今尚未对同时使用 1 种以上胆碱酯酶抑制药进行研究，也不建议这样做。胆碱酯酶抑制药通常与维生素 E 和美金刚一起使用。

2.N- 甲基 -D- 天冬氨酸拮抗药——盐酸美金刚

美金刚的出现，为那些服用 AchE 抑制药后仍然病情复发，或无法耐受 AchE 抑制药的中重度 AD 患者提供了新的治疗机会。临床试验显示，美金刚治疗 AD 的疗效属中等，而且对 AD 的潜在病因——淀粉样蛋白斑和神经原纤维缠结也没有直接治疗作用。不过，由于 AD 治疗领域本身就缺少真正有效的治疗药物，再加上美金刚的不良反应相对较少，所以其成为首个治疗中重度 AD 的药物。

该药早在 1982 年就已在德国上市，用于治疗帕金森病、大脑和周围性痉挛和认知障碍。20 世纪 80 年代后期的研究发现其具有抗痴呆的作用并开始进行国际临床开发。初步研究结果证实，本品对中重度 AD 和轻中度 VD 的认知障碍和临床症状有显著改善作用，而且耐受性良好。

该药是最近获美国 FDA 批准用于治疗中重度阿尔茨海默病的一种 N- 甲基 -D- 天冬氨酸拮抗药，可能干扰谷氨酸能兴奋性毒性反应，或可能通过影响海马神经元的功能而提供改善症状的作用。一项在中重度阿尔茨海默病患者中进行的有关美金刚的双盲、安慰剂对照临床试验显示，根据 Activities of Daily Living Inventory and the Severe Impairment Battery（一项有关严重痴呆症患者的神经精神检查表），美金刚优于安慰剂，但整体恶化评分量表没有得出这种结果。美金刚的开始剂量为 5 mg，每天 1 次，然后将剂量增加到 5 mg，每天 2 次，之后，每天早晨 10 mg 和晚上 5 mg，一直到最终剂量为 10 mg，每天 2 次。在美金刚组与安慰药组患者之间，就不良事件、实验室检查数值、心电图检查或生命体征而言，并不存在具有临床意义的差异。在正在接受稳定剂量胆碱酯酶抑制药治疗的中重度阿尔茨海默病患者中，使用美金刚治疗的患者与接受安慰药治疗的患者相比，前者认知功能改善、日常活动能力衰退速度减慢、新行为症状的发生率降低。在这些临床试验的患者中，改善的幅度是很小的，只能观察到日常的功能或行为发生改善或暂时稳定。

3. 激素类

近年来，研究较多的是雌激素。研究发现，使用雌激素的妇女 AD 的发病率明显低于未使用雌激素的妇女的发病率，使用雌激素的老年妇女患 AD 的危险性明显低于那些没有服用过雌激素的妇女。因而，采用雌激素替代治疗来延缓和预防老年女性的 AD 是很有希望的。雌激素能够降低老年妇女 AD 的发病率的机制可能与雌激素具有抗氧化能力、减少淀粉样蛋白沉积对细胞的损伤、促进神经元的修复功能、防止神经细胞死亡有关。但也有报道显示雌激素补充疗法的随机、安慰剂对照临床试验没有益处。妇女健康倡议对雌激素加醋酸甲羟孕酮的研究显示，在随机分组时没有认知功能障碍、被分配到活性药物治疗组的绝经后妇女，出现痴呆的危险增加。因此，不推荐使用激素补充疗法来治疗或预防 AD。

4. 抗氧化剂

氧化自由基被认为参与了 AD 脑细胞的死亡过程。自由基引起 P－淀粉样蛋白沉积，与细胞膜产生反应，导致细胞内发生氧化，造成自由基释放。神经膜损伤可能是 AD 病理变化的重要原因，在脑中减少自由基生成的药物和保护神经元免受自由基影响的药物有可能减慢病变的过程。因此，抗氧化剂可能有治疗 AD 的作用。

维生素 E 的研究结果证明其能延缓 AD 的进程。优势是无明显不良反应，价格低廉，易被患者或其家庭接受。剂量为 800 ~ 2 000 U/d。

褪黑素的自由基清除能力是维生素 E 的 2 倍、谷甘肽的 4 倍、甘露醇的 14 倍。褪黑素的高亲脂性和部分亲水性使其易透过生物膜，进一步穿过胞浆进入细胞核更好地发挥抗氧化作用。体外实验证实，褪黑素可阻止 β－AP（β－淀粉样蛋白）诱导的细胞氧化性损伤及细胞内 Ca^{2+} 升高，以及培养的神经细胞的死亡。

银杏叶提取物（天保宁、银可络、舒血宁、金纳多、达纳康），内含银杏黄酮苷、银杏内酯和白果内酯，具有清除体内自由基和抑制血小板活化的作用。银杏叶提取物通过清除有毒的过氧自由基而对神经组织和细胞膜有保护作用。该药主要用于脑血管和冠状动脉缺血的患者，可在一定程度上改善 AD 的记忆和认知障碍，但对重度痴呆没有作用。国内外临床试验显示，口服片剂或滴剂 120 mg（40 mg×3），一日 2 次，疗程 3 个月与安慰剂对照治疗 AD，约 35%（7/20）的患者认知功能改善，85% 患者的疾病严重度减轻。此药口服，每日 3 次，每次 1～2 片，或 1～2 支加入 250 mL 液体中静脉滴注。

　　其他的自由基清除药还有去铁胺、艾地苯醌和甲磺酸替拉扎特等。应用此类药物旨在提高 AD 患者体内抗氧化水平，改善自由基消除系统的缺陷。

　　5. 抗感染药物

　　AD 免疫炎症学说被相当多的实验证明。目前的研究表明老年斑的形成有炎症反应参与，表现为 AD 患者脑组织中几种炎症相关蛋白的出现及小胶质细胞增生活跃，这种异常的炎症反应的产物可能造成 β-淀粉样蛋白的沉积。调查发现，患有风湿性关节炎的患者在服用非甾体抗炎药（NSAID）后其 AD 的发病率明显下降或患病时间推迟，曾服用过激素和阿司匹林以外的消炎药的人患 AD 的危险性可减少 60%。初步研究结论是 NSAID 可延缓 AD 进展，NSAID 与 AD 的发病呈负相关。这使消炎镇痛药物在临床上使用成为可能。该观察结果引发了采用类固醇或非类固醇抗感染药进行的一系列临床试验。下列药物的临床试验报告了阴性转归（与安慰药相比没有益处）：泼尼松龙、双氯芬酸、罗非昔布（一种选择性环氧合酶 2 抑制药）和萘普生（一种混合性环氧合酶 1 和环氧合酶 2 抑制药）。因此，现有资料尚不足以支持采用抗感染药物来治疗 AD 患者。一级预防临床试验尚未探讨这些药物对预防 AD 的可能价值。

　　6. 抑制 β-淀粉样蛋白形成药

　　β-淀粉样蛋白在 AD 的发病机制中起着重要的作用。因此，阻止淀粉样蛋白合成和沉积的药物在 AD 的治疗中是很有潜力的。负责将 Aβ（一种有 42 个氨基酸的毒性片断）从淀粉样蛋白前体中释放出来的酶是 β、γ 分泌酶。有人正在积极研究这些酶的抑制药。胆固醇代谢与 Aβ 的生成关系密切，初步证据表明，他汀类药物可能对减少 Aβ 的蓄积有利。金属结合化合物，如氯碘羟喹可能减少相关的氧化损伤，并可能抑制 Aβ 肽的聚积。高血糖水平可能增加胰岛素和胰岛素降解酶的水平，使胰岛素降解酶偏离其对 Aβ 代谢的另一种作用。一些研究人员提出，胰岛素降解酶的类似物可能是可以选用的治疗方法。旨在减少 Aβ 聚积的策略提供了另外一种可供探索的治疗途径。近年来，随着基因的发展，采用基因治疗已是阻止 β-AP 产生的一种重要途径，但这类研究尚处于基础研究阶段。另外，还有一些药物，如刚果红、烟碱、6- 烷基 - 甲基溴化哌啶、氨苯乙酸汞（APMA）、整合素和甲状腺素视黄质运载蛋白等都能阻止 β-AP 沉积。另外，最近有研究表明，免疫系统产生的抗体可以吸收 β- 淀粉样蛋白，使之不能沉积于脑组织中。目前对抑制 β- 淀粉样蛋白形成的药物的研究已成为 AD 药物治疗研究方向，其开发应用前景十分广阔。

7. 脑保护药物

脑循环改善药和钙离子拮抗药：脑内血管系统是输送转运神经元所需营养物质及排泄有害代谢物的重要通道，保证其通畅无阻至关重要。钙离子拮抗药可以抑制钙离子的超载，减轻血管的张力，预防血管痉挛，保持组织的活性。常用药物：尼莫地平、桂利嗪和氟桂利嗪、尼麦角林、环扁桃酯、罂粟碱。

神经营养药是一些促进神经系统发育、维持神经系统功能的蛋白质。早期的神经生长因子（NGF），保证并维持着胆碱能神经元的存活。第一例接受 NGF 治疗的是一位患 AD8 年的女性，通过脑室泵入药物，结果显示 NGF 可对抗 AD 造成的胆碱能缺陷，提高皮层血流量，保护脑细胞。相关的药物还包括脑源性神经营养因子（BDNF）。这类药物不能透过血脑屏障，必须通过脑外循环系统相连的脑室内插管来实现，且可引起极为显著的头痛、周身疼痛等症状，因此，阻碍了人们对此类药物的深入研究，故寻找内源性的神经生长因子促进药是目前许多研究者极为关注的重点和研究的内容。此药包括神经生长因子、磷脂酰丝氨酸、单唾液酸四己糖神经苷脂（GM1，施捷因）等。

促代谢药物能够促进细胞对葡萄糖的利用，增强神经元代谢，提高注意力、学习能力及记忆力，而不是作用于某一个特定的神经递质系统。包括吡拉西坦（脑复康）、双氢麦角碱（hydergine，海特琴，弟哥静）、吡咯烷酮类等。

胞磷胆碱类：代表药物有胞二磷胆碱。本品为人体的正常成分，分子中含有胆碱和胞嘧啶。在体内参与卵磷脂的生物合成，有改善脑组织代谢和促进大脑功能恢复的作用。该药还能改善脑血管张力，增加脑血流量。

（二）神经精神症状和行为障碍的治疗

已知神经精神症状在阿尔茨海默病患者中很常见，大多数研究报告，超过80%的患者都有这类症状。当患者发生行为异常时，药物治疗时有发生不良反应的危险，并且会增加治疗的费用，因此，在使用药物治疗前，应该先采用非药物方法治疗。人们已经对大量非药物干预治疗阿尔茨海默病行为障碍的情况进行了研究，这些研究大多在养老院和长期护理机构中进行。这种干预措施包括音乐、患者家人的录像带、照顾者声音的录音带、行走和轻松运动和感觉神经的刺激与放松。很少考虑给住在社区的患者进行非药物干预措施，但是已经注意提供一些可能对护理这些患者的人员有帮助的干预措施。考虑到非药物干预特性的相对良性，在治疗与阿尔茨海默病相关的行为障碍时，探索有关非药物干预技术的做法是切实可行的。

极少随机对照临床试验阐述了有关治疗阿尔茨海默病患者行为改变的最佳精神药理学药物的问题。有关治疗的建议都基于小规模的临床试验、开放标签的研究和对无痴呆症患者研究的推论。

非典型抗精神病药物是治疗精神病或精神激动（有或没有精神病）的首选药物。这些药物比常规神经安定药物较少发生不良反应，如帕金森病和迟发性运动障碍。双盲、对照临床试验支持利培酮和奥氮平对降低阿尔茨海默病患者的精神病和精神激动发生率有效。对活性药物比较临床试验和双盲、安慰药对照临床试验都显示，氟哌啶醇，一种神经安定的抗精神病药，也可减少精神激动。一项有关神经安定药物对照性临床试验的荟萃分析显示，在治疗阿尔茨海默病时，活性药物治疗有效的患者比例高出安慰药治疗约20%。典型和非典型抗精神病药物治疗时观察到的有效率高于安慰药治疗。当前的证据较为支持采用非典型抗精神病药物来治疗有精神病或精神激动的患者。疗效不足的患者可能从情绪稳定药或抗抑郁药的单药治疗中，或与抗精神病药物的联合治疗中获益。

情绪稳定药可以减少阿尔茨海默病患者的行为障碍。在卡马西平的临床试验中，精神激动似乎显著改善。已经有人研究了 α-正丙基戊酸钠二聚物对精神激动的作用，但得出的结果各不相同。

多项临床试验阐述了阿尔茨海默病患者中的抑郁症治疗。显示使用抗抑郁药治疗无效的安慰药对照研究数量几乎与显示有益的研究数量相同。阴性和阳性的临床试验均有选择性 5-羟色胺再摄取抑制药和三环类抗抑郁药。对于纳入严重抑郁患者严格设计的研究趋于显示有良好治疗效果。在老年患者中通常采用5-羟色胺再摄取抑制药与去甲肾上腺素能再摄取抑制药的联合疗法；三环类抗抑郁药有抗胆碱能不良反应，在临床上不常使用。在治疗阿尔茨海默病患者的抑郁症时，大多数临床医生都选用5-羟色胺再摄取抑制药。

很少精神药理学药物被获准特别地用于阿尔茨海默病的患者。几乎所有这些药物的处方使用都超出了药物说明书中规定的应用范围，都是以这些药物对无痴呆症患者有效这种观察结果的推论。但是，由于这些药物对阿尔茨海默病患者的疗效和不良反应可能与无痴呆症患者不同，因此，尚需要开展进一步研究。

（三）健康维护

在阿尔茨海默病发展过程中，患者可发生可能导致死亡的各种疾病，如脓毒血症、肺炎和上呼吸道感染、营养障碍、压疮、骨折和创伤。这些疾病的治疗至关重要。在阿尔茨海默病的早期阶段，临床医生应鼓励患者参加维护健康的活动，包括运动、控制高血压和其他内科疾病、每年进行抗流感的免疫接种、口腔护理、在有视力和听力障碍时使用眼镜和助听器。在疾病的晚期，必须重视患者的基本需要，如营养、补液和皮肤护理。对于是否使用延长生命方法（如胃造口术、静脉补液和使用抗生素）的决定，应该尊重患者的事前约定，并考虑代理决策者的指示。

（四）与照顾者联合

在治疗阿尔茨海默病时，医生与照顾者的联合是很必要的。照顾者负责监督住在社区的患者，并在患者住院后，经常访问患者并提供帮助。照顾者还负责给药，实施非药物治疗，改善患者的一般健康状况，使患者过上有质量的生活。照顾者必须对下列情况做出决定：驾车、事前约定、财务管理、撤除火器、家庭安全以及安全返回计划（这是由阿尔茨海默病学会建立的一个全国性网络）。研究显示，阿尔茨海默病患者的照顾者认为他们自己的健康情况相当差。另外，他们比不是照顾者的个人有更多疾病、更多躯体症状、更多抑郁症和焦虑症、更常就诊和较少参加预防疾病的活动。自助团体、支持团体、教育、技能培训、咨询和心理治疗可能对照顾者有帮助。这些干预大多数都与精神紧张减轻和对照顾者了解增多相关，但是，这些干预并不能减轻照顾者的负担。介绍照顾者到家庭帮助组织是关心照顾者的一个重要做法。

三、护理

个性化的护理可让阿尔茨海默病患者不同程度受益。评估要覆盖患者的整体病情，如患者的意识状况、认知功能程度、行为症状、精神状态和生活自理程度等；同时还要对患者的支持系统和家庭主要照料者的心理和身体健康，以及家庭的文化、宗教信仰、语言、教育情况等方面进行评估。

（一）护理原则

护理的目的是提高患者的生活质量，延缓病情发展，因此应遵循以下原则。

（1）帮助患者及其家庭照料者掌握疾病的相关知识，提高照料者照顾患者的意愿和照料能力。

（2）鼓励家属参与社会支持性团体活动，如病友会等，通过分享交流使患者家庭有足够的心理准备共同参与患者的护理。

（3）协助照料者构建一个适宜患者生活的稳定环境，增强患者的安全感和依存性。

（4）帮助照料者建立辅助支持系统，以保留患者最大的生活自理能力，如在卫生间门口贴上醒目的标识增加患者的感官刺激，让患者正确区分卧室和卫生间等。

（5）充分尊重患者的尊严、隐私。

（6）积极鼓励患者参与日常生活活动，提高患者的自信心和成就感。

（7）最好使用非药物方法处理患者的异常行为，为患者提供身心统一的整体护理。

（8）注意潜在性的危险和意外，避免跌倒、走失等意外事件的发生。

（二）AD 各期护理

1. 早期患者的护理

疾病早期，病情进展相对缓慢，患者有较多的机会改变和保持生活质量、参与护理计划的制订，并对未来生活做出计划。

（1）在患者可耐受的范围内进行适度的躯体锻炼，以提高患者的平衡和协调能力。

（2）对患者进行认知训练和记忆康复训练，如回忆治疗、音乐治疗和视频治疗等。

（3）鼓励患者参加综合性的娱乐活动，如艺术、写作、参与社交等。

（4）积极改善患者睡眠环境和睡眠质量，减少脑细胞的损失。

（5）通过各种提示物的使用，帮助患者维持现存功能。

（6）发现患者病情或生活能力等状态急剧下降时，应及时与其照料者或家属沟通。

2. 中期患者的护理

在疾病的中期，患者除了记忆力丧失、言语困难、失认、失用外，精神行为症状更为突出，要经常评估患者临床表现，在早期护理的基础上保证患者的安全。

（1）对有潜在危险的物品进行有效的管理，如刀、叉、电动工具、打火机、药品等，必要时上锁。

（2）保障用水、用电、用气的安全，避免患者一人独处。

（3）禁止患者单独外出，以免走失。一起外出时要给患者随身携带联系卡，避免到人流量大的地方以防走散。

（4）运用语言、肢体语言和倾听等多种手段与患者沟通，帮助患者建立良好的社会支持系统。

（5）尽可能用非药物干预的方法来控制患者的异常行为，谨慎使用或不使用身体约束。

（6）训练家庭照料者，协助处理患者的精神行为问题。

3. 晚期患者的护理

阿尔茨海默病患者到了晚期，生活基本不能自理，部分卧床、大小便失禁，容易引起一些并发症，如泌尿系统感染、吸入性肺炎、压疮等，而这些并发症往往是导致患者死亡的主要原因，因此晚期患者护理的重点是预防这些并发症的发生。

（1）运用营养监测量表（如简化营养评估表、营养不良通用筛查工具、2002版营养风险筛查表等）评估患者的营养状况，防止营养不良的发生，保证患者对水和食物的需求。轻度吞咽障碍的患者，进食要预防窒息或误吸；对中重度吞咽障碍的患者给予鼻饲进食或经皮胃造瘘进食。

（2）定期帮助患者更换体位，保持床单位干净、平整，及时更换被便液污染的床单位，适当使用皮肤保护剂，保持皮肤的清洁和滋润，防止压疮的发生。

（3）定时进行肢体关节的被动运动和适当的床边、床下活动，防止肌肉萎缩，也有利于预防肺部感染。

（4）评估各项生理功能，提供尽可能多的舒适护理。

（5）与家属充分沟通，做好临终关怀。

（三）家庭护理

阿尔茨海默病患者病程长（一般在5～10年），在这个过程中，家庭护理显得十分重要。患者家属或陪护人员应该知道如何照顾好患者衣、食、住、行、排泄、用药等，从而保证患者的生活质量。

（1）日常生活起居护理。安排好作息时间，每天定时起床、洗脸、刷牙、进餐、活动。保证患者夜间睡眠，创造睡眠环境。做好患者的如厕护理，在厕所门上贴一个彩色或明显的标识，提示患者定时排便、排尿，对尿失禁患者可接尿袋或穿尿裤。

（2）患者服药照料。要严格按照医生的治疗方案服药，不要擅自加药或减药。患者常忘记吃药或吃错药，家属要及时提醒，要按时按量看着患者服下。服药后家属要细心观察患者有何不适反应或不良反应，以便及时调整治疗方案。

（3）患者日常行为照料。不要让患者独自外出，以免走失。避免频繁更换环境，早期鼓励患者自我照顾和参与社会娱乐活动。

（4）给患者带上标记家庭住址、电话和回家路线用的卡片，以防万一。

（5）注意安全。使用热水袋或其他电热产品时应避免发生烫伤，妥善保管家里的危险物品，如药品、化学日用品、热水瓶、电源、刀剪等。不要让患者单独承担家务，以免发生煤气中毒、火灾等意外；拆除厕所和卧室的门锁，以防患者反锁而发生意外。

（6）与交流障碍患者建立良好的有效沟通的护理。与患者交谈时，语言要简练，吐字要清楚，表达的意思要明确。尝试将患者说话时的重要字句加以串联组合起来，并复述。询问患者问题时，应以"是"或"否"作为问题回答。

（7）护理有毁物、破坏行为的患者时，患者会出现兴奋症状，有时表现出攻击行为，应将兴奋患者置于安静的环境中，多加看护，并采取适当的保护措施，房间的陈设应当尽量简单化，一切尖锐的利器都应收好，以免因失去控制而伤人或自伤。如患者的暴力表现变得频繁，应与医生商量给予药物控制。

第九节　帕金森病

帕金森病（PD）又称震颤麻痹，是一种常见于中老年人的中枢神经系统变性病，由于不明原因的中脑黑质致密部（SNc）多巴胺（DA）能神经元变性脱失造成黑质纹状体系统神经递质多巴胺减少、与之功能拮抗的乙酰胆碱的作用相对亢进而发病，临床上主要表现为运动减少、肌强直、静止性震颤及姿势平衡障碍四个主征。国内外流行病学调查显示，65 岁以上老年人群 PD 的患病率约为 2%，对中老年人的身心健康构成极大的危害。

一、概述

（一）分类

帕金森病也可称为原发性帕金森综合征，为帕金森综合征的一种，其他三种分别为帕金森叠加综合征、遗传性帕金森综合征、继发性帕金森综合征。帕金森综合征的分类如下。

1. 帕金森病

因为部分患者由遗传因素致病，所以不再称为特发性帕金森综合征。

2. 继发性帕金森综合征（后天性，症状性）

又称帕金森综合征。可有以下多种致病因素：

（1）药源性。如多巴胺耗竭药（如利血平），多巴胺受体阻断药（如抗精神病药），抗抑郁药（如三环类抗抑郁药），锂剂，盐酸氟桂利嗪，桂利嗪，盐酸地尔硫䓬，吩噻嗪类药，丁酰苯类药。

（2）毒物。如 MPTP 中毒，CO 中毒，锰中毒，苏铁素，美沙酮，二硫化物，甲醇，乙醇。

（3）血管性。如多灶性梗死，脑动脉硬化症，皮质下动脉硬化性脑病。

（4）外伤性。如拳击性脑病。

（5）感染。如脑炎（嗜睡性脑炎、亚急性硬化性全脑炎），真菌感染，慢病毒病，艾滋病。

（6）偏侧萎缩。如偏侧帕金森综合征。

（7）脑积水。如正常压力脑积水，非交通性脑积水。

（8）低氧血症。

（9）持发性基底节钙化，慢性肝脑变性。

（10）副瘤性。

（11）精神性。

（12）肿瘤。如脑中线、基底节区肿瘤。

3.帕金森叠加综合征

（1）多系统萎缩，夏－德综合征，纹状体黑质变性，散发性橄榄体脑桥小脑萎缩（OPCA）。

（2）痴呆，阿尔茨海默病，皮质弥散性路易体病，皮克病。

（3）进行性核上性麻痹（PSP）。

（4）皮质基底节变性（CBD）。

（5）进行性苍白球萎缩。

（6）关岛型肌萎缩侧索硬化－帕金森－痴呆综合征（Guam-ALS-PDC）。

4.遗传性帕金森综合征

（1）肝豆状核变性。

（2）亨廷顿病（HD）。

（3）家族性 OPCA。

（4）哈勒沃登－施帕茨病。

（5）丘脑性痴呆。

（6）神经性棘红细胞增多症。

（7）原发性基底节钙化。

（8）X 连锁隐性遗传肌张力障碍－帕金森综合征（XDP），又称 Lubag 综合征。

（9）快发病性肌张力障碍－帕金森综合征。

（10）常染色体显性 Lewy 小体病。

（11）家族性帕金森综合征伴周围神经病。

（12）线粒体细胞病变合并纹状体坏死。

（13）Gerstmann-Straussler-Scheinker 病。

（14）神经元蜡样脂褐质沉积病。

（15）神经系统亚速尔（Azores）病，现称作马查多－约瑟夫病（MJD），为脊髓小脑变性病（SCA3/MJD）。

帕金森病由英国医生詹姆斯·帕金森（James Parkinson，1755—1824年）于1817年首先比较详细地报道，描述患者临床表现为震颤、少动、行走前倾，而肌力、感觉、智能正常。之后夏科特大夫（Jean-Martin Charcot，1825—1893年）及其同事丰富了PD的临床表现，于1861年正式使用帕金森病（PD）的称谓。我国中医对PD早有认识，金元时代张子和（1151—1231年）在《儒门事亲》记载："大发则手足颤掉，不能持物，食则令人代哺，口目张瞪，唇口嚼烂，抖擞之状，如线引傀儡……"，这是中医典籍中描述PD较早的文献。继而，明代孙一奎（1522—1619年）在《赤水玄珠》中首次把震颤为主要临床表现的疾病统一命名为颤振证，描述"颤振者，人病手足摇动，如抖擞之状，筋脉约束不住，而莫能任持，风之象也"，强调颤振不能随意控制；对颤振的发病年龄和预后也有非常准确的描述，"此病壮年鲜有，中年以后乃有之，老年尤多，夫年老阴血不足，少水不能制肾火，极为难治"。

虽然人们认识PD已有数百年，但最近几十年才对PD的发病机制以及诊断治疗有了长足的进步。1957年瑞典神经药理学家Carlsson发现右旋多巴、左旋多巴（L-dopa）可以治疗动物的利血平僵直，Kathleen Momagu证实哺乳动物脑中存在一种新的儿茶酚胺。1958年Carlsson首先指出DA主要集中在纹状体中。1959年，Bertler、Rosengren证实DA存在于纹状体中，认为PD是由于纹状体中DA减少而发病。1960年，Ehringer、Hornykiewicz发现PD患者纹状体、黑质中DA减少，证实PD是由于纹状体中DA减少而发病。1960—1962年，Hornykiewicz发现由于中脑黑质DA能神经元脱失造成纹状体中DA减少而发病，这是PD发病机制的重大突破，也是L-dopa治疗PD的理论依据。从此，正式拉开了L-dopa治疗PD的序幕，20世纪70年代研制出了复方L-dopa制剂，使PD的治疗进入了"金标准"的时代。

（二）病因

PD的病因目前仍不十分清楚。一般认为与年龄老化、环境因素、遗传因素等相关。任何单独一种因素都不能圆满地解释PD的病因，PD是多种因素相互作用的结果。

1. 遗传因素

PD 患者绝大多数为散发的病例，10% ~ 15% 的 PD 病例呈家族性聚集，一级亲属患病的危险性是对照亲属的 2.3 ~ 3.5 倍。遗传方式主要为常染色体显性（AD）遗传和常染色体隐性（AR）遗传，少数家系可能为双基因遗传、性染色体遗传和线粒体遗传。目前，家族性 PD 已经定位了 13 个基因位点，8 个致病基因已经被克隆。近期国际上首次报道 DJ-1 和 PINK1 双基因遗传。

在常染色体显性遗传 PD 中，LRRK2 基因突变较常见，占家族性 PD 的 3% ~ 10%；在常染色体隐性遗传 PD 中，Parkin 和 PINK1 基因突变比较常见，约 50% 的早发性家族性 PD 有 Parkin 基因突变。PINK1 基因的突变频率为 10% ~ 15%，高于北美的 1% ~ 2%。在散发性 PD 中也发现了基因突变，包括在家族性 PD 中发现的 α-synuclein、Parkin、UCH-L1、DJ-1、PINK1 及 LRRK2 等基因，以及其他数十种致病候选基因，但后者的诸多基因及其多态性与 PD 发病的关系尚无定论，且多数研究报道颇具争论。

2. 环境因素

20 世纪 80 年代初，在洛杉矶吸毒者中发现 1-甲基-4-苯基-1，2，3，6-四氢吡啶（MPTP），经 MAO-B 催化形成 N-甲基-4-苯基-吡啶离子（MPP$^+$），它对黑质 DA 神经元具有高度亲和力、选择性的毒害作用。患者的临床表现，病理、神经生化改变及对 L-dopa 的治疗反应都与原发 PD 高度相似。其致病机制可能为对线粒体呼吸链中复合体 I 的毒性而导致：

（1）TP 合成抑制。

（2）还原型辅酶 I（NADH）及乳酸堆积。

（3）细胞内钙离子浓度急剧变化。

（4）谷胱甘肽合成减少，氧自由基生成过多，最终导致神经元死亡。

另外，有人通过对 5000 名 PD 患者的调查，发现发病率与使用杀虫剂或化学制品有关。事实上，自然界中可能存在诸多结构与 MPTP 相似的化学物质。流行病学调查发现，帕金森病的患病率存在地区差异，欧美地区 PD 的患病率最高，日本次之，中国最低，因此，人们怀疑是因为环境中可能存在一些有害物质损伤了大脑的神经元，故环境因素亦颇受人们重视。

3. 年龄老化因素

PD 发病与年龄有关，中老年人常见。40 岁以下仅占 10%，40 ~ 50 岁为

20%，50 岁以上 70%。正常人随着年龄增长，黑质中 DA 能神经元不断有变性脱失，而神经细胞内 MAO 含量却居高不下，可能为促发因素。但 80 岁以上患病率仅约 1%，故年龄绝非 PD 发病的唯一因素，PD 不等同于老化。

PD 的发病机制目前仍不十分清楚，可能与线粒体功能障碍、氧化应激反应、兴奋性毒性、凋亡、免疫异常、泛素 – 蛋白酶体系统功能障碍等有关。其中线粒体功能异常可能起主导作用，黑质细胞线粒体复合物 I 的基因缺陷、遗传异常导致患者的易感性，在毒物等因素的作用下，黑质复合物 I 活性受到影响，从而造成黑质细胞变性、死亡。自由基在帕金森病发病中的作用亦备受关注，许多资料表明氧化应激反应和自由基损害在帕金森病等神经变性疾病中起重要作用。

（三）病理

PD 的主要病理改变为中脑黑质致密部尤其是含色素的多巴胺能神经细胞变性脱失。大体检查主要发现中脑黑质色淡甚至完全无色，脑桥蓝斑亦有类似改变。光镜下主要见中脑黑质致密部神经细胞脱失、胶质细胞增生（以星形胶质细胞为主），残存的含色素神经细胞出现色素减少或外溢、有的细胞内有嗜酸性包涵体，称为路易（Lewy）小体。另外，在黑质、蓝斑的神经细胞内还可以见到另一种包涵体称为苍白体。Lewy 小体分为经典型或脑干型，以及皮质型，皮质型见于大脑皮质，原发性 PD 患者中少见，主要见于路易体痴呆。经典型 Lewy 小体进行苏木精 – 伊红染色，光镜下为均匀、红色、圆形或椭圆形的胞浆内包涵体，直径为 8 ~ 30 μm。中心部为分层同心圆状，其周边为一个特征性苍白晕圈（halo）。电镜下为中心区紧密排列的丝状物及电子致密颗粒，周边的晕圈区为直径 7 ~ 20 nm 的中间丝，呈放射状排列，伴有电子致密颗粒及小泡状物。黑质致密带腹外侧部受累最严重，其次为腹内侧部。其他部位，例如蓝斑、迷走神经背核、无名质、脊髓侧角等也可受累。免疫组织化学技术证实 Lewy 小体主要成分为 α 突触核蛋白、神经丝蛋白、泛素。

近年研究认为，PD 的病理改变并非始于黑质致密部。Bmak 等发现路易小体、路易轴突以及突触核蛋白病理始于延髓，依次逐渐进展到脑桥、中脑，最后到间脑和皮质，损害边缘系统、内脏运动系统和感觉运动系统。据此，提出了 Bmak 假说，把整个 PD 的病理改变进程分为六个阶段。

第 I 期：病变缘自延髓，前嗅核、嗅球等出现病变，患者会出现嗅觉的异常。

第Ⅱ期：累及延髓和脑桥被盖，尾端中缝核、巨细胞核、前脑基底部、中间皮质、蓝斑、蓝斑下区复合体等出现病变，患者可能出现头痛、睡眠障碍、情感等方面的问题。

第Ⅲ期：累及中脑，杏仁核、黑质致密部等出现病变，患者的色觉、体温调节、认知等功能出现异常，还可能发生抑郁、背痛等。

第Ⅳ期：累及丘脑，患者出现 PD 典型的静止性震颤、肌强直、运动迟缓和姿势平衡障碍"四主征"。

第Ⅴ期：累及新皮层，出现运动波动、频发疲劳等症状。

第Ⅵ期：病变进一步损害到新皮质，出现错乱、幻觉、痴呆、精神症状等表现。

多巴胺制剂对 PD 的大部分非运动症状无明显疗效，提示它们在病理生化基础上和运动症状可能存在差异。Braak 假说对患者在 PD 运动症状之前出现的抑郁、睡眠障碍、便秘、嗅觉障碍等非运动症状，在病理生化方面给出了部分解释。

（四）临床表现

常见于中老年人，隐袭起病，进展缓慢。临床表现可分为运动症状、非运动症状及晚期运动并发症三部分。

1. 运动症状

由一侧上肢开始，至同侧下肢及对侧肢体，主要包括静止性震颤，频率为 4 ~ 6 Hz，静止时出现，运动时减轻，睡眠时消失。多由一侧手开始，至同侧下肢及对侧肢体，下颌、唇、口及头较晚受累，手指的节律性震颤呈"搓丸样动作"，大部分患者在疾病的不同时期均出现，为 PD 比较特异的表现。肌强直，为锥体外系型齿轮样或铅管样肌张力增高，四肢、躯干、颈及面部肌肉均可受累，患者表现为头前倾、躯干前屈，肘、髋、膝关节屈曲的特殊姿势。动作迟缓，患者随意动作减少，全身各部位在任何体位下的各种活动存在启动困难和运动缓慢，表现为"面具脸"、"写字过小症"、翻身困难、"慌张步态"、行走时双上肢伴随动作减少、吞咽困难等。姿势反射障碍，行走转弯时欲倾倒，被动前推后拉时站立不稳，出现在 PD 的晚期，多巴胺制剂治疗无效。

2. 非运动症状（NMS）

主要包括嗅觉障碍，抑郁、焦虑、认知缺陷等神经精神障碍，睡眠障碍，直立性低血压、下尿路症状、性功能障碍、食欲缺乏、便秘、出汗增多等自主神经症状，以及疲劳及疼痛等症状。非运动症状可以是 PD 的首发症状，但只有出现运动症状时才可以考虑诊断 PD。

（1）嗅觉障碍。约 90% 的 PD 患者存在不同程度的嗅觉障碍，嗅觉障碍被认为是 PD 运动症状出现前的一个十分重要的亚临床的非运动症状。Montgomery 等在 361 例 PD 患者亲属中发现 40 例具有嗅觉减退，2 年后随访发现其中 10 例罹患 PD、12 例 SPECT 检查发现突触前的异常，而没有嗅觉减退的亲属则无一例患病或者 SPECT 检查异常。Ross 等用 12 味嗅觉确认测试了 2263 位老年人，结果发现嗅觉障碍和 PD 的发病相关。除 PD 外，嗅觉障碍还存在于弥散性路易体病、多系统萎缩等其他突触核蛋白病中，而皮质基底节变性、进行性核上性麻痹以及 parkin 相关 PD 等非突触核蛋白病中患者嗅觉功能完好，提示嗅觉障碍的产生可能与突触核蛋白病理有关。

（2）睡眠障碍。PD 患者常见的症状，由多种不同原因引起，例如 PD 疾病本身、PD 运动症状夜间加重、其他 NMS、治疗药物的不良反应等。在 PD 病程的各个阶段都可以出现，表现为入睡困难、睡眠破碎、日间睡眠过度、快速眼动睡眠行为障碍（RBD）、不宁腿综合征等。

1）睡眠破碎：几乎全部 PD 患者都有睡眠破碎，即因为夜间的 NMS 而干扰、中止正常睡眠。产生睡眠破碎的最重要因素是病变累及脑干的高级睡眠调节中枢和丘脑皮质通路，其他因素包括如夜尿症等 NMS 引起的不良反应、不宁腿综合征、睡眠呼吸紊乱导致睡眠呼吸暂停。

2）日间睡眠过度：约 50% 的 PD 患者存在过多的日间睡眠以及无意识的瞌睡。有的患者日间睡眠过度与发作性迅速入睡有关，有的患者本身存在睡眠潜伏期异常，还有一些患者因为合并其他疾病、夜尿症致睡眠破碎及抗 PD 药物不良反应等原因产生日间睡眠过度。

3）快速眼动睡眠行为障碍（RBD）：约有 1/3 的 PD 患者出现快速眼动（REM）睡眠行为障碍。在 REM 睡眠期骨骼肌因为深度睡眠而失去张力，患者得以用躯体动作来表演其梦境，可以有语言（如说话、吼叫、声音恐吓）以及异常行为（手足舞蹈样动作、跌到床下、猛烈的攻击行为等），患者本身不自知而常常由其同床的人发现。RBD 与脑桥核、蓝斑以及红核受损可能有关，与便秘和嗅觉障碍一样，RBD 可以先于 PD 的运动症状出现。Olson 等研究发现，在 PD

疾病临床确诊前即存在 RBD 者高达 52%（13/25），在 PD、痴呆合并 RBD 的患者中男性比例占明显优势（80%），而在多系统萎缩（MSA）合并 RBD 中，男女比例差异不明显；同时发现 PD 较 MSA、痴呆更多见早发性 RBD。

（3）自主神经功能障碍。自主神经功能障碍是于 PD 患者中最先认识的 NMS，表现多样，严重程度因人而异，包括便秘、面部油脂多、多汗、直立性低血压、流涎、胃肠和膀胱功能障碍及性功能障碍等。便秘是 PD 最常见的一个 NMS，它可以先于疾病出现。尽管中枢以及结肠的多巴胺能神经元均有丢失，但 PD 患者便秘症状并不能被多巴胺能制剂改善，提示便秘可能与多巴胺神经递质无关。性功能减弱和增强在 PD 患者中均有报道，晚期患者可出现性幻想增多的情况。有的性功能障碍与双侧底丘脑核刺激、多巴胺药物及抗抑郁药物的使用有关。

（4）神经精神症状。神经精神症状包含情感障碍、精神病相关症状（如幻觉）以及认知功能障碍。

1）抑郁：是 PD 情感障碍的常见表现，在 PD 患者中的发生率为 10%～45%，表现为负罪感、缺乏自尊、悲伤以及自责。它的产生可能与 5-HT 神经递质变化有关，边缘叶的去甲肾上腺素及多巴胺能机制也可能有作用。抑郁能够影响患者活动，加速 PD 运动症状的进展。PD 患者还可出现情感淡漠、焦虑等其他类型的情感障碍。

2）痴呆：约 40% 以上的 PD 患者都有痴呆症状，随病程及年龄的增加其发病率也升高。痴呆进行性加重，表现为执行功能障碍合并视觉空间技能损害和记忆障碍。痴呆的发生与黑质细胞变性有关，也有人认为它与皮质和皮质下的路易小体病理改变及老年性痴呆样病理改变有关，但尚不肯定。

3.PD 晚期运动并发症（MC）

是 DA 能药物长期治疗时出现的并发症，它不仅与药物长期治疗有关，还与疾病的进展有关，患者在疾病进展中都会发生其中的一种或多种，其中的异动症还作为诊断 PD 的支持条件。运动并发症主要表现为症状波动（包括剂末现象或疗效减退、"关"期延长、"开－关"现象、冻结发作及非运动症状的波动），异动症（又称运动障碍，包括剂峰异动、双相异动和肌张力障碍）。在 L-dopa 近 40 年临床应用中，人们发现服用 L-dopa 治疗数年后，约 50% 的患者出现剂末现象，5～10 年后，50%～80% 的患者出现运动障碍并发症。异动症并不是 L-dopa

治疗所特有的并发症，多巴胺受体激动药，特别是半衰期短的，如阿朴吗啡、Quipirole 等亦可诱发异动症。

（1）剂末现象。是 PD 患者最早出现、最常见的症状波动，目前无统一的定义，Stacy 等提出剂末现象是指一般在吃药前可以预知的运动及非运动症状的再出现，服药后症状得到改善。有人提出一次服药后疗效维持时间短于 2 ~ 4 h 就说明出现剂末现象。Stacy 等研究发现，识别运动及非运动剂末现象症状的最相关表现为震颤、任何动作的缓慢、情绪变化、身体任何部位的僵硬、疼痛 / 酸痛、灵活性减退、情绪低落 / 思维迟钝、焦虑 / 惊恐发作、肌痉挛，并指出至少出现一种症状，且该症状可在下次服用抗 PD 药物后得到缓解，就表示剂末现象出现。

（2）"开 – 关"现象。与服药时间、药物血浆浓度无关，患者突然发生无法预测的"关"的状态，PD 症状严重加重，持续数秒或数分钟后，突然恢复到"开"的状态，临床并不多见。"开 – 关"现象与"关"期不同，后者指的是 PD 症状加重的时期。

（3）冻结发作。在行走路过程中突然出现的短暂的步态受阻，患者描述脚像粘在或者吸在地板上一样。冻结步态的突出特点是启动犹豫或在通过狭小空间时最常发生。冻结步态是晚期 PD 患者最为常见的症状，在进行性核上性眼肌麻痹、多系统萎缩、皮质基底节变性、血管性帕金森病和脑炎后帕金森综合征及正常压力脑积水也可以见到。它可以发生在 PD 的"关期"（关期冻结）和"开期"（开期冻结），每次冻结现象的发生通常持续数秒钟至数分钟不等。有的认为与基底节额叶间的联系异常或视觉反应功能异常有关。

（4）运动障碍。表现为舞蹈样或手足徐动样不自主运动，可累及头面部、四肢和躯干，有时表现为单调刻板的不自主动作或肌张力障碍。剂峰运动障碍或称改善—异动—改善（I—D—I），是抗 PD 药物血浆浓度达到剂峰时出现的运动障碍，是运动障碍中最常见的形式，可以是不对称的，趋向于在 PD 症状最重的一例更为明显。双相运动障碍或称异动—改善—异动（D—I—D），是指在一剂量抗 PD 药物服用后出现运动障碍，之后改善，在下一剂量抗 PD 药物服用前再次出现运动障碍，或描述为"发生在一剂 L-dopa 血药浓度上升期或消退期的运动障碍"。

（5）肌张力障碍。包括"关"期肌张力障碍、清晨足部肌张力障碍及剂峰肌张力障碍。

PD 患者运动并发症的表现为起初药物的有效作用时间逐渐缩短，即在服用 L-dopa 后 2 ～ 4 h 内运动功能恶化（剂末现象），"开"期逐渐缩短，相应"关"期延长（病程 5 年左右），之后出现逐渐加重的"开－关"现象，生活能力明显下降（病程 5 ～ 10 年）；随后在血浆药物浓度的最高峰期出现剂峰运动障碍，在疾病后期，可出现全身舞蹈样运动障碍、肌张力障碍及双相运动障碍（病程 10 年左右）等。随着疾病的进展，异动症出现的阈值逐渐降低，每次药物起效时均出现异动症，患者的症状波动于伴发异动症的"开"和"关"期之间，此时患者已基本丧失自主生活的能力。

国内研究者对 324 例患者回顾性分析发现，"中国 PD 患者运动障碍发生率低于西方人，运动波动发生率与西方人相近。用药量越大、用药时间越长、病程越长，越容易出现运动并发症。推迟用药时间并不一定推迟运动并发症的出现。发病年龄小于 60 岁的患者用药 5 年后运动并发症出现的危险性较高，而 60 岁以后发病者这种危险性明显降低。足的肌张力障碍并不一定与用药相关，不能单纯将其划为 L-dopa 制剂所致的一种运动障碍。"国人孙圣刚等认为，"症状波动是由于疾病进展、DA 能神经元进一步丢失造成神经元对 DA 水平波动的缓冲能力丧失而引起，而异动症是由于纹状体受体长期受到非生理性'脉冲样'刺激，导致突触可塑性改变、基因和蛋白表达失调、基底核输出神经元放电模式改变所致。"异动症易出现在 PD 患者受累最严重的一侧，即黑质病变愈严重，不随意运动出现得越快，表明疾病严重程度也是产生异动症的一个重要危险因素。

（五）PD 的临床分型与病情严重程度分级

1. PD 的临床分型依据不同有以下几种：

（1）病程。良性型：病程长，平均 12 年，症状波动与精神症状出现晚。恶性型：病程短，平均 4 年，症状波动与精神症状出现早。

（2）症状。震颤型：震颤为主。少动强直型：少动强直为主。震颤或少动强直不伴痴呆型。震颤或少动强直痴呆型。

（3）遗传。家族性 PD，散发型 PD，少年型 PD。

（4）肢体受累部位。偏侧型，全身型。

2. 目前临床上常用的分级仍采用 1967 年 Margaret Hoehn 和 MelvinYahr 设计的量表，称为 Hoehn-Yahr 分级。

（六）辅助检查

1.帕金森病评定量表

帕金森病评定量表的应用使得对疾病严重程度、药物疗效、药物并发症等能够量化地、科学地评价与比较。国内外应用最广泛的帕金森病评定量表为 1987 年 Fahn Stanley 等人组成的 PD 研究组制订的统一帕金森病评定量表（UPDRS）。

2.实验室检查

脑脊液中 DA 的最终代谢产物高香草酸（HVA）水平减低。

3.影像学检查

（1）SPECT 显像。多巴胺转运蛋白（DAT）是存在于中枢多巴胺能神经元突触前膜上的一种膜蛋白，为多巴胺能神经元活性的良好标志物，纹状体 DAT 活性的改变能够反映早期黑质多巴胺能神经元的脱失情况。正常人双侧纹状体 DAT 配体对称浓集，PD 患者症状肢体对侧纹状体 DAT 配体摄取减低，表明多巴胺能神经元数量减少。在 PD 早期甚至亚临床期即可发现 DAT 的减少，比多巴胺受体的变化更早、更直接、更敏感。有报道称 SPECT 显像在早期诊断 PD 的敏感性和特异性上壳核比尾状核更有价值。

（2）PET 显像。DAT 显像与 SPECT 显像的 DAT 检查相似，PD 患者尾状核及壳核 DAT 放射性配体摄取明显减低，PD 症状重侧肢体对侧基底节 DAT 减少更明显。多巴胺 D2 受体显像发现 PD 早期超敏上调，后期或 L-dopa 治疗后多巴胺 D2 受体下调。

（七）诊断与鉴别诊断

1.诊断。PD 无确诊的生物学指标，在临床诊断中国内外应用最广泛的是英国帕金森病协会脑库的临床诊断标准，该标准对临床诊断与病理检查进行了对比研究，诊断的精确度最高达 90%。诊断程序如下。

（1）步骤一：符合帕金森综合征的诊断

1）运动减少：随意运动的启动速度缓慢；疾病进展后，重复性动作的运动速度及幅度均降低。

2）至少具备下列 1 项特征：肌强直，频率为 4 ~ 6 Hz 静止性震颤，姿势障碍（排除视觉、前庭、小脑及感觉障碍原因）。

（2）步骤二：排除 PD 的诊断标准

1）反复的脑卒中发作史，伴 PD 特征的阶梯性进展。

2）病史中反复出现头部外伤。

3）既往曾患明确的脑炎。

4）非药物所致眼动危象。

5）在症状出现时服用抗精神病药物。

6）2个或2个以上亲属患病。

7）病情持续性缓解或快速进展（3年内Hoehn-Yahr分级达到Ⅲ级）。

8）发病3年后，仍是严格的单侧受累。

9）核上性眼球瘫痪。

10）小脑症状。

其他：疾病早期出现严重的自主神经功能障碍，严重的痴呆，伴有记忆、言语和执行功能障碍，锥体束征阳性，CT见脑肿瘤和交通性脑积水，对大剂量L-dopa效果差（无吸收障碍），接触MPTP等神经毒剂。

（3）步骤三：支持PD的诊断（须具备以下3项或3项以上）

1）单侧起病。

2）静止性震颤。

3）进行性发展。

4）发病后大部分症状为非对称性持续存在。

5）对L-dopa治疗反应良好（症状改善70%～100%）。

6）L-dopa导致明显的异动症。

7）L-dopa的疗效持续5年或5年以上。

8）临床病程10年或10年以上。

（4）PD的诊断有赖于：

1）严格按照以上标准。

2）长期的随访观察。

3）PD患者脑脊液中DA的最终代谢产物高香草酸（HVA）水平减低（临床可操作性差），其余化验检查对诊断无帮助意义。

4）脑CT、MRI影像学检查无特征性表现，但对排除诊断有帮助。

5）DAT的SPECT影像学检查，DAT、DA受体等功能的PET影像学检查对诊断有一定帮助。

6）确诊需要病理检查。

2. 鉴别诊断

（1）颈椎病、缺血性脑血管病。由于 PD 早期为单侧症状，在老年人常合并颈椎病样改变或颈椎病，需注意避免误诊为颈椎病或缺血性脑血管病，掌握各疾病特征后正确诊断并不困难。

（2）继发性帕金森综合征。继发性帕金森综合征有明确的病因，如感染、锰中毒、一氧化碳中毒、外伤、药物、脑血管病等，继发性帕金森综合征具有原发疾病的相应症状体征，锥体外系的症状体征与原发性 PD 不同，L-dopa 制剂治疗效果差。

（3）帕金森叠加综合征。是指一组病因不明的以帕金森征为其附加表现的中枢神经系统变性疾病，如进行性核上性麻痹、多系统萎缩、皮质基底节变性、路易体痴呆等，表现为强直少动，无静止性震颤，早期出现基底节以外的神经系统受累表现，发展迅速，L-dopa 制剂的疗效差或无效。

（4）原发性震颤。患者在随意运动时震颤加重，静止时减轻或消失，无肌强直、少动及姿势反射障碍，少动及姿势反射障碍，心得安治疗震颤减轻，而抗PD 药物治疗无效。

二、治疗原则

PD 的治疗是神经科疾病中最讲究"艺术性"的治疗，需患者定期随诊进行治疗方案的调整。包括药物治疗、手术治疗，以及康复、心理、护理治疗，其中药物治疗是最主要的治疗手段。各种治疗手段均为对症治疗，不能阻止疾病的进展，更不能治愈疾病。

（一）药物治疗

目标是"延缓疾病进展、控制症状，并尽可能延长症状的控制年限，同时尽量减少药物的不良反应和并发症"。在疾病的初期应用小剂量复方左旋多巴制剂和（或）小剂量 DA 受体激动药、单胺氧化酶 B 型（MAO-B）抑制药。在长期应用复方多巴制剂治疗后出现疗效减退等症状波动或异动时，可采用在复方多巴制剂总剂量不变的情况下，增加服药次数；改服卡左多巴控释片（息宁）或多巴丝肼缓释剂（美多巴）；或加用 DA 受体激动药或儿茶酚 -O- 甲基转移酶抑制药（COMT）。疾病初期、年龄小、症状轻的患者可考虑应用苯海索、金刚烷胺；老年人，特别是存在认知障碍精神症状时，不主张应用。目前国内治疗 PD 运动症状的常用主要药物有以下几种（非运动症状及运动并发症的治疗见《中国帕金森病治疗指南》）。

（1）抗胆碱能药苯海索（安坦），用法为 1 ~ 2 毫克 / 次，3 次 / 天。主要用于震颤患者，闭角型青光眼及前列腺肥大患者禁用。

（2）盐酸金刚烷胺，用法为 100 毫克 / 次，2 次 / 天，末次应在下午 4 时前服用。

（3）复方左旋多巴（美多巴、息宁），用法为 62.5 ~ 125 mg，2 ~ 3 次 / 天，逐渐加量（每三至七天增加 62.5 mg）至疗效满意而不出现不良反应。不良反应为恶心、呕吐、食欲缺乏等消化道症状，直立性低血压、心悸、心律失常等心血管系表现，以及欣快、不安、焦虑、失眠、幻觉、妄想等精神症状。长期治疗时部分患者出现剂末现象、"开 – 关"现象、冻结及异动症等。

（4）非麦角类多巴胺受体激动剂，普拉克索的用法开始为 0.125 mg，3 次 / 天，每周增加 0.125 mg，一般有效剂量为 0.5 ~ 0.75 mg，3 次 / 天，最大剂量为 4.5 mg/d。吡贝地尔缓释片的用法开始为 50 mg，1 次 / 天，每周增加 50 mg，一般每日有效剂量为 50 ~ 250 mg，分 3 次口服。两者互换比例为吡贝地尔缓释片：普拉克索 = 100 ：1，转换模式为"一日完全"转换法。

（5）MAO–B 抑制剂司来吉兰，用法为 2.5 ~ 5 mg，2 次 / 天，早午服用。禁止与抗抑郁药 5– 羟色胺再摄取抑制剂（SSRI）合用。

（6）COMT– I 恩托卡朋，用法为 100 ~ 200 mg，必须与复方左旋多巴同时服用，最大量 1 600 mg/d。

（二）手术治疗

主要包括立体定向神经核团毁损手术、脑深部电刺激（DBS）治疗。DBS 优势突出，现渐成为手术治疗 PD 的首选，但价格昂贵。DBS 手术应严格掌握适应证、手术时机，做到治疗靶点准确，加强术后管理。

（三）康复治疗

在 PD 早期可采用体育锻炼，努力维持日常生活和工作能力而不服用抗 PD 药物；在药物治疗期间，患者仍需尽量坚持活动；在疾病的整个过程中，应注意加强教育、心理疏导及营养支持等辅助治疗。

三、护理

（一）护理问题

（1）躯体移动障碍。与神经、肌肉受损，震颤、肌强直、运动迟缓，随意运动减少等有关。

（2）自尊受挫。与身体形象改变及日常生活需他人照护有关。

（3）营养失调。低于机体需要量，与吞咽困难、进食减少和机体耗能增加有关。

（4）自理缺陷。与肌强直、随意运动减少有关。

（二）护理措施

1. 生活护理

（1）皮肤护理：对于多汗及皮脂腺分泌亢进的患者，指导患者穿着柔软、宽松吸汗的棉质衣服，勤更换衣物，协助患者洗澡、擦浴 1 ～ 2 次 / 天。

（2）日常生活护理：对行动不便者，做好安全防范，移开环境中的障碍物，保持地面平坦，协助患者移动，防止摔伤，行走困难者以拐杖助行；起坐困难时，可置高凳坐位排便、高脚座椅、手杖辅助、浴室安扶手；若患者动作笨拙，用餐时谨防烧、烫伤等事故发生；穿脱衣服，扣纽扣，系腰带、鞋带等有困难者，需给予帮助。

（3）预防压疮：卧床患者应保持床单平整，及时更换床单，定时翻身，可酌情使用气垫床或按摩床，局部按摩。

2. 饮食护理

（1）饮食原则：给予足够的总热量，适量优质蛋白质、高维生素、低盐易消化的食物，依据病情补充维生素。戒烟、酒。多吃新鲜蔬菜和水果，及时补充水分，防治大便秘结。

（2）进食方法：进食 / 饮水时取坐位或半卧位，进食环境安静，不催促，必要时可用吸管吸取流食，对咀嚼困难和吞咽困难者，给予小块食物或不易反流的流食，指导患者少量分次吞咽。尽可能让患者独立进食，端碗、持筷有困难者，为其准备金属餐具，并协助进食。无法自行进食者，可鼻饲。

3. 用药护理

（1）用药指导：告知患者本病以药物治疗为主，可应用抗胆碱能药和增强多巴胺能递质功能的药物，但药物治疗只能改善症状，不能阻止病情发展，且需终身服药。

（2）疗效观察：用药过程中注意震颤、肌强直及其他症状的改善情况，以确定药物疗效。

（3）不良反应观察

1）抗胆碱能药：常见不良反应包括口干、面红、便秘等，大剂量可能引发青光眼、尿潴留、失眠或谵妄。

2）左旋多巴制剂：药物不良反应主要有恶心呕吐、厌食、不自主运动、直立性低血压等，注意左旋多巴应用过程中的"开－关现象"和"剂末现象"。治疗期间忌服维生素 B_6、利血平、氯氮平、氯丙嗪等药物。

4. 运动护理

告知患者及其家属运动锻炼的目的在于防止和延迟关节强直与肢体挛缩，指导患者及其家属进行松弛训练、关节主动与被动锻炼、姿势/平衡/步态训练。本病早期应坚持一定的体力活动，主动进行肢体功能锻炼，四肢各关节做最大范围的屈伸、旋转等活动，以预防肢体挛缩、关节强直的发生。晚期患者做被动肢体活动和肌肉、关节的按摩，以促进肢体的血液循环。

5. 心理护理

与患者建立和保持良好的护患关系，帮助患者树立战胜疾病的信心。在临床护理工作中深入细致，认真观察病情变化，掌握患者心理特征和心理活动的规律，有的放矢地进行心理护理。

（三）健康指导

（1）指导患者在病程中尽量避免精神紧张，以免加重病情，树立战胜疾病的信心。

（2）日常事情尽量自己做，坚持适当的运动和体育锻炼，防止关节强直与僵硬，卧床患者被动活动关节和按摩，预防肢体挛缩。

（3）督促患者严格按医嘱用药，避免错服、漏服，及时观察病情变化，动态了解血压变化，定时做肾功能检查。

（4）外出时最好身边有人陪伴，以防跌倒、摔伤。

（5）告诉患者注意病情变化和并发症的表现，发现异常及时就诊。

第十节　脑卒中康复护理

　　脑卒中康复指采取一切措施预防残疾的发生和减轻残疾的影响，以使脑卒中患者重返社会。脑卒中康复是一种全面康复，应尽早开始，急性期就可介入康复治疗。在发病早期，临床治疗以挽救患者生命为主要目的，康复治疗应以不影响患者的临床救治为前提。最佳康复时机是发病 3 个月内，康复介入越早越好。

一、概述

（一）康复治疗的目标

　　通过以物理疗法、作业疗法、言语治疗为主的综合康复措施，抑制患者异常的、原始的反射活动，重建正常运动模式，改善协调运动和精细运动；最大限度地促进患者功能障碍的改善，充分发挥残余功能；防治并发症，减少后遗症；帮助患者调整心理状态；帮助患者学习使用辅助器具，指导其正常的家居生活，争取达到生活自理，回归家庭，回归社会。

（二）康复适应证

　　（1）一般在患者生命体征稳定、神经功能缺损症状不再发展后 24 h 开始康复治疗。只要生命体征稳定，即使患者处于昏迷状态，定时翻身、正确体位摆放及关节的被动运动等被动性、预防性的康复护理也必须尽早开始。由于蛛网膜下隙出血（未行手术治疗）和脑栓塞患者近期再发的可能性较大，应注意密切观察，1 个月左右方可谨慎开始康复训练。对于脑栓塞患者，康复训练前如已查明栓子来源并给予相应的处理，应向患者及其家属交代相关事项，包括可能发生的意外情况后，再开始康复训练比较稳妥。

　　（2）有明显的持续性神经功能缺损，如运动功能障碍、言语交流障碍、大小便控制障碍、认知功能障碍、吞咽障碍等。

　　（3）无严重的认知功能、言语功能障碍和严重的精神障碍，伴有精神科疾病的患者应处于精神疾病的稳定期，能够执行口头语言或肢体语言的指令，且可以记忆所学习的康复训练内容。

（4）有一定体力，能够进行康复性活动，每天可完成不少于3 h的主动性康复训练。

（5）既往没有进行过康复治疗的非急性期脑卒中患者，仍然可以接受进一步的康复处理，但是其康复效果远不如急性期早期康复的效果好。

（三）康复禁忌证

（1）病情过于严重或在进行性加重中，如深度昏迷、颅压过高、严重的精神障碍、血压过高、神经病学症状仍在进行发展中等。

（2）伴有严重的合并症，如严重的感染（吸入性肺炎等）、糖尿病酮症酸中毒、急性心肌梗死等。

（3）存在严重的系统性并发症，如失代偿性心功能不全、心绞痛、急性肾功能不全、风湿病活动期、严重的精神病等。

二、康复基本原则

正确地实施脑卒中康复治疗有五个基本原则：

（1）把握适应证，及早开始康复治疗。

（2）以评定为基础，康复治疗贯穿始终。

（3）采取小组式的工作方式。

（4）综合各种康复措施进行全面的康复治疗，循序渐进。

（5）强调患者及其家属主动参与和配合。

三、脑卒中分期康复护理

（一）急性期康复

急性期是患者康复的关键阶段，直接影响患者后期的康复训练效果和生活质量。脑卒中急性期持续时间一般为2～4周，此期应积极处理原发病和并发症。目前学术界主张，只要神志清楚、生命体征平稳、神经病学症状不再进展后48 h，在不影响患者抢救的前提下，康复训练几乎可与药物治疗同步进行，除蛛网膜下隙出血、严重脑出血可稍延长外，康复训练应于病后1周内进行。其实，无论是出血性脑卒中还是缺血性脑卒中，患者的正确体位摆放应该从患者患病后就开始实施了。

急性期康复的目的主要是预防失用性并发症，使患者尽快从床上的被动活动过渡到主动活动，尽早开始床上生活自理，同时为恢复期功能训练做好准备。康复护理具体措施如下：

1.环境护理

（1）病区设施符合无障碍设计：各通道和门等具有适合轮椅活动的空间，地面防滑；浴室应有洗澡凳，墙上安置扶手，淋浴旁安装单手拧毛巾器；便器以坐式为宜，坐便器周围或坐便器上有扶手以方便和保护患者。

（2）病床：使用活动床栏，防止患者坠床；床的位置要保证患者的瘫痪侧对向房门，有利于探视、查房、陪伴及护理操作；床头柜、电视机等应安置在患侧，以引起患者重视，促使其将头转向偏瘫侧；从早期开始注意强化对患侧的刺激，避免或减轻单侧忽略。

2.运动康复护理

（1）体位：床上正确体位的摆放。

（2）体位变换：一般每一至两小时一次，包括被动、主动向健侧和患侧翻身，以及被动、主动向健侧和患侧横向移动。

（3）被动运动：关节被动运动，有利于改善血液循环，促进静脉、淋巴回流，预防压疮和静脉血栓形成，保证关节足够的活动范围，防止关节挛缩和变形，增加患肢对运动及感觉的记忆，促进患肢的功能恢复。

（4）床上训练：早期床上训练是脑卒中康复的重要内容。急性期的主动训练是在床上进行的，要尽快使患者从被动活动过渡到主动康复训练程序上来，并希望患者独立完成各种床上的早期训练后，能独立完成从仰卧位到床边坐位的转移。

1）桥式运动：可提高骨盆及下肢的控制能力。

2）上肢自助运动：患者仰卧，双手交叉，患手拇指置于健侧拇指之上（Bobath握手），利用健手带动患手向前上方上举过头，每日数次，每次做10～20个。这项训练可有效地保护肩关节，预防患侧上肢关节和软组织损伤，培养患者恢复身体的对称性运动模式，抑制健侧上肢的代偿动作，抑制痉挛，诱发肩带肌肉的主动活动及上肢的分离运动，缓解肩痛和上肢水肿。

3）下肢自助运动：患者仰卧，将健足置于患足下方，辅助患者利用健侧下肢抬高患侧下肢，尽量抬高，然后再返回床面，每日反复数次。每日可进行治疗师一对一训练一两次，鼓励患者在陪护人员保护下自行复习当日训练动作。

3. 作业治疗护理

早期开始病房 ADL 练习，如洗漱、穿衣、转移、二便训练等，逐步提高日常生活活动能力。

4. 预防并发症

预防肺炎、压疮、深静脉血栓形成、肩关节半脱位、臂丛神经损伤等。

5. 健康教育及指导

对家属进行脑卒中及其护理和康复知识的健康教育与培训指导。

（二）恢复期的康复

一般而言，在缺血性脑卒中发病 1～2 周后、出血性脑卒中发病 2 周到 1 个月后进入恢复期。进入恢复期的时间视病情而定，言语和认知功能的恢复可能需要 1～2 年。发病后 1～3 个月是康复治疗和功能恢复的最佳时期。脑卒中功能康复恢复期一般为 1 年，此期为病情稳定、功能开始恢复的时期。

恢复期的康复目标包括改善步态，恢复步行能力；增强肢体协调性和精细运动能力，提高和恢复日常生活活动能力；适时应用辅助器具，以补偿患肢的功能；重视心理、社会及家庭环境改造，使患者重返社会。主动性康复训练应遵循瘫痪恢复的规律，先从躯干、肩胛带和骨盆带开始，按坐位、站位和步行以及肢体近端至远端的顺序进行。一般在一天内交替进行多种训练，可以有所偏重。此期要应用各种偏瘫康复技术促进功能的恢复。关于患侧肢体训练，在偏瘫期要设法促进肌张力和主动运动的出现，在出现明显痉挛后要降低痉挛，促进分离运动的恢复，改善运动的速度、精细程度、耐力等，并要注意非瘫痪侧肌力的维持和强化。具体康复措施如下：

1. 运动康复护理

（1）牵伸患侧躯干肌：患者仰卧，屈髋、屈膝内旋，训练者一手下压患膝，一手下压患肩，使患侧的躯干肌得到缓慢而持续的牵伸。

（2）上肢功能训练。

1）肩胛带负重训练：肩胛带负重训练能提高肩胛带的控制能力，缓解上肢痉挛。患者取坐位，上肢外展、外旋，肘伸展，手指伸展支撑于床上，将重心逐渐移向患侧，维持一段时间后返回中立位，反复进行数次。

2）肩关节运动训练：肩关节运动训练可预防肩痛、肩关节半脱位、肩关节挛缩，促进运动功能恢复，如肩关节屈曲，即上肢缓慢上、下运动；肩关节外展，即上肢缓慢横向外展。

3）肘关节运动训练：目的是诱发分离运动，促进肘关节的自主屈伸功能，提高自理能力。嘱患者上举上臂，然后屈肘用手触摸自己的头或对侧肩，反复进行数次。在肘关节屈伸能力提高后，让患者在任意角度停留并保持数秒以训练空间控制能力。

4）前臂运动训练：前臂运动训练指前臂的旋前、旋后训练。训练者握住患侧手腕，使患侧手掌面向患者，再向相反的方向旋转，使手背面向患者；还可用健手协助患手进行翻转扑克牌的训练。

5）腕关节运动训练：训练者一手固定腕关节，一手扶持手掌部诱导或辅助患者做腕背伸、前屈、旋转动作。

6）指关节运动训练：训练者诱导并训练患者进行掌指、指间关节的主动活动，进行拇指的内收、外展活动，手指的屈伸、对指活动。

（3）下肢功能训练。

1）髋、膝屈伸控制训练：患者仰卧，患腿屈曲，训练者一手控制患者患足，保持踝背屈外翻位，另一手控制患者患膝，令患者主动屈曲或伸展髋、膝关节。若完成有困难，可协助患者进行，以后逐渐加大自主运动范围，最后让患者在任意角度停留以训练控制能力。

2）髋关节内收（旋）、外展（旋）控制训练：患者仰卧，双下肢屈髋、屈膝，双膝平行并拢，双足踏于床面。先把双膝分开呈外旋位，然后嘱患者主动合拢双膝。训练者可对健腿施加阻力，阻止其内收、内旋，通过联合反应来诱发患腿的内收、内旋，必要时给予帮助，随患者控制能力的提高可逐渐施加阻力。

3）屈髋、屈膝训练：患者仰卧，屈膝并将患肢放到床下，在伸髋屈膝的体位下，训练者一手将患足置于背屈外翻位，让患者抬腿至床上，然后再把腿放下去，反复进行。如果患者能够完成这个动作，则起床时将不需要用健腿帮助患腿，可为以后步行打下良好的基础。

4）屈膝训练：患者俯卧，训练者一手握住患足踝部辅助屈膝，另一手按压患侧臀部，以防臀部做代偿动作。患者在屈膝的基础上可练习伸髋动作，这项训练可预防划圈步态的产生。

5）主动踝背屈训练：患者仰卧，患腿屈髋、屈膝，保持中立位，患足踏住床面。训练者一手握住患足踝部，自足跟外侧向后、向下加压，另一手抬起足趾使之背屈并保持足外翻。诱发踝背屈的方法有用冰刺激足的外侧缘，用毛刷轻叩足背外侧，用毛刷刷足趾尖和趾背。有些患者不需强刺激，只用手指搔抓其足趾或向上轻弹外侧足趾即可诱发反应。

（4）站立床训练：在坐位平衡训练之前就可进行站立床训练，目的是预防直立性低血压，防止尖足、内翻。通过下肢负重，还可加强下肢肌肉。有些治疗师主张在软瘫期就将患者固定于起立床上，在不同的角度上让患者逐步获得直立的感觉刺激。

（5）翻身训练：向健侧翻身或向患侧翻身。

（6）起坐训练：可进行从健侧坐起或从患侧坐起训练，其中从患侧坐起可牵拉患侧躯干，有助于减轻躯干肌痉挛。

（7）坐站训练：坐站训练常在达到坐位平衡后开始，重点是掌握重心转移，要求患腿负重、体重平均分配。

（8）平衡训练：包括坐位平衡训练和站立平衡训练。

（9）步行训练：当患者能够达到自动态站位平衡，患肢持重达体重的一半以上时，就可进行步行功能的训练。近年来，提倡利用部分减重支持装置提早进行步行训练，认为这在步行能力和行走速度恢复方面均能取得较好效果。对多数患者而言，不宜过早使用拐杖，以免影响患侧训练，但年老体弱、平衡功能差及预测步行能力差者可练习持杖步行，以免拖延步行能力恢复的时间。在步行训练前，先练习步行的准备动作，如双腿交替前后迈步、重心转移、原地踏步。部分患者需先训练平行杠内或扶持步行，再训练独立步行。做到独立步行后，进一步练习上下楼梯、走直线、跨越障碍物、上斜坡、绕圈走、转换方向走及实际生活环境下的实用步行训练。

（10）上下楼梯训练：上下楼梯是日常生活中的重要活动。可视患侧下肢的控制能力练习两脚交替上台阶或两脚上同一台阶。原则为上台阶时健腿先上，患腿后上；下台阶时患腿先下，健腿后下。当患者熟练掌握后，可训练一足一阶，直到患者能独立上下楼梯。

2. 作业治疗护理

针对偏瘫患者的功能障碍程度，选择适当的作业治疗训练。一般在患者能保持坐位姿势后开始，目的是使患者在作业活动的各个方面都能达到独立，提高生活质量。

（1）日常生活活动能力的训练：包括穿脱衣裤鞋袜、洗澡、进食、转移、如厕等。

（2）手的灵活性、协调性和精细动作的训练：练习抓握木钉、水杯、药瓶以改善腕关节的功能；进行橡皮泥作业、捡拾小物品、拧螺丝、下象棋、下跳棋、打字、编织、刺绣、拼图、剪纸等，训练手的协调性和精细功能。

（3）认知功能的作业治疗：有认知功能障碍的患者需进行针对认知功能的训练，如记忆力、表达力、理解力、计算力等的训练。

3. 物理治疗和针灸治疗

功能性电刺激、生物反馈及针灸治疗等对增加感觉输入、促进功能恢复与运动控制等有一定的作用。

4. 强制性运动疗法（CIMT）

该方法通过限制健侧上肢来达到强制使用和强化训练患肢的目的。其基本原则是通过强制装置限制健侧上肢的使用，强制患者在日常生活中使用患侧上肢，并短期集中强化、重复训练患肢，同时注重把训练内容转移到日常生活中去。该方法的目标是提高瘫痪肢体的灵活性，改善患者在日常生活中的运动功能。

5. 运动再学习技术（MRP）

运动再学习是 20 世纪 80 年代由澳大利亚物理治疗师 Janet H.Carr 和 Roberta R.Shepherd 提出的物理治疗方法，主要用于中枢性偏瘫的运动功能训练。他们应用肌电图、步态分析仪、平衡功能测定仪等现代手段研究和分析正常和异常运动，得出更为客观的结论，并以此为依据发展出了新的评价和训练方法。其训练原则：要进行具体的而不是抽象的联系；训练多样化，反复进行；随时随地将训练内容应用于日常生活中；首先进行离心收缩的肌肉训练，特别提倡在患肢不负重的情况下练习。

6. 药物治疗

康复期间，用药种类不宜太多，只用最必要的药，根据具体情况如基础疾患、原发疾患、合并症、并发症等决定用药。

7. 其他

住院时间方面，早期综合医院的住院强化康复应短于 1 个月，以后可转入康复医院、社区医院继续进行住院康复治疗，或接受每周 2 ~ 5 次的社区康复和家庭康复。

（三）后遗症期

此期患者不同程度地留下各种后遗症，如痉挛、肌力减退、挛缩畸形、共济失调、姿势异常甚至呈软瘫状态。此期治疗的目的是进行维持性训练和利用残余功能，防止功能退化，尽可能改善患者的环境条件，争取最大限度的生活自理，同时还要进行职业康复训练，使患者尽可能回归社会；继续诱导各部位随意、分离运动，抑制痉挛，提高站立和步行能力。具体措施有：

（1）功能训练。继续进行维持性功能训练，以防功能退化。

（2）辅具使用。正确使用矫形器及辅具，以补偿丧失的功能，如利用下肢矫形器矫正足下垂和足内翻，利用拐杖或助行器帮助行走，利用轮椅进行转移等。对患侧功能恢复无望或恢复差的患者，应充分发挥其健侧的代偿功能，必要时可使用辅助器具。

（3）环境指导。对家庭和所处的社会环境进行必要的改造，如尽量住平房或低层楼房，去掉门槛，将台阶改成坡道，以便行走和轮椅通过。在厕所、浴室安装扶手，地面不要太光滑或太粗糙。

（4）其他。应重视职业、社会和心理康复。

（四）健康教育

脑卒中康复的目的是帮助患者达到最大限度的恢复，这需要患者及其家属，甚至社会一起努力，才能取得最好的康复效果。康复是治疗的一部分，早期康复对患者的恢复非常重要，但对许多患者来说，康复是一个长期的过程。

1.认识影响康复的因素

脑卒中患者因具体情况不同，其预后也各不相同。由于干预措施不同，对有功能障碍的患者来说，功能结局又有较大差异。影响功能结局的因素有：

（1）年龄：研究表明，年龄 ≥ 75 岁的患者受损功能的恢复不如年轻患者。

（2）病变部位与严重程度：病变部位越重要、范围越大、持续时间越长，则功能结局越差。

（3）并发症与继发性功能损害：并发心脏病对患者预后有影响；继发于原发病的吞咽困难、失语、智力减退、感觉障碍、二便失禁、抑郁等，都会影响功能恢复的速度，使得生活质量下降。

（4）康复治疗：科学规范的康复治疗可以促进脑卒中患者的功能恢复，早期康复治疗不仅可以预防并发症的发生，加速恢复，缩短住院日，其效果也较非早期康复者好。

（5）家庭与社会的参与：在恢复过程中，家庭成员的积极配合和社会相关因素的参与，都会对患者功能结局产生积极的影响。

2.指导患者及其家属

（1）要对脑卒中的病情有所了解，了解脑卒中发病的一些基本诱因、症状，即使发病也能在最短的时间内给予救助。

（2）应了解脑卒中的一些常见危险因素，如高血压、糖尿病、心脏病、高脂血症等，定期体检，预防和控制危险因素。

（3）改变一些不合理的生活和饮食习惯，如吸烟、饮酒、喜食肥甘厚味、过度疲劳、情绪激动等。

（4）对脑卒中患者，应注意防止其再次发病，因脑卒中患者再次发病率可达40%以上。

（5）对在康复过程中的患者要做好个人护理，坚持康复训练，预防压疮，防止烫伤、跌倒，保持大小便通畅等，并保持良好的心态。

第四章　老年人安全管理与应急救护

第一节　老年意外伤害救护

一、概述

（一）概念

意外伤害是指突然发生的各种事件或事故对人体所造成的损伤，包括各种物理、化学和生物因素。国际疾病分类标准将意外伤害分为交通伤害、跌倒、烧烫伤、触电、中毒、中暑、溺水、锐器伤、挤压碰撞伤、硬物击伤、殴打伤、动物伤害、异物哽噎或卡喉、其他等共14类。

老年人由于逐渐衰老，各组织功能退化，神经反射减弱，反应不灵敏，视力减退，记忆力下降，对新事物接受能力差，对一些电器、智能设备性能不了解，再加上老年人多病共存，容易发生意外伤害。老年人常见的意外伤害有噎食、跌倒、坠床、烫伤、猝死、淹溺、触电、火灾、煤气中毒、走失、药物误服及中毒、自杀、中暑、交通伤害、猫狗咬伤等。

意外伤害是老年人重要死亡原因之一，是排在第4位的60岁以上老年人死亡原因。国内外研究显示，跌倒、烫伤、误吸等安全问题在老年人群中发生率高，其后果不仅对老年人的生活质量有很大的影响，甚至会导致老年人死亡。老年人意外伤害中跌倒、走失最多，其次为窒息、烫伤，老年人跌倒常导致骨折。家中和公路是老年人发生意外伤害的主要场所；跌倒、坠落是老年人意外伤害的主要原因，独居的老年人更容易发生意外伤害。

意外伤害着重在预防，通过流行病学知识、过往经验、文献回顾等，了解引起老年人意外伤害发生的因素、规律等，有重点、有针对性地采用干预措施，意外伤害是可以预防和控制的。

（二）老年人发生意外伤害的危险因素

（1）生理因素。随着年龄的增加，老年人各种生理功能退化，老年性疾病、各种慢性病发病率增加，视力、听力、嗅觉、记忆力减退，活动能力受限，反应迟钝，身体协调能力下降，肌力减退，自身控制环境能力下降，应对环境突发变化的能力也随之下降等，都构成了老年人意外伤害发生的危险因素。

（2）病理因素。随着老年人年龄的增大，各种细胞、器官、组织的结构与功能逐渐老化，使得各种老年疾病的发病率增加，如高血压、心律失常、阿尔茨海默病、白内障、脑梗死、脑卒中、帕金森病、骨质疏松、贫血等，影响了老年人的活动及注意力，使他们成为意外伤害发生的高危、脆弱人群。

（3）心理因素。因为生理功能的减退、社会地位和角色的变化、人际关系的变化、某些疾病的发生（如脑梗死后的卧床不起等），使得老年人的自我效能感和生活幸福感下降，尤其是独居的老年人，更容易出现孤独、抑郁等心理问题，甚至会出现自杀行为。而一些老年人不愿意麻烦别人，不服老，不愿意听取他人意见，不能正确评价自己，也是造成意外伤害的重要原因。

（4）药物因素。老年人服用的睡眠药、镇静药、抗抑郁药、降压药、利尿药、抗过敏药等，品种繁多，因药物的不良反应带来的头晕、低血压、意识改变、尿频、夜尿多等问题，都可使老年人发生跌倒、坠床等意外伤害。

（5）环境因素。老年人的居住环境，如居家环境布局不合理、东西摆放凌乱、地面有水湿滑、室内无扶手和防滑地垫等保护措施等，容易造成老年人跌倒、骨折、烫伤、磕碰伤、药物误服等，而室外环境杂乱、购物就医环境不便也会造成老年发生交通意外、跌倒、走失等意外伤害。

（6）经济因素。老年人的经济来源主要是自己的退休金、养老金和子女供养，但是仍有一部分老年人没有经济来源，而政府给予的补贴不能负担日益增长的物质消费和医疗费用，这些老年人的生活条件差，有的只能依靠自身照护，增加了意外伤害的风险。

（7）营养因素。为维持人体组织与细胞的正常生理活动，老年人需要充足的营养补充。当老年人营养不良时会出现精神不振、乏力、记忆力减退、骨质疏松等，容易造成老年人跌倒、骨折等意外伤害的发生。

（8）照护者因素。家属或照护者对意外伤害的危险因素预测不足，没有提前加强预防或未及时发现异常情况也容易造成老年人发生意外伤害。

（9）健康教育因素。对意外伤害的类型、发生的原因、危险因素、如何预防和干预、发生后如何急救处理等相关知识健康教育不及时、不全面、不重视，没有引起老年人和照护者的重视，没有提前预防，使意外伤害发生的风险增加。

（10）其他。如文化程度、收入水平、是否独处等。文化程度较高的老年人对意外伤害的认知较全面，风险意识强，能够更好地做好预防干预措施，这类老年人健康素养较高，对环境的适应性更强，能更快地调整好自己的心理状态，保持身体健康，减少意外伤害事件的发生。而收入水平高，有专人照顾的老年人相对发生意外伤害的风险也会降低。

二、老年人发生意外伤害危险性评估

（一）一般情况评估

评估老年人的年龄、性别、吸烟、意识状态、视力、听力、所患疾病、服药种类、生活条件、感知觉、末梢循环情况、治疗物品、照护者情况、生活自理能力等，评估引起意外伤害发生的疾病及危险因素，了解老年人的心理状态、生活方式及被照顾的方式。

（二）既往安全史

了解老年人既往是否发生过跌倒、坠床、骨折、窒息、烧烫伤、交通伤害、触电、中毒、中暑、溺水、锐器伤、挤压碰撞伤、硬物击伤、殴打伤、动物伤害、异物哽噎或卡喉等意外伤害，发生意外伤害的次数及当时的情况。了解老年人意外发生前有无出现头痛、头晕、胸闷、心悸等，是否使用镇静药、降压药等，有无易引起意外伤害的疾病，如阿尔茨海默病、脑梗死、脑卒中、骨质疏松等。

（三）身体状况评估

评估老年人的身体功能、日常生活能力、疾病影响程度等，老年人视力、听力、记忆力、嗅觉、肌力减弱程度，有无高血压、心律失常、阿尔茨海默病、白内障、脑梗死、脑卒中、帕金森病、骨质疏松、贫血等，对日常生活的影响多大。

（四）心理状态评估

评估老年人的社会支持情况，目前的心理状态，有无情绪的改变，有无低落、抑郁、极度伤心等负性情绪的存在，有无自杀的倾向。

（五）服用药物评估

评估老年人是否服用睡眠药、镇静药、抗抑郁药、降压药、利尿药、抗过敏药等，预防这些药物的不良反应如头晕、低血压、意识改变、尿频、夜尿多等，从而减少老年人发生跌倒、坠床等意外伤害的发生率。

（六）环境的评估

评估老年人的居住环境和活动范围，无障碍环境构造是基本。灯光亮度是否合适、地板是否湿滑、住的楼层高不高、有电梯还是要爬楼梯、厕所和浴室是否湿滑、有无扶手等，还有家里物品的摆放、药物的放置都要仔细评估。其他家用电器、辅助用具、治疗仪等的正确使用，水电的安全性都要考虑。

（七）自身及照护者评估

评估老年人自身及照护者是否了解老年人常见意外伤害类型，自身容易发生哪些意外伤害，是否了解相关知识的预防和处理；评估老年人及照护者对知识的认知程度；评估照护者是否对老年人有意外伤害的风险预见性，安全防范意识是否强，能否及时发现日常生活中存在的安全隐患。

三、救护程序

老年人在日常生活中，难免因不小心而受伤，或因疾病、活动不当、环境改变和其他任何原因而发生意外伤害，老年人主要的意外伤害包括噎食、跌倒、坠床、烫伤、猝死、淹溺、触电、火灾、煤气中毒。老年人在家突然发生意外时，若无照护者在场，神志清醒者应采取自救，并采取各种措施呼救。如果有照护者在场，照护者不要惊慌失措，手忙脚乱，应根据情况做出判断，进行必要的抢救，然后再送至就近医院。许多意外的抢救是否成功的关键在于第一步的现场急救，所以老年人自身及其照护者应该掌握急救基本操作知识。对患病的老年人，照护者更应该对其常见的、可能发生的意外有所了解，一旦发生能及早做出正确判断采取相应措施。措施不当可以加重病情，甚至贻误时机危及生命。切记：院外急救的同时一定要呼叫救护车。

（一）老年人发生急性意外时的一般救护程序

1. 发生意外伤害后对身体状况的判断

（1）意识：首先将老年人平卧，同时用双手轻轻摇动老年人的肩膀呼叫，试探其是否可以正确应答，如能正确应答，说明老年人意识清醒；若无反应，说明老年人意识丧失。

（2）动脉搏动：用手触摸老年人大动脉（常用颈动脉），观察有无动脉搏动，如果触摸不到动脉搏动，说明大动脉搏动消失，即心跳停止。颈动脉大概在颈部气管正中（相当于喉结）旁开两指。

（3）呼吸：在保持呼吸道通畅的同时，观察老年人胸廓起伏可知有无呼吸。有呼吸但极其微弱时，不易看到胸廓明显的起伏，用耳靠近老年人的口、鼻，并仔细倾听有无气流通过的声音；用面颊贴近老年人的口、鼻，感觉有无气体逸出；也可以用一小片棉花或薄纸片、较轻的小树叶等放在伤员鼻孔旁，看这些物体是否随呼吸飘动。

（4）其他症状：当老年人摔倒时，必须迅速、果断地查看和判断身体各部分是否有外伤或出血情况，采取相应救护措施，在救护同时呼叫救护车，争分夺秒。

2.转运护送老年人就医

（1）如何呼叫救护车：当老年人遇到急症如猝死、重伤、大出血、窒息、骨折时，除在现场做简单的应急处理外，还应该尽快与急救中心取得联系，可拨打急救电话"120"。呼叫时保持镇定，清晰地告知对方"何人、何事、何地、发生什么事、怎么发生"等内容，特别告知地址和联系电话，听清楚对方答复和要求后再挂机。

（2）如何摆放合适体位进行救护：老年人昏倒后，一般情况下采取平卧位，不要摇晃头，昏迷伴有咯血、呕血者采取平卧位，头偏向一侧，易于口腔分泌物、呕吐物溢出，以免流入呼吸道而引起窒息；哮喘、呼吸困难或严重心力衰竭者可取头高脚低位或半卧位，以减少下肢静脉血回流，减轻心脏负担，改善因心功能不全引起的呼吸困难；腰、背、臀部有伤口而不能平卧或侧卧者可以采取俯卧位，头偏向一侧，两臂弯曲放于头部两侧以利于呼吸；腹痛或腹部创伤者，可将双腿屈曲，松弛腹部肌肉，降低腹壁紧张，减轻疼痛；怀疑脑出血者采取头高脚低位，尽量减少震动，搬运时动作轻柔；四肢出血者将伤肢抬高，高于心脏水平。

（3）搬运转运：经急救处理后将老年人转送至医院，搬运转送过程中动作要轻柔敏捷，准确平稳，注意给老年人保暖，避免加重病情，根据老年人的情况，选择合适的搬运方法和搬运工具，如轮椅、平车、担架等。

3.心脏、呼吸骤停的心肺复苏

老年人会因各种原因导致呼吸、心跳骤停，如意外的呼吸道阻塞、心肌梗死等，一经发现立即行心肺复苏。

（二）预防措施

1.健康教育

加强对老年人及其家属等照护者的宣教，教育内容主要包括跌倒防护救护、火灾防护救护、交通安全、烧烫伤防护救护、中毒防护救护、中暑防护救护等。尤其是在老年人群中，还需要包括针对慢性病的健康教育。由于高龄老年人生理功能衰退，视、听力严重下降，文化程度普遍偏低，对老年人的健康教育形式以图、文字、视频等多种健康教育手段相结合的效果更显著。加强老年人及照护者对意外伤害预防知识的知晓，实现老年人从接受知识、修正态度到改变行为的转变，以有效预防意外伤害的发生。

2.改善环境

（1）改善老年人的居住条件，最好居住于平房或有电梯的居所，室内的活动通道应通畅，地板干燥平坦防滑，在浴室、厨房等容易跌倒的地带安装扶手，在边角坚硬的家具棱角处贴上防撞保护贴，房间及走廊的光线应充足，日常用品、药品及家具应合理放置。家里可自行购买呼叫器，以随时呼叫照护者。容易跌倒的老年人可以使用辅助器材，如助行器、拐杖、轮椅等。

（2）改善交通环境，独居老年人出门一定要遵守交通规则，部分机动车内的装置应将突出尖锐器件换成钝角或软质器件，防止碰撞致伤。外出时身上佩戴具有联系信息和个人简单情况的联系卡，携带手机等易于联系的现代化通信工具。

3.心理干预

通过心理护理使老年人对可能发生的情况有正确的认识，并有相应的心理准备，有效提升老年人心理健康水平及幸福感。通过老年人之间的积极互动，满足其精神上的需求，帮助其正确理解生命的意义，认同过去，肯定现在，积极面对未来。充分感受生活的意义并达到自我整合。对有情绪问题的老年人进行正性情绪的引导，利用音乐疗法对意外伤害所致的负性心理进行辅助治疗。给老年人平时多听一些优雅、愉悦的旋律，缓解不良情绪。子女、亲戚、朋友多和老年人联系交流沟通，多打打电话、多探望老年人，倾听他们的诉说，家人朋友共同分享喜怒哀乐。

4.疾病干预

疾病增加了意外伤害的危险性，因此，必须对独居老年人进行定期体检，调整相关疾病用药。要遵医嘱安全用药，注意用药不当或过量问题，同时注意药物的有效期和保管方法。在生活饮食方面，独居老年人要加强自身的健康意识，适当进行身体锻炼。

5.进行针对性的安全防护。

对不同安全隐患的老年人，根据具体类型进行针对性的强化防护，如行动不便的注意防止跌倒；经常外出的注意防止交通意外、跌倒、走失；卧床的老年人防止坠床等。特别注意在晨起、午睡、夜间等老年人容易发生意外的时间段加强对老年人的照护。时刻关注老年人的情绪变化，尤其最近有重大事件发生的老年人，加强陪伴和关心，利用音乐、画画、太极等老年人喜欢的活动转移其注意力。

第二节　噎食救护

一、概述

噎食，是指进食时食物卡在咽喉部或食道第一狭窄处，甚至误入气管，引起窒息的现象。老年人在进食中突然发生严重呛咳、呼吸困难，且出现面色苍白或青紫者，即可能是噎食窒息。严重者可出现意识丧失、全身瘫软、四肢发凉、二便失禁，甚至危及生命。

二、危险性评估

（一）风险因素

（1）老年人随着年龄的增加，机体的生理功能发生变化，牙病或牙齿残缺，咀嚼能力下降，当吃大块食物特别是禽肉类食物时，不易将肉块嚼碎，常常只能囫囵吞下，这是造成噎食的最常见原因。

（2）由于咽喉部感觉减退，吞咽咳嗽的反射降低，咽喉、食管在生理上和形态上都出现了退行性改变等也是造成噎食的常见原因。

（3）脑部病变如脑梗死、脑动脉硬化引起吞咽反射障碍、假性延髓麻痹导致误吞窒息。

（4）多脏器慢性病变致患者体质虚弱，进食后发生反流，噎食时没有能力咳出。

（5）食管癌、反流性食管炎等疾病致吞咽困难。

（6）手术全身麻醉的老年人苏醒后，吞咽功能尚未完全恢复，进食容易引起噎食。

（7）长期服用抗精神病药导致出现锥体外系反应，引起吞咽肌肉运动不协调，抑制吞咽反射；或者使用损害咳嗽和吞咽反射的药物，噎食现象发生率升高。

（8）患有脑器质性疾病和退行性神经系统疾病，如阿尔茨海默病、帕金森综合征，吞咽反射迟钝。

（9）患有癫痫的老年人在进食时抽搐发作，导致咽喉肌运动失调，可能会发生噎食。

（10）某些特殊治疗后，如电休克治疗过程中，应用麻醉药物会抑制吞咽功能，治疗后2小时内也会发生吞咽困难，出现噎食。

（11）其他：如注意力下降、吞食过快、进食过快、食物过硬或过黏、边进食边说话、精神疲惫、情绪波动引起食管痉挛等。

（二）临床表现

（1）噎食早期。大量食物积存在口腔前部，阻塞气道。面部涨红并有呛咳发生，意识清楚。

（2）窒息中期。食物卡在咽喉部，有胸部窒息感，食物吐不出，缺氧呼吸困难，两眼发直，两手乱抓。

（3）窒息后期。满头大汗，口唇面色青紫，四肢苍白厥冷，大小便失禁，抽搐，呼吸停止。

三、救护程序

（一）噎食的一般救护流程

老年人在进食过程中突然发生严重的呛咳、呼吸困难、双手乱抓、表情恐怖、面色青紫等症状，则可能出现噎食窒息，护理人员应该及时采取下列措施：

第一，迅速清除老年人口腔内积存的食物。

第二，对于意识清晰的患者，鼓励其连续用力咳出食物。

第三，可采取海姆立克急救法急救。具体做法如下：

（1）噎食者站着或坐着。护理人员站在老年人身后，从背后抱住其腹部，双臂围环其腰腹部，一手握拳，拳心向内按压于其肚脐和肋骨之间的部位，另一手掌捂按在拳头之上，双手急速用力向里向上挤压，反复实施，直至阻塞物吐出为止。

（2）噎食者躺倒在地，因缺氧致昏迷。护理人员托住老年人背部使之仰卧，两脚左右分开跪于受害者臀部两侧，一手以掌根按压肚脐与肋骨之间的部位，另一手掌覆盖在其手掌之上，用力迅速挤压，反复至咽喉异物疏出。

（3）老年人独自进食时发生噎食。用自己的拳头和另一只手掌，或用圆角或椅背快速挤压腹部。在这种情况下，任何钝角物件都可以用来挤压腹部，使阻塞物排出。

（4）如果上述方法均不能奏效，患者已经发生心搏停止，此时应按照心肺复苏的常规步骤实施心肺复苏，直到急救人员到来。

（二）噎食的预防

老年人噎食的发生多与吞咽功能下降及不良或不正确的饮食习惯有关，而吞咽康复训练，可尽最大可能保持人类正常的进食方式，如何正确饮食则对避免噎食窒息的发生尤为重要。

（1）正确选择饮食的性状与方式，轻度吞咽困难的老年人应给予糊状流质或半流质食物，进食宜慢以免呛咳。昏迷、吞咽困难的视病情由经口进食改为鼻饲。

（2）改进不良的进食习惯，进食时禁止说话、注意力不集中；进餐前饮100 mL温开水，进餐时细嚼慢咽，汤饭搭配。

（3）进食馒头鸡蛋等食物时，将干食浸泡后再进食；进食鱼或带骨头的菜时，对于易发人群要将鱼刺或骨头去掉再进食并观察老年人进食情况，或由专人喂饭。

（4）吞咽困难的老年人进食时观察有无吞咽困难，由专人守护进食或喂食，必要时给予鼻饲流质饮食，等症状缓解后，再自行摄食。

（5）一旦进食后、翻身或呕吐时出现剧烈咳嗽，要立即置其侧卧位或头偏向一侧，检查口腔内有无异物，如有异物，要在第一时间内去除异物。如果出现喘鸣、呼吸困难、声音嘶哑、面色苍白继之变为青紫，就可能发生了窒息，要立即在第一时间内去除呼吸道异物。

（6）服用精神药物出现咽食缓慢、费力，不宜催促，给其足够时间咀嚼。嗜睡或没睡醒的老年人不能喂水和食物。可用勺喂食，每勺量以一口为宜，必要时鼻饲流食以获得所需营养。

（7）家人发现老年人有噎食的情况发生时，应及时呼叫工作人员并急救，以利于有效干预。

（8）对于进食能自理的老年患者，在病情允许的情况下，协助患者下床进食，尽量采取坐位，上身前倾15°；对于不便下床的老年患者或进食不能自理者，应将床头摇高，以坐位或半坐卧位进食；留置有胃管的老年人进食时取坐位或半坐位，不能坐时取30°仰卧位，头稍向前屈；鼻饲液温度适中，一次管喂量不超过200 mL，管喂速度尽可能缓慢。进食后不宜立即平卧，应保持原有体位30 min以上，防鼻饲液反流或呕吐引起吸入性肺炎，甚至窒息等并发症。

（三）康复训练

（1）吞咽相关肌群功能训练。由家属对老年人口周肌肉进行按摩，每周3次，每次20 min。

（2）颈部活动度训练。向左右两侧转头，感到颈部酸痛为止，每周3次，每次20 min。

（3）咽部感觉冷刺激。用冰冻的棉签蘸取少量水，轻轻刺激软腭、舌根、咽部，每天3次，每次10 min。

（4）咳嗽训练。指导进行深呼吸—憋气—咳嗽的训练，每天2次，每次10 min。

（5）空吞咽训练。进餐前做空吞咽动作，每天3次，每次10 min。

（四）心理指导

老年人饮食时突然发生窒息状态，意识模糊，毫无心理准备。当其意识恢复后，回忆起窒息情景时往往感到精神紧张、焦虑，有害怕心理，从而产生恐惧情绪，严重者产生拒食意念。此时家属亲眷应更多安抚和关怀，让其认识到噎食是可以避免的，讲明病情和饮食的重要性，引导老年人面对现实，解除其顾虑，消除其不良情绪，帮助其从不安、烦闷、恐惧、害怕等情绪中摆脱出来。当老年人出现锥体外系反应症状时，家人应给予更多的关心、支持、引导、帮助树立信心，使其全身放松、积极应对，并指导合理饮食，保证营养。

（五）健康教育

（1）学会自我调节，保持乐观精神状态。

（2）进食注意事项

1）进食时细嚼慢咽，不宜催促进食慢的老年人。

2）避免一次进食较多，鼓励少食多餐。

3）发生呛咳时要暂停进食，呼吸完全平稳后再喂食。

4）若频繁呛咳且严重者应停止进食。

5）痰多老年人进食前应充分吸痰，进食后不宜立即吸痰。

6）翻身、口腔护理、排痰叩背等应在进食前完成。

7）创造良好的进食环境，以免不良环境异味等刺激导致恶心、呕吐。

（3）改变不良生活方式，口中含有食物时应避免大笑、讲话、行走或跑步，避免过硬或过干的食物及带骨、带刺的食物，汤饭搭配进食。

（4）对有食管狭窄的老年人应进食流食，对气管插管患者，应留置胃管，经胃管进食。

（5）老年人及其家属应学会自救、他救处理方法，一旦噎食，及时进行自救及他救。

第三节　猝死救护

世界卫生组织（WHO）关于猝死（SD）的定义：指平素看来健康或病情已基本恢复或稳定者，突然发生意想不到的非人为死亡。大多数发生在急性发病后即刻至 1 h 内，最长不超过 6 h，主要由于原发性心室颤动，心室停搏或电机械分离，导致心脏突然停止有效收缩功能。猝死占所有自然性死亡的 10% ~ 15%。对老年人来说，心血管系统疾病引起的猝死占首位，其次为呼吸系统疾病及中枢神经系统疾病。

一、概述

（一）猝死的分类

（1）心源性猝死。是猝死最为常见的类型，约占猝死的 50%～90%。一般有心脏基础疾病的老年人常常在发病后的一个小时内，甚至短短几分钟内猝死。引起心源性猝死常见的疾病包括急性心肌梗死、主动脉夹层等，少见有梗阻性肥厚型心肌病、低血钾、急性心肌炎、主动脉瓣病变、二尖瓣脱垂综合征，药物、电解质紊乱等所致长 Q-T 综合征等。

（2）脑源性猝死。神经系统疾病与许多情况下的猝死有关，也称脑源性猝死。包括各种类型的卒中、抽搐或癫痫、脑外伤、神经外科手术、强烈的情绪反应等。按猝死发生率的高低排列，引起猝死的脑部疾病依次为原因不明的癫痫猝死（SUDEP）、自发性或外伤后的蛛网膜下腔出血（SAH）、脑出血、硬膜下血肿或硬膜外血肿、细菌性脑膜炎或脑脓肿以及脑肿瘤。上述疾病会引起脑干周围的血供障碍，引起自主神经功能障碍，以致心律失常或心脏骤停。

（3）肺源性猝死。肺源性猝死近年有增加趋势。引起肺源性猝死的疾病包括大咯血、肺栓塞、慢性支气管炎、肺气肿、支气管哮喘等。慢性支气管炎、肺气肿的患者可因为夜间严重低氧血症，引起呼吸性酸中毒而猝死；支气管哮喘的患者可因哮喘发作，支气管痉挛收缩，出现窒息缺氧导致猝死。长期卧床不起的老年人，因体弱无力咳嗽排痰，可致痰栓阻塞气道，在继发肺部感染时更为加重，从而导致肺源性猝死。

（4）噎食性猝死。在进食和饮酒的时候，食物团块将气管阻塞。因为噎食突然引发窒息猝死。

（二）常见引起猝死的各系统疾病

见表 4-1。

表4-1 常见引起猝死的各系统疾病

疾病分类	常见疾病
心血管系统	心肌梗死、恶性心律失常、心脏压塞、主动脉夹层、梗阻性肥厚型心肌病
呼吸系统	呼吸衰竭、肺动脉高压、肺栓塞、重症感染、窒息
消化系统	消化道大出血、胰腺炎、脏器破裂

续表

疾病分类	常见疾病
神经系统	脑出血、梗塞后出血、动脉瘤、脑炎
中毒	呼吸衰竭、昏迷、误吸
水电解质失衡	低钾、高钾、低氧、酸中毒
药物与医源性	过敏、呼吸抑制、中毒（过量）、毒（副）作用

二、危险性评估

（一）病史评估

（1）病史情况。是否存在容易引起猝死的心脑血管疾病、肺部疾病。

（2）生活方式与饮食习惯。是否有吸烟、喝酒、熬夜等不良生活习惯。

（3）病因和危险因素。心血管疾病的老年人潜在猝死的风险高，冠心病在某些诱因下，如情绪激动、劳累、寒冷、失眠、排便时用力易发生猝死；水电解质酸碱平衡紊乱、高血压、高血脂、吸烟、合并糖尿病是心源性猝死的高危因素。

（二）危险因素评估

（1）心脏本身原因。以冠心病最常见，心室颤动是引起心脏骤停常见的直接原因，其他类型心脏病、严重心律失常亦可引起。

（2）非心脏的原因。包括电击、淹溺、药物毒物、电解质紊乱、缺氧、休克、麻醉意外、心导管检查和造影等。

（3）药物使用。老年人用药不当会直接或间接造成猝死。如患有心房颤动的老年人停服抗凝药物，可导致血栓形成，进一步引起肺栓塞；血管扩张剂、抗心律失常药物等会导致低血压、心动过缓甚至发生心搏骤停；漏服控制高血压药物，可导致血压过高，引起脑血管出血等。

（4）排便用力。患有冠心病的老年人因病情危重、卧床、环境等因素，常发生便秘，便秘可诱发心绞痛、心律失常、心源性休克甚至发生猝死。排便时用力使交感神经兴奋性增加，猝死的风险增大。

（5）跌倒意外。心血管疾病常见于中老年人，其生理因素、疾病因素、药物、环境因素均可能导致跌倒。跌倒可导致老年人严重的身体损伤，加重原有心血管疾病病情，造成功能丧失甚至死亡。

（三）临床表现

（1）意识突然丧失，若伴抽搐，称之为阿－斯综合征，发作可自限，数秒或 1 ~ 2 min 可恢复，持续时间长可致死。

（2）触不到脉搏，心音消失。由于心搏骤停，心脏无有效收缩，不能闻及心脏搏动，同时外周动脉搏动消失，测不出血压。

（3）呼吸断续，呈叹息样，随后停止。

（4）皮肤苍白或明显发绀。

（5）瞳孔散大，对光反射迟钝或消失。

三、救护程序

对于发生猝死的老年人来说，时间就是生命，心搏骤停的严重后果以秒计算。当发生心脏骤停时，5 ~ 10 s 即出现意识丧失，突然倒地；30 s 时可出现全身抽搐；60 s 时发生瞳孔散大，自主呼吸逐渐停止；3 min 时开始出现脑水肿；4 min 时已开始出现脑细胞死亡；8 min 时已基本处于"脑死亡"或植物状态。

因此，若老年人发生猝死，应立即行心肺复苏（CPR）。CPR 开始越早，成功率越高。1 min 内实施抢救，CPR 成功率大于如 90%；4 min 内抢救，成功率达到 60%；6 min 内可达到 40%；8 min 内，达到 20%；但当抢救时间超过了 10 min，成功率几乎为零。因此，4 ~ 6 min 是医学上被称为救命的"黄金时刻"。

CPR 是针对心搏、呼吸停止所采取的抢救措施，即用心脏按压或其他方法形成暂时的人工循环并恢复心脏自主搏动和血液循环，用人工呼吸代替自主呼吸并恢复自主呼吸，达到挽救生命的目的。心肺复苏分为两个部分：基本生命支持和加强生命支持。

（一）基础生命支持

基础生命支持（BLS）又称初步急救或现场急救，目的是在心脏骤停后，立即以徒手的方法争分夺秒地进行复苏抢救，以使心搏骤停患者心、脑及全身重要器官获得最低限度的紧急供氧（通常按正规训练的手法可提供正常血供的 25% ~ 30%）。BLS 包括突发心脏骤停的识别、紧急反应系统的启动、早期心肺复苏、迅速使用自动体外除颤仪除颤。

1.识别

首先确认现场安全，若不安全，如有无高压电线、有无坠落物体时，将患者移至安全处开始抢救。

（1）意识判断：通常是拍打双肩，靠近其耳朵，同时左右双侧进行呼叫，以防老年人有单侧耳聋引起误会。

（2）呼吸的判断：头部稍微仰起，开通呼吸道，耳朵贴近其口鼻处来感觉有无气流的呼出，同时要听有没有呼吸，并要看胸廓有没有起伏。

（3）循环的判断：查看颈动脉搏动是否存在。右手食、中指并拢，指尖触及患者气管正中旁开 2 ~ 3 cm，若无搏动，立即呼救，启动紧急救援系统并获取自动体外除颤仪，行 CPR。

2. 启动紧急救援系统（EMS）并获取自动体外除颤仪（AED）

（1）如发现无反应、无呼吸，急救者应启动 EMS 体系（拨打 120），可立即取来 AED，尽早使用电除颤；若不能立刻取得 AED，应在获取 AED 前开始心肺复苏，设备提供后尽快除颤。

（2）如有多名急救者在现场，其中一名急救者按步骤进行 CPR，另一名启动 EMS 体系（拨打 120），取来 AED。

（3）在救助淹溺或窒息性心脏骤停的老年人时，急救者应先进行 5 个周期（2 min）的 CPR，然后拨打 120 启动 EMS 系统。

3. 心肺复苏（CPR）操作流程

（1）胸外按压（C）：迅速将患者呈仰卧位放于地面或平面处，解开上衣，充分暴露胸部，急救者可采用跪式或踏脚凳体位，将一只手的掌根紧贴胸骨中下 1/3 处、两乳头连接中点，或剑突上两横指，另一只手重叠其上，指指交叉，肘关节伸直并与其胸部呈垂直方向，用身体重力下压。老年人按压频率为 100 ~ 120 次 / 分，按压深度应大于 5 cm，但小于 6 cm，按压与放松比为 1：1。如双人或多人施救，应每 2 分钟或 5 个周期 CPR（每个周期包括 30 次按压和 2 次人工呼吸）更换按压者，并在 5 s 内完成转换。

按压的注意事项：

1）部位要准确。部位太低：可能损伤腹部脏器或引起胃内容物反流；部位太高：可伤及大血管；部位不在中线：可能引起肋骨骨折、肋骨与肋软骨脱离等并发症。

2）按压力要均匀适度。

3）按压姿势要正确。注意肘关节伸直，双肩位于双手的正上方，在按压间隙的放松期，操作者不加任何压力，但手掌根部不离开按压部位，以免移位，为了提高按压效率，尽量不中断按压，并保证每次按压后胸廓充分回弹。

4）头部应适当放低以避免按压时呕吐物反流至气管，也可防止因头部高于心脏水平而影响血流。

5）心脏按压必须同时配合人工呼吸。在气道建立前，无论是单人或是双人CPR，按压：通气的次数均要求为30：2。

6）双人CPR时，一人实施胸外心脏按压，另一人进行人工通气，保持气道通畅，并监测颈动脉搏动，评价按压效果。但注意人工呼吸时暂停胸外按压。当按压者疲劳时，二人可相互对换，交换可在完成一组按压、通气的间隙中进行，尽量缩短抢救中断时间。

（2）开放气道（A）：头偏向一侧，检查并清理呼吸道，老年人有假牙者应取出假牙。左手小鱼际置于患者前额，手掌用力后压使其头部后仰；右手中指、示指剪刀式分开上提下颌（抬头举颏法）。

（3）人工呼吸（B）：捏紧鼻翼，吸一口气（500～600 mL），口对口包严患者的口唇周围，持续将气体吹入（大约1 s），观察胸廓隆起。连续做两次口对口人工呼吸（5秒2次）未见明显的胸廓隆起时，重新开放气道，再做一次人工呼吸。如果AED没有到达，继续CPR。

4. AED除颤

心室颤动是大多数老年人非外伤引起猝死的原因。AED适用于心室颤动及无脉性室性心动过速。对于患有心室颤动的老年人，如果能在意识丧失的3～5 min内立即实施CPR及除颤，存活率是最高的。对于医院外发生心脏骤停的老年人，迅速除颤是短时间消除心室颤动的最好方法。目前我国已逐步普及在如机场、商场、公园等公共场所，安装配备AED。AED电极板放置的位置：右侧电极板放置于胸骨上端右缘，即在右锁骨下区，左侧电极板放置在左乳头侧，电极中心在腋中线位。单向波除颤器：360 J，如需重复仍为360 J；双向波除颤器：150～200 J。

（二）加强生命支持

老年人发生心脏骤停后，在第一时间进行CPR的同时，应尽快送往医院抢救，以得到更进一步的加强生命支持，从而得到更好的愈后效果。加强生命支持（ALS）又称二期复苏或高级生命维护，主要是在BLS基础上应用器械和药物，建立和维持有效的通气和循环，识别及控制心律失常，直流电非同步除颤，建立有效的静脉通道及治疗原发疾病。ALS 应尽可能早开始。

1. 气道建立

（1）气管内插管：如有条件，应尽早做气管内插管，因气管内插管是进行人工通气的最好办法，它能保持呼吸道通畅，减少气道阻力，便于清除呼吸道分泌物，减少解剖死腔，保证有效通气量，为输氧、加压人工通气、气管内给药等提供有利条件。当传统气管内插管因各种原因发生困难时，可使用食管气管联合插管实施盲插，以紧急供氧。

（2）环甲膜穿刺：遇有紧急喉腔阻塞而严重窒息的老年人，没有条件立即做气管切开时，可行紧急环甲膜穿刺。方法为用 16 号粗针头刺入环甲膜，接上 T 管输氧，即可达到畅通呼吸道、缓解严重缺氧情况。

（3）气管切开：通过气管切开，可保持较长期的呼吸道通畅，防止或迅速解除气道梗阻，清除气道分泌物，减少气道阻力和解剖无效腔，增加有效通气量，也便于吸痰、加压给氧及气管内滴药等，气管切开常用于口面颈部创伤而不能行气管内插管者。

2. 呼吸支持

及时建立人工气道和呼吸支持至关重要。为了提高动脉血氧分压，开始一般主张吸入纯氧。吸氧可使用各种面罩及各种人工气道，以气管内插管及机械通气（呼吸机）最为有效。简易呼吸器是最简单的一种人工机械通气方式，由一个橡皮囊、三通阀门、连接管和面罩组成。在橡皮囊后面有一单向阀门，可保证橡皮囊舒张时空气能单向进入；其侧方有一个氧气入口，可自此输氧 8 ~ 10 L/min，挤压频率 12 ~ 16 次 / 分，徒手挤压橡皮囊，保持适当的频率、深度和时间，可使吸入气的氧浓度增至 60% ~ 80%。

3. 药物复苏

复苏用药的目的在于增加脑、心等重要器官的血液灌注，纠正酸中毒和提高心室颤动阈值或心肌张力，以有利于除颤。复苏用药途经以静脉给药为首选，其次是气管滴入法。气管滴入的常用药物有肾上腺素、利多卡因、阿托品、纳洛酮及安定等。一般以肾上腺素 1 mg 加入生理盐水稀释成 10 mL 滴入，但药物可被气管内分泌物稀释或因吸收不良而需加大剂量，通常为静脉给药量的 2 ~ 4 倍。目前不主张应用心内注射给药，因操作不当可造成心肌或冠状动脉撕裂、心包积血、血胸或气胸等，如将肾上腺素等药物注入心肌内，可导致顽固性心室颤动，且用药时要中断心脏按压和人工呼吸，故不宜作为常规途经。

（三）复苏有效指标

（1）颈动脉搏动恢复：按压有效时，每按压一次可触摸到颈动脉一次搏动，若中止按压搏动亦消失，则应继续进行胸外按压，如果停止按压后脉搏仍然存在，说明心搏已恢复。

（2）自主呼吸恢复，瞳孔较前缩小并有对光反射存在，有眼球活动及睫毛反射。

（3）面色及口唇发绀较前减轻。

（4）其他：四肢抽动、肌张力恢复或增高、神志意识改变。

（四）终止抢救的标准

（1）呼吸和循环已有效恢复，加强生命支持。

（2）无心搏和自主呼吸，CPR 在常温下持续 30 min 以上，提示不可逆死亡。

（3）有 EMS 人员接手承担复苏或其他人员接替抢救。

（五）救护要点

（1）猝死以心血管系统疾病引起的心脏骤停最为多见，在无证据时，可立即拳击复律。

（2）如上述措施无效，立即行胸外心脏挤压及人工呼吸。有条件时行气管插管，正压呼吸。

（3）密切观察老年人心搏、呼吸、血压、瞳孔、眼睑、角膜反射、肌张力、尿量等，并准确记录。

（4）头部及体表大血管处放冰帽、冰袋降温。根据医嘱应用脱水剂，以防脑水肿。

（六）康复护理

（1）避免过度兴奋、紧张，要节制情绪变化，切忌大喜、大怒、大悲等情绪。

（2）增强定期查体，及时发现及治疗各种心脏病，并积极治疗可能引起猝死的心脏病，如高血压、冠心病、心肌炎、心肌病等，从而达到预防猝死的目的。

（3）养成良好生活习惯，不吸烟、酗酒、劳逸结合、健康饮食，进行规律的有氧运动。

（4）多吃水果和纤维素含量高的食物，保持大便通畅，避免便秘腹泻。

（5）经常测量血压，积极治疗高血压、高血脂、高血糖。

（七）心理疏导

猝死患者病死率非常高，70%以上死于院外。而抢救成功的老年人，也多半会产生较重心理负担或一定程度心理阴影。对抢救及时且成功的老年人，家属应主动与其交流沟通，消除其紧张恐惧心态。根据老年人不同的个性特征，积极给予心理安抚和疏导，分析和掌握其心理情绪变化，避免老年人心理上的刺激，消除心理焦虑。

（八）健康教育

（1）学会自我调节，保持乐观精神状态。

（2）避免猝死的诱发因素：平时注意生命体征的观察，及时发现血常规、血电解质等异常，积极正确地按医嘱处理。早期发现和救治，有助于避免诱发心源性猝死。

（3）适当休息与活动：积极营造一个清静整洁、空气流通的舒适环境。在家属的陪伴下，有计划地进行适量的活动，依据老年人病情和心功能情况安排适宜的休息与活动，注意循序渐进、量力而行。若有并发症，则应适当延长卧床时间。如老年人在活动过程中出现胸痛、心悸、气喘、头晕、恶心、呕吐等症状时应立即停止活动，就地休息。

（4）保持大便通畅：多食新鲜蔬菜、水果及粗纤维食物，养成定时排便的习惯，补充饮水量，防止大便硬结和发生便秘。有便秘习惯或卧床过久而发生的便秘者，应及时正确地处置，必要时可适当使用缓泻润肠剂（甘油栓、开塞露）等。便秘严重的老年人，应予以灌肠或从肛门直接取出粪块，解除痛苦，避免用力排便而诱发心源性猝死。

（5）强调合理饮食：指导老年人养成良好的饮食习惯，合理膳食，尽力做到按时定量、少食多餐，避免暴饮暴食，适当控制食量，保持适合的体重，以免影响心脏功能，加重心脏负荷。

（6）预防跌倒：对于跌倒高危人群，鼓励家属时刻陪护。做到在家穿合适的裤子，并穿防滑鞋；湿性拖地后避免不必要的走动；夜间下地活动时，尽量开启床头灯，将常用物品放在随手易取之处；头晕或服用特殊药物，如服用安眠药、降压药、降糖药等的老人，下床前先坐于床缘，如无不适，再由照护者扶下床；

若行走时出现头晕、双眼发黑、下肢无力、步态不稳和不能移动等症状时，立即原地坐（蹲）下来或者靠墙，呼叫他人帮助。

第四节　坠床救护

一、概述

世界卫生组织《疾病和有关健康问题的国际统计分类：ICD-10》（第十次修订本）对"跌倒"的分类，包括"涉及床上的跌落"即坠床。坠床多发生在体力不支、改变卧位、床上取用物、睡梦中翻身及下床时，坠床发生时间属夜间最多，其次是早晨及午睡起床时。

二、危险性评估

引起老年人发生从床上坠落的原因是多方面的，有环境因素、疾病因素、生理因素、药物因素、心理因素等，而且各种因素相互作用，所以，坠床的发生，可能是多因素综合作用的结果。

（一）环境因素

床的类型是与坠床相关的一个重要因素，不合适的床具大大增加坠床的危险性：

（1）常见的床虽简洁美观，但既无床沿、也无床挡，意识不清的老年人变换体位时因无遮挡、无处着力，容易滚落。

（2）宽窄高低不合适的床。过高、过低及过窄的床都易发生坠床。

（3）带有脚轮的床。在不需要使用脚轮时，若未及时锁轮，老年人极易在上下床时因床体滑动而发生坠床。

（4）使用气垫床。气垫床会增加床的基础高度，同时气垫床相对小于床面，在床边可形成斜坡，可能发生滑落。

（5）陈旧损坏的床。常见于独居的老年人，因无人帮助购置新床，只能沿用破旧床，稍有不慎则有坍塌的危险。

除此之外，居室光线不足、床上物品杂乱等都可能是导致坠床的隐患。

（二）疾病因素

老年人常常多病共患，很多疾病可能增加老年人坠床的风险，如白内障、青光眼、听力障碍等一些可影响视力、听力的疾病，间接影响人体平衡从而引发坠床；而帕金森病、脑卒中后遗症、小脑疾病、前庭疾病等，可直接影响人的肢体功能和平衡能力，从而引发坠床；此外，还存在一些突发疾病的因素，如老年人常在起床等突然变换体位的活动时发生心绞痛、体位性低血压、一过性脑缺血、低血糖等，由于出现眩晕而坠床；另外，痴呆、抑郁症、躁狂症等，可直接影响患者的认知能力，对危险不自知或故意处于危险之中，坠床风险极高。

（三）药物因素

多种药物可引起头晕、眩晕、疲劳、视物模糊，可使坠床的危险成倍增加。老年人常患有睡眠障碍、老年性精神病、高血压等多种慢性疾病，很多老年人长期服用镇静催眠药、抗精神病药、麻醉药、抗高血压药等，都是发生坠床的危险因素。

（四）生理与心理情绪因素

老年人生理功能退化、肌力减弱、判断能力下降、肢体协调能力不足、关节活动不灵活，在上下床时，由于一定的外力条件使身体失去平衡，容易发生坠床。个性较强的老年人常具有不服老、不服输，不愿麻烦别人、固执、易急躁等心理，并经常强迫自己做一些力所不及的事情，在一定条件下也是发生坠床的隐患。除上述情况之外，还有不可预测的因素，如老年人的情绪变化、噩梦、烦躁、激动等，也可能导致坠床。

（五）家庭及照护者因素

目前，很多家庭是独生子女，子女在外地工作，往往家中长期无人照顾老年人，有的老年人甚至长年独居，有的老年人虽有家人或照护者，但是关心不够，照顾不周，存在坠床的隐患。

三、救护程序

（一）伤情分级

坠床依据伤害严重程度及相应的治疗分为三级：

（1）伤情严重度Ⅰ级。不需要或只需要稍给治疗与观察即可的伤害程度，如皮肤擦伤、软组织挫伤以及不需外科缝合处理的皮肤小裂伤等。

（2）伤情严重度Ⅱ级。需要采用冰敷、包扎、缝合或外固定等医疗、护理措施的伤害程度，如关节扭伤、挫伤、大或深的撕裂伤等。

（3）伤情严重度Ⅲ级。需要继续住院治疗及他科会诊等医疗措施的伤害程度，如骨折、关节损伤、意识丧失、精神或躯体状态改变等。

（二）救护流程

1.立即就地查看坠床老人

检查其全身情况和局部受伤情况，初步判断有无危及生命的损伤，有无骨折，有无肌肉、韧带损伤等情况。

2.根据坠床者的伤情严重程度进行现场救护

（1）对伤情严重度Ⅰ级者：可搀扶、抬起或抱起坠床者，帮助其卧床休息，安慰坠床者，并测量血压、脉搏，根据其症状和表现判断是否需要去医院做进一步的检查和治疗。

（2）对伤情严重度Ⅱ级者：根据伤情为坠床者实施冰敷、包扎或固定等紧急处理，并立即送往医院进行治疗，在运送过程中加强病情观察。

（3）对伤情严重度Ⅲ级者：

1）对疑有骨折或肌肉、韧带损伤的患者，根据受伤的部位和伤情采取适当的搬运方法，立即送往医院进行治疗。

2）对于摔伤头部、出现意识障碍等危及生命的情况，应立即将坠床者移至床上，严密观察病情变化，注意瞳孔、意识、呼吸、血压等生命体征的变化，并立即拨打120急救电话或直接送往医院接受急救措施。受力点为头部的坠床老人，即使当时意识清楚、状态良好，也不能掉以轻心，警惕发生迟发型颅内出血，进而导致病情迅速进展。

3.做好坠床者的安抚工作

消除其恐惧、畏惧心理。

（三）预防措施

（1）改变睡卧环境。老年人睡卧的床要坚固牢靠，高低、宽窄适宜，铺垫柔软不滑，配有床挡、护栏。床脚有轮的，睡卧时要固定四轮。床面配气垫的，气垫充气不能太足，降低床高，以免睡卧时滑落。另外，保持卧室光线充足，夜间打开地灯或夜灯。

（2）增进交流沟通。家属或照护者要有风险意识，要多与老年人交流沟通，尊重老年人，掌握其生活习惯。要反复交代易发生坠床的时段、注意事项、身体状况等，提醒老年人生活起居做到3个"30 s"：醒后30 s再起床，起床后30 s再站立，站立后30 s再行走。

（3）做好预见性生活协助。对行动不便的老年人，其家人或照护者要根据老年人的生活习惯，做好预见性生活协助，提前帮助打好洗脸水，协助洗脸、刷牙、洗碗，送饭到床旁，夜间放置便器，及时倾倒尿便，整理衣被，扶助起床。老年人卧床后应拉起扶栏等以消除坠床隐患。

（4）固定摆放床边床上物品。很多老年人久病卧床，无力拿取离床较远的物品，勉强拿取时容易发生坠床，其家人或照护者要将常用物品，如茶杯、眼镜、餐巾纸、手机等放在老年人容易取放的固定位置。久病卧床的老年人，床上杂物较多，容易分散其注意力导致坠床，要经常清理，必要的物品要固定放置。

（5）重点时段关注和巡视。老年人坠床常发生在清晨3点半至7点半之间，此时段经常是老年人夜间小便、起床的时间，特别是卧床超过2周的老年人，由于身体虚弱，突然起床容易发生一过性脑缺血而晕厥坠床。因此，在此时间段家人或照护者要多关注、常巡视。

（6）合理用药、合理营养、适当锻炼。很多药物可以影响老年人的感觉和平衡功能，因此要合理用药，个体化用药，尽量避免使用有头晕、影响视力及平衡功能等的药物，若必须使用这类药物，在服药后要立即卧床休息，并减少坐起或站立。同时，合理营养、适当锻炼可以增进体力和平衡功能。

（7）实施保护性约束。对躁动的老年人，在正确使用床挡、床栏的基础上，要在医生的指导下，佩戴无指手套、四肢宽布带约束等，并加强对约束部位血液循环的观察。

（8）防坠床健康教育。老年人的家人应主动接受防范坠床的健康教育，并将防范坠床的知识告诉老年人，使老年人自觉地应用这些知识防范坠床，更好地配合家人或照护者。

参 考 文 献

[1] 徐微微 . 临床内科常见疾病学 [M]. 上海：上海交通大学出版社，2018.

[2] 赵海霞 . 实用急危重症学 [M]. 上海：上海交通大学出版社，2018.

[3] 杜闻博 . 消化系统疾病内科诊治 [M]. 北京：科学技术文献出版社，2019.

[4] 王北京 . 消化系统疾病的治疗与保健 [M]. 长春：吉林科学技术出版社，2019.

[5] 左光熙 . 消化系统疾病诊疗指南 [M]. 长春：吉林科学技术出版社，2019.

[6] 郭琨 . 消化系统疾病内科处置 [M]. 北京：科学技术文献出版社，2019.

[7] 张曜文 . 消化系统疾病诊断与治疗 [M]. 长春：吉林科学技术出版社，2019.

[8] 刘丹丹 . 消化系统疾病临床与实践 [M]. 昆明：云南科学技术出版社，2019.

[9] 韩燕 . 常见消化系统疾病诊治 [M]. 北京：科学技术文献出版社，2019.

[10] 李德爱，陈强，游洁玉，等 . 儿科消化系统疾病药物治疗学 [M]. 北京：人民
     卫生出版社，2019.

[11] 刘兆爱 . 急性消化系统疾病诊断治疗学 [M]. 哈尔滨：黑龙江科学技术出版社，
     2019.

[12] 孙淑娟 . 消化系统疾病治疗药物处方集 [M]. 北京：人民卫生出版社，2019.

[13] 杨磊 . 消化系统疾病临床诊治方案 [M]. 昆明：云南科学技术出版社，2019.

[14] 王萍 . 临床常见消化系统疾病诊治精粹 [M]. 北京：中国纺织出版社，2019.

[15] 马军萍 . 消化系统疾病内科诊疗学 [M]. 昆明：云南科学技术出版社，2019.

[16] 侯金荣 . 老年病护理管理学 [M]. 长春：吉林科学技术出版社，2019.

[17] 魏燕 . 实用临床护理实践 [M]. 长春：吉林科学技术出版社，2019.

[18] 李文锦 . 新编护理理论与临床实践 [M]. 长春：吉林科学技术出版社，2019.

[19] 迟琨 . 新编临床护理学理论与操作实践 [M]. 长春：吉林科学技术出版社，
     2019.

[20] 刘丽娜 . 临床护理管理与操作 [M]. 长春：吉林科学技术出版社，2019.

[21] 孙彩琴 . 当代临床护理新实践 [M]. 长春：吉林科学技术出版社，2019.

[22] 王新菊 . 临床医学影像护理要点 [M]. 长春：吉林科学技术出版社，2019.

[23] 黄霞，魏丽丽，冷敏 . 心血管内科专科护士手册 [M]. 北京：科学出版社，2019.

[24] 石会乔，魏静 . 外科疾病观察与护理技能 [M]. 北京：中国医药科技出版社，2019.

[25] 毛艳春，苏洁 . 重症医学科疾病观察与护理技能 [M]. 北京：中国医药科技出版社，2019.

[26] 元志玲 . 心胸外科疾病诊疗思维 [M]. 长春：吉林科学技术出版社，2019.

[27] 姜永杰 . 常见疾病临床护理 [M]. 长春：吉林科学技术出版社，2019.

[28] 陈瑜 . 现代心胸外科治疗学 [M]. 长春：吉林科学技术出版社，2019.

[29] 马菁华，卢艳丽，李玉平 . 常见疾病诊疗与康复 [M]. 长春：吉林科学技术出版社，2019.

[30] 王绍利 . 临床护理新进展 [M]. 长春：吉林科学技术出版社，2019.